国家卫生和计划生育委员会"十二五"规划教材
全国卫生职业教育教材建设指导委员会"十二五"规划教材
全国高职高专院校配套教材
供助产专业用

U0321541

助产学
实训与学习指导

主　编　魏碧蓉
副主编　谢梅芳　赵风霞　蒋　莉
编　者（按姓氏笔画排序）
尹文清（襄阳职业技术学院医学院）
刘　慧（黑龙江护理高等专科学校）
李淑文（大庆医学高等专科学校）
李耀军（长沙卫生职业学院）
张　平（大连医科大学附属第一医院）
张　露（山西医科大学汾阳学院）
陈顺萍（福建卫生职业技术学院）
郑　琼（温州医科大学护理学院）
赵风霞（宁波卫生职业技术学院）
蒋　莉（重庆医药高等专科学校）
谢梅芳（莆田学院护理学院）（兼秘书）
潘　青（苏州卫生职业技术学院）
魏碧蓉（莆田学院护理学院）

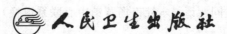
人民卫生出版社

图书在版编目（CIP）数据

助产学实训与学习指导/魏碧蓉主编.—北京:人民卫生出版社,2014

ISBN 978-7-117-19191-3

Ⅰ.①助… Ⅱ.①魏… Ⅲ.①助产学-高等职业教育-教学参考资料 Ⅳ.①R717

中国版本图书馆 CIP 数据核字（2014）第 129825 号

| 人卫社官网　www.pmph.com | 出版物查询，在线购书 |
| 人卫医学网　www.ipmph.com | 医学考试辅导，医学数据库服务，医学教育资源，大众健康资讯 |

助产学实训与学习指导

主　　编：魏碧蓉

出版发行：人民卫生出版社（中继线 010-59780011）

地　　址：北京市朝阳区潘家园南里 19 号

邮　　编：100021

E - mail：pmph @ pmph.com

购书热线：010-59787592　010-59787584　010-65264830

印　　刷：三河市潮河印业有限公司

经　　销：新华书店

开　　本：787×1092　1/16　印张：19

字　　数：462 千字

版　　次：2014 年 8 月第 1 版　2021 年 7 月第 1 版第 5 次印刷

标准书号：ISBN 978-7-117-19191-3/R·19192

定　　价：29.00 元

打击盗版举报电话：010-59787491　E-mail：WQ @ pmph.com

（凡属印装质量问题请与本社市场营销中心联系退换）

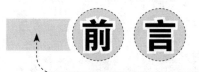

前 言

　　《助产学实训与学习指导》是根据全国高职高专护理类专业第三轮规划教材编写指导思想与整体规划,作为《助产学》的配套教材。本书分为两部分,第一部分为实训内容与评分标准,第二部分为学习指导与同步练习。

　　实训内容共三十三项,在编排上改变传统的编写套路,而是从产科学基础开始,按照产前护理、产时护理、阴道助产、产后护理及新生儿护理等五个环节循序渐进,逐一编写,与临床工作紧密接轨,其目的是让学生在训练的过程中有一个连续性的整体护理观念。每一项实训从目的、用物准备、实施步骤、注意事项等进行全面训练;评分标准按照护理程序的工作方法设计,同时把职业素质和人文关怀融入其中,以培养学生的人文素质。评分标准对接助产士职业标准和岗位要求,尽可能细化,可为行业技能竞赛评判标准提供参考。此外,本教材还附上与会阴缝合关系较密切的外科手术基本操作,并附操作图,便于学生理解与掌握。

　　学习指导的编排顺序与《助产学》教材一致,共14章。每章分为学习目标、重点提示、自测题和参考答案四部分。重点提示是对本章节的知识点进一步加以概括,增加学生对教材重点内容的理解与掌握。练习题题型与护士执业资格考试紧密接轨,包括单选题(A1型题、A2型题、A3型题、A4型题和B型题)、名词解释、填空题、简答题和案例分析题,全面覆盖了各章节内容。参考答案可作为学生自我检查对知识的掌握程度。

　　通过对本配套教材的学习和使用,可帮助学生对教材内容进行复习、巩固、理解和应用,能够促进学生更好地掌握助产学的理论知识和基本操作技能。

　　本书的编写得到了莆田学院附属莆田市一医院妇产科和莆田学院附属医院妇产科资深助产士的大力支持,协助审稿,在此表示衷心感谢。

　　本书在编写过程中力求完美,但由于编者水平有限,时间仓促,虽经过多次修改和审校,书中错误和不足之处在所难免,敬请广大师生和同仁在使用过程中给予批评、指正。

魏碧蓉

2014年6月

目 录

第二部分　学习指导与同步练习

第一部分　实训内容及评分标准

产科基础知识

实训一　女 性 骨 盆

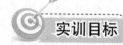 **实训目标**

1. 掌握女性骨盆的各种标识、女性骨盆的组成与分界、女性骨盆各平面及径线。
2. 学会辨认女性骨盆的解剖结构。

一、目的

1. 通过认识骨盆的标识更好地定位骨盆平面及其径线,并为骨盆测量提供解剖基础。
2. 通过认识骨盆的组成与分界,掌握构成骨盆的骨骼、关节和韧带。
3. 通过认识骨盆各平面的特点及不同平面的各径线,为掌握分娩机制提供理论基础。

二、评估

1. 用物准备是否齐全。
2. 模型是否完好、可用。

三、准备

1. 助产士准备　着装规范。
2. 环境准备　室内整洁安静、光线充足。
3. 物品准备　女性骨盆模型、软皮尺。

四、步骤

1. 操作准备　备齐用物,将女性骨盆模型置于操作台上。
2. 正确描述女性骨盆的标识　髂骨、耻骨、坐骨、骶骨、尾骨、骶岬、坐骨棘、坐骨结节、髂嵴和髂前上棘。

3. 正确描述女性骨盆的组成

(1)骨盆的骨骼:由左右两块髋骨、一块骶骨和一块尾骨组成。每块髋骨又由髂骨、耻骨和坐骨融合而成;骶骨由5～6块骶椎融合而成,第一骶椎向前突出称为骶岬;尾骨由4～5块尾椎组成。

(2)骨盆的关节:耻骨联合、骶髂关节和骶尾关节。

(3)骨盆的韧带:骶、尾骨与坐骨结节之间的骶结节韧带和骶、尾骨与坐骨棘之间的骶棘韧带。

4. 正确描述骨盆的分界　以耻骨联合上缘、髂耻缘及骶岬上缘的连线为界,将骨盆分为上、下两部分。上部为大骨盆又称假骨盆,下部为小骨盆又称真骨盆。

5. 正确描述骨盆各平面及其径线

(1)入口平面

1)前后径:从耻骨联合上缘中点至骶岬上缘正中间的距离,正常值平均为11cm。

2)入口横径:左右髂耻缘间的最大距离,正常值平均为13cm。

3)入口斜径:左骶髂关节至右髂耻隆突间的距离为左斜径;右骶髂关节至左髂耻隆突间的距离为右斜径。正常值平均为12.75cm。

(2)中骨盆平面

1)中骨盆前后径:耻骨联合下缘中点通过两侧坐骨棘连线中点至耻骨下端间的距离,正常值平均约11.5cm。

2)中骨盆横径:又称坐骨棘间径,为两坐骨棘间的距离,正常值平均为10cm。

(3)骨盆出口平面

1)出口前后径:耻骨联合下缘至骶尾关节的距离,正常值平均为11.5cm。

2)出口横径:又称坐骨结节间径,指坐骨结节内侧缘间的距离,正常值平均为9cm。

3)出口前矢状径:耻骨联合下缘至坐骨结节间径中点的距离,正常值平均为6cm。

4)出口后矢状径:骶尾关节至坐骨结节间径中点间的距离,正常值平均为8.5cm。

6. 整理用物归位、洗手。

五、注意事项

1. 骨盆各组成对女性生殖系统的意义。
2. 骨盆平面的形态和各径线长短与分娩机制之间的关系。

六、自我评价

1. 用物准备是否齐全。
2. 能否正确说出女性骨盆组成、各平面及其径线。
3. 能否说出骨盆平面的形态和各径线长短与分娩机制之间的关系。

七、思考题

1. 骨盆入口平面中哪条径线与胎先露的衔接相关?
2. 骨盆各平面中对分娩最有意义的是哪个平面,为什么?

女性骨盆实训评分标准

班级：_____ 学号：_____ 姓名：_____ 得分：_____

项目	考核内容			分值 (100分)	得分	备注
职业素养 (5分)	着装规范,仪表端庄			2		
	报告班级、姓名、操作项目			1		
	语言清晰,态度和蔼			2		
操作 步骤 (80分)	评估 (5分)	用物准备齐全		5		
	准备 (5分)	助产士准备;着装规范		1		
		环境准备:室内整洁安静、光线充足		1		
		用物准备:备齐用物、放置有序		3		
	实施 (65分)	骨盆的标识 (5分)	髂骨、耻骨、坐骨、骶骨、尾骨、骶岬、坐骨棘、坐骨结节、骶峰、髂前上棘	5		
		骨盆的组成 (10分)	骨盆的骨骼:左右两块髋骨、骶骨和尾骨。每块髋骨又由髂骨、耻骨和坐骨融合而成;骶骨由5~6块骶椎融合而成;尾骨由4~5块尾椎组成	5		
			骨盆的关节:耻骨联合、骶髂关节和骶尾关节	3		
			骨盆的韧带:骶结节韧带和骶棘韧带	2		
		骨盆的分界 (5分)	以耻骨联合上缘、髂耻缘及骶岬上缘的连线为界,骨盆分为假骨盆和真骨盆	5		
		骨盆平面 和径线 (40分)	入口 平面 — 前后径:正常值平均为11cm	4		
			入口 平面 — 入口横径:正常值平均为13cm	4		
			入口 平面 — 入口斜径:左右两条,正常值平均为12.75cm	6		
			中骨盆 平面 — 中骨盆前后径:正常值平均约11.5cm	4		
			中骨盆 平面 — 中骨盆横径:正常值平均为10cm	6		
			出口 平面 — 出口前后径:正常值平均为11.5cm	4		
			出口 平面 — 出口横径:正常值平均为9cm	4		
			出口 平面 — 出口前矢状径:正常值平均为6cm	4		
			出口 平面 — 出口后矢状径:正常值平均为8.5cm	4		
		操作后处理 (5分)	整理用物归位、洗手	5		

续表

项目	考核内容		分值 （100分）	得分	备注
操作 步骤 （80分）	评价 （5分）	用物准备齐全	1		
		能正确说出骨盆组成、分界、各平面及径线	4		
操作质量 （10分）	操作熟练		5		
	15分钟内完成操作		5		
人文关怀 （5分）	操作动作轻柔，关心爱护教学用具		5		

（郑　琼）

实训二　胎儿生长发育

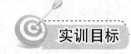

实训目标

1. 掌握妊娠各阶段胎儿生长发育的特点。
2. 熟悉妊娠各阶段胎儿及其附属物与宫腔的关系。
3. 了解子宫随孕龄增长而增大的程度。
4. 学会初步判断胎儿的孕龄。

一、目的

1. 通过认识胎儿各阶段生长发育特点，初步判断胎儿的孕龄、胎儿的发育是否与孕周相符。

2. 通过了解子宫随孕龄增长发生的变化，判断孕妇子宫增大程度是否与孕周相符。

3. 通过认识胎儿各阶段生长发育特点，以及妊娠各阶段胎儿及其附属物与宫腔的关系，为产前检查时对孕妇进行健康教育提供理论依据。

二、评估

1. 用物准备是否齐全。
2. 模型是否完好可用。

三、准备

1. 助产士准备　着装规范。
2. 环境准备　室内整洁安静、光线充足。
3. 物品准备　胎儿在子宫内不同时期的生长发育模型、胎儿标本、图片、多媒体资料。

四、步骤

1. 观察并正确描述 4 周末胚胎　可以辨认出胚盘与体蒂。
2. 观察并正确描述 8 周末胚胎　胚胎初具人形,头大,占整个胎体近一半。可分辨出眼、耳、鼻、口、四肢已具雏形。
3. 观察并正确描述 12 周末胎儿　胎儿身长约 9cm,顶臀长 6.1cm,体重约 14g。外生殖器已发育。
4. 观察并正确描述 16 周末胎儿　胎儿身长约 16cm,顶臀长 12cm,体重约 110g。从外生殖器可确认胎儿性别。
5. 观察并正确描述 20 周末胎儿　胎儿身长约 25cm,顶臀长 16cm,体重约 320g。
6. 观察并正确描述 24 周末胎儿　胎儿身长约 30cm,顶臀长 21cm,体重约 630g。
7. 观察并正确描述 28 周末胎儿　胎儿身长约 35cm,顶臀长 25cm,体重约 1000g,可以存活。
8. 观察并正确描述 32 周末胎儿　胎儿身长约 40cm,顶臀长 28cm,体重约 1700g,出现脚趾甲。此期出生者注意护理,可以存活。
9. 观察并正确描述 36 周末胎儿　胎儿身长约 45cm,顶臀长 32cm,体重约 2500g。出生后能啼哭及吸吮,生活力良好。此期出生者基本能存活。
10. 观察并正确描述 40 周末胎儿　胎儿发育成熟,身长约 50cm,顶臀长 36cm,体重约 3400g,胎头双顶径值大于 9.0cm,足底皮肤有纹理。男性睾丸已降至阴囊内,女性大小阴唇发育良好。生后能很好存活。
11. 整理用物归位、洗手。

五、注意事项

1. 观察细致。
2. 爱护模具。

六、自我评价

1. 用物是否准备齐全。
2. 是否掌握各孕龄胎儿的特征性变化。

七、思考题

1. 怎样推测胎儿的孕龄?
2. 在孕龄多少周的胎儿生后加强护理可存活?
3. 在孕龄多少周能确认胎儿的性别?

4. 在孕龄多少周胎儿占宫腔的比例最小？

胎儿生长发育评分标准

班级：_____ 学号：_____ 姓名：_____ 得分：_____

项目	考核内容		分值（共100分）	得分	备注
职业素养（5分）	着装规范,仪表端庄		2		
	报告班级、姓名、操作项目		1		
	语言清晰,态度和蔼		2		
实施步骤（80分）	评估（5分）	用物准备是否齐全	2		
		模型是否完好可用	3		
	准备（8分）	助产士准备;着装规范	2		
		环境准备:室内整洁安静、光线充足	2		
		物品准备:备齐用物,放置有序	4		
	各阶段胎儿生长发育特点（60分）	4周末胚胎（口述）	4		
		8周末胚胎（口述）	4		
		12周末胚胎（口述）	6		
		16周末胚胎（口述）	6		
		20周末胚胎（口述）	6		
		24周末胚胎（口述）	6		
		28周末胚胎（口述）	6		
		32周末胚胎（口述）	6		
		36周末胚胎（口述）	6		
		40周末胚胎（口述）	6		
		操作后处理 整理模具归位、洗手	4		
	评价（7分）	用物准备齐全	3		
		掌握各孕龄胎儿的特征性变化	4		
操作质量（7分）	叙述准确、流畅		5		
	15分钟内完成操作		2		
人文关怀（8分）	操作动作轻柔,关心爱护模具		8		

（蒋 莉）

6

实训三 分娩机制

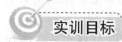
实训目标

1. 掌握胎产式、胎先露、胎方位的判断。
2. 掌握枕左前分娩过程胎儿在产道的娩出机制，使接生工作顺利进行。
3. 学会在骨盆和胎儿模型上演示分娩机制动作。

一、定义

1. **分娩机制**　胎儿先露部通过产道时，为了适应产道的形状与大小被动进行一系列适应性的转动，以其最小径线通过产道。包括衔接、下降、俯屈、内旋转、仰伸、复位及外旋转、胎儿娩出等动作。
2. **胎姿势**　胎儿在子宫内的姿势称为胎姿势。
3. **胎产式**　胎体纵轴与母体纵轴的关系称胎产式。有纵产式、横产式和斜产式。
4. **胎先露**　最先进入骨盆入口的胎儿部分称胎先露。有头先露、臀先露、肩先露、足先露等。
5. **胎方位**　胎儿先露部指示点与母体骨盆的关系称胎方位。如枕左前、枕右前等。

二、评估

1. 环境是否符合操作要求。
2. 用物是否备齐，放置有序。

三、准备

1. **助产士准备**　着装规范，洗手。
2. **环境准备**　环境清洁，温度适宜。
3. **物品准备**　骨盆模型、足月胎儿模型、分娩机转模型。

四、步骤

临床上枕先露占 95.75%～97.75%，又以枕左前位最多见，故以枕左前位的分娩机制为例在模型上演示，边操作边解说。

1. **衔接**　胎头双顶径进入骨盆入口平面，胎头颅骨最低点接近或达到坐骨棘水平，称为衔接，也称为入盆。胎头进入骨盆入口时，呈半俯屈状态，以枕额径衔接，胎头矢状缝落在骨盆入口右斜径上，枕骨位于骨盆入口左前方。衔接是一个重要的动作，胎头衔接意味着没有头盆不称。初产妇多在预产期前 1～2 周内胎头衔接，经产妇多在分娩开始后衔接。如初产妇在分娩开始后仍未衔接，应警惕有头盆不称或其他异常的可能。

助产士通过肛查或阴查摸清胎儿的前囟、后囟、矢状缝等判断胎方位。

2. 下降　胎头沿骨盆轴前进的动作,称为下降。下降贯穿于分娩全过程,与其他动作相伴随。下降动作呈间歇性,宫缩力是产生下降的主要动力,它通过以下方式促使胎儿下降:①宫缩时通过羊水传导压力,使胎儿下降;②宫缩时宫底直接压迫胎臀;③宫缩时胎体伸直伸长,有利于压力的传递;④腹肌膈肌收缩,压力经子宫传至胎儿。临床上以观察胎头下降的程度作为判断产程进展的重要标志之一。

胎头下降程度是以胎头颅骨最低点与坐骨棘平面的关系标明。达到坐骨棘水平为0,在坐骨棘上1cm表示为S−1,在坐骨棘下1cm表示为S+1,以此类推。胎头于潜伏期下降不明显,于活跃期下降加快。

3. 俯屈　当胎头以枕额径进入骨盆腔后,继续下降至骨盆底时,处于半俯屈状态的胎头枕部遇肛提肌阻力,借杠杆作用进一步俯屈,使下颌接近胸部,由胎头衔接时的枕额径(11.3cm)俯屈为枕下前囟径(9.5cm),以最小径线适应产道,有利于胎头进一步下降。

4. 内旋转　胎头为适应中骨盆的形状、大小而在骨盆腔内旋转,使胎头矢状缝与中骨盆及骨盆出口平面前后径相一致,以适应中骨盆、出口平面前后径大于横径的特点,有利于胎头下降。当胎头俯屈下降时,枕部最先与盆底肛提肌接触,肛提肌收缩时,促使胎头枕部向前(盆底观,即逆时针)旋转45°,使枕部转至耻骨弓下方。胎头于第一产程末完成内旋转动作。

5. 仰伸　当胎头完成内旋转后继续下降达阴道外口,胎头枕部达耻骨联合下缘时,由于产道下段的前壁为较短的耻骨联合,后壁为较长的骶骨与尾骨,使产轴下段的方向向前向上,前面的阻力小而后面的阻力大。此时,宫缩和腹压迫使胎头下降,而肛提肌收缩力又将胎头向前推进,两者的共同作用,使胎头以耻骨弓为支点逐渐仰伸,胎头的顶、额、鼻、口、颏相续娩出。当胎头仰伸时,胎儿双肩径沿入口左斜径进入骨盆入口。

6. 复位及外旋转　当胎头内旋转时,胎肩未发生旋转,胎头与双肩成一扭曲角度。胎头娩出后,为使胎头与胎肩恢复正常关系,胎头枕部向左(盆底观,即顺时针)旋转45°恢复到原来的位置,即为复位。此时,胎肩在盆腔内继续下降,为适应中骨盆、骨盆出口平面前后径大于横径的特点,前(右)肩在骨盆内向前向中线旋转45°,使胎儿双肩径转成与出口前后径相一致的方向,阴道外胎头则随胎肩的内旋转而继续顺时针(盆底观)转45°,以保持胎头与胎肩的正常关系,称为外旋转。

7. 胎儿娩出　胎头完成外旋转后,胎儿前(右)肩在耻骨弓下首先娩出,继之后(左)肩从会阴前缘娩出,胎儿躯干、臀部及下肢以侧屈姿势相继娩出。

8. 整理用物归位、洗手。

五、注意事项

1. 分娩机制动作的演示顺序。

2. 分娩机制是一个连续的过程,下降是贯穿于始终的动作,每个动作并没有截然的界限,在经产妇身上尤为明显。

六、自我评价

1. 是否能正确判断胎方位或按要求摆放胎方位。

2. 是否能熟练说出分娩机制的过程。

3. 衔接、下降、俯屈、内旋转、复位及外旋转、胎儿娩出动作演示是否正确。

4. 分娩机制动作全程操作是否连贯、熟练。

5. 是否理解分娩机制各个步骤的原理。

七、思考题

1. 枕右前位的内旋转胎头是向哪个方向(盆底观)旋转多少度?

2. 胎儿的小囟门在 3 点,大囟门在 9 点的位置,请判断胎方位如何?

分娩机制评分标准

班级:_____ 学号:_____ 姓名:_____ 得分:_____

项目		考核内容		分值 (100分)	得分	备注
职业素养 (5分)		报告班级、姓名、操作项目		1		
		着装规范、仪表端庄		2		
		举止沉着、语言表达清晰		2		
操作 过程 (80分)	评估 (5分)	环境是否符合操作要求		2		
		用物是否备齐,放置有序		3		
	准备 (5分)	助产士准备:着装规范、洗手		1		
		环境准备:环境清洁,温度适宜		1		
		用物准备:备齐用物,放置有序		3		
	实施 (65分)	判断 胎方位 (5分)	说出分娩机制、胎产式、胎先露和胎方位的定义	2		不能在模型上正确操作某项的扣除该项分,操作不到位的一项扣2分
			能按老师要求正确摆出胎方位	3		
		说出分娩 机制的各 个动作及 定义,并 在模型上 演示各 个动作 (56分)	衔接	8		
			下降	8		
			俯屈	8		
			内旋转	8		
			仰伸	8		
			复位及外旋转	8		
			胎儿娩出	8		
		整理用物 (4分)	整理用物归位、洗手	4		
	评价 (5分)	询问孕妇感觉		3		
		征求孕妇意见		2		

项目	考核内容	分值 (100分)	得分	备注
操作 质量 (10分)	分娩机制动作正确	3		
	能在模型上正确演示各项内容	4		
	操作态度严肃认真,一丝不苟,15分钟之内完成	3		
人文关怀 (5分)	操作动作轻柔,关心爱护教学用具	5		

(谢梅芳)

产前护理实训

实训四　产科入院评估

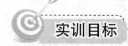

实训目标

1. 掌握产科入院评估的内容和程序。
2. 学会产科入院评估的各项操作。
3. 学会对入院评估进行记录。

一、目的

对孕妇的健康状况进行评估,了解孕妇的基本情况、妊娠经过、健康问题以及身心需要,拟定初步的护理计划。

二、评估

1. 孕妇的一般状况、孕期产检情况、心理反应和配合程度。
2. 环境是否整洁、安静,室内温度、光线是否适宜。

三、准备

1. 助产士准备　着装规范,修剪指甲,洗手,戴口罩。
2. 孕妇准备　孕妇基本了解评估内容和过程,并了解如何配合操作。
3. 环境准备　整洁安静,室内温度、光线适宜。
4. 物品准备　孕妇体验装置、病历夹、入院评估记录单、体重秤、体温计、血压计、听诊器、秒表(或带有秒针的胸式挂表)、屏风或床帘、软皮尺、胎心听筒、骨盆外测量器。

四、步骤

1. 操作准备　着装规范,洗手,戴口罩。孕妇扮演者穿上孕妇体验装置扮演孕妇。
2. 准备床单位　接到入院处通知后,根据孕妇的情况准备床单位,备齐孕妇所需用物,将备用床改为暂空床。
3. 迎接新孕妇　核对孕妇的姓名、年龄。将孕妇引至指定的床位,妥善安置。向孕妇做自我介绍,说明自己将为其提供的服务内容,取得孕妇的配合,并为其介绍同室病友。

4. 测量孕妇的体温、脉搏、呼吸、血压及体重,并记录。

5. 通知医师诊视孕妇,必要时协助体检和诊疗。

6. 询问健康史

(1)本次妊娠史:末次月经时间,推算预产期时间;有无阵发性宫缩及其开始时间;有无阴道流水及其开始时间;有无阴道流血及其开始时间;胎动开始时间;有无头晕、头痛等其他症状。

(2)既往史

1)产前检查:查看产前检查资料,了解产前检查有关情况。在本院检查次数,在院外检查情况及次数,产前接受健康教育情况。

2)既往重要病史:有无心肺肝肾疾病;有无高血压、糖尿病、贫血、甲亢;有无过敏史和其他疾病史。

3)月经史:询问月经初潮年龄、月经周期、经期持续时间和经量,有无痛经等。

4)生育史:既往妊娠情况及妊娠终止方式、分娩方式,有无流产、难产、早产、死胎、死产、产后出血及妊娠并发症等不良孕产史。

5)个人生活史:出生地及居住地,有无疫水疫区接触史,生活条件情况;有无放射性毒物接触史;有无嗜烟酗酒等不良嗜好。

7. 身体评估

(1)围好屏风或拉好床帘。

(2)一般情况:协助医生检查心、肺、肝、脾、乳房乳头情况;检查下肢有无水肿等。

8. 产科检查 测量腹围、宫高;四步触诊判断胎方位、胎心听诊位置、胎先露、先露与骨盆的关系;听胎心率;估计胎儿体重。有宫缩者要用秒表测宫缩持续时间和间隔时间,同时触诊判断宫缩强度等。

9. 进入临产阶段的孕妇协助其进入待产室进行以下检查

(1)复测骨盆径线:髂棘间径、髂嵴间径、骶耻外径、坐骨结节间径;必要时加测骶耻内径、后矢状径、坐骨棘间径、耻骨弓角度。

(2)肛检:了解宫口扩张情况;先露及其下降程度;胎膜是否破裂。

(3)必要时送 B 超室行 B 超检查。

10. 经产妇宫口开 3cm,初产妇宫口开 7～8cm 以上者协助其进入产房待产。

11. 合并其他疾病的重症患者进入病理或隔离产房,由专人护理。

12. 做好介绍与指导

(1)向孕妇家属介绍病室环境、有关规章制度、床单位及其设备的使用方法,指导常规标本的留取方法、时间及注意事项。

(2)对于尚未临产的孕妇指导其注意临产迹象、胎动情况;若出现阴道流血要及时通知医护人员;若出现阴道流液立即卧床并垫高臀部,同时通知医护人员。

(3)产前饮食指导:进食高热量、易消化、富含维生素食物,多饮水。

(4)休息指导:产前休息时取左侧卧位为宜,保持良好的心情,保证充足睡眠。临产后配合医护人员的指导,宫缩间歇时放松休息,保持体力。

(5)心理指导:对待产妇进行积极的心理疏导,讲解妊娠分娩经过及配合方法,消除其焦虑情绪,指导产妇采取良好的应对措施,顺利地完成分娩过程。

13. 整理用物归位,洗手。

14. 填写住院病历和有关护理表格,拟定初步的护理计划。

五、注意事项

1. 助产士应以热情的态度、亲切的语言迎接孕妇。

2. 助产士应以自己的行动和语言消除孕妇入院时的不安情绪,使孕妇有宾至如归的感觉,从而增强孕妇的安全感和对助产士的信任。

3. 若发现产妇产程进展快或即将分娩,应暂停问诊立即护送产妇入产房生产。

4. 尤应关注异常妊娠孕妇的特殊护理:如前置胎盘孕妇,应避免各种刺激,禁止肛查,腹部检查时动作轻柔,防止诱发宫缩导致出血;如需阴查应在备血的情况下进行;胎盘早剥的孕妇应及时观察阴道出血情况,注意宫底高度的变化,争分夺秒,迅速建立静脉通道,配合医生进行抢救;胎膜早破的孕妇应垫高臀部,避免不必要的肛查与阴道检查。

六、自我评价

1. 产科入院评估的内容是否完整。

2. 产科入院评估的操作程序是否正确。

3. 产科入院评估的记录是否正确。

4. 是否关心体贴孕产妇,态度是否和蔼。

七、思考题

1. 对分娩比较焦虑,尚未临产就坚决要求剖宫产的孕妇该如何进行心理护理?

2. 如何估计胎儿体重?

产科入院评估评分标准

班级:＿＿＿＿＿ 学号:＿＿＿＿＿ 姓名:＿＿＿＿＿ 得分:＿＿＿＿＿

项目		考核内容	分值(100分)	得分	备注
职业素养(5分)		报告班级、姓名、操作项目	1		
		着装规范、仪表端庄	2		
		举止沉着、语言表达清晰	2		
操作步骤(80分)	评估(5分)	环境是否符合操作要求	2		
		孕妇的一般状况、孕期产检情况、心理反应和合作程度	3		
	准备(5分)	助产士准备:着装规范、修剪指甲、洗手、戴口罩	1		
		环境准备:整洁安静,温度、光线适宜	1		
		用物准备:备齐用物,放置有序	3		

续表

项目		考核内容			分值 （100分）	得分	备注
操作 步骤 （80分）	实施 （65分）	准备床单位（3分）	根据孕妇的情况准备床单位		3		
		迎接孕妇 （5分）	态度热情、语言亲切		2		
			做好核对、解释工作		3		
		基本检查（5分）	测量体温、脉搏、呼吸、血压、体重 并记录		5		
		通知医师（2分）	通知医师诊治孕妇		2		
		询问健康史 （20分）	本次妊娠史		4		
			既往史	产前检查	4		
				既往重要病史	3		
				月经史	3		
				生育史	3		
				个人生活史	3		
		身体评估 （5分）	围好屏风或拉好床帘		1		
			协助医生检查孕妇一般情况，心肺 肝肾情况（口述），乳房乳头，有无 下肢水肿等		4		
		产科检查（2分）	产科检查内容（口述）		2		
		复测骨盆径线和肛查 （4分）	复测骨盆径线（口述）		2		
			肛查内容（口述）		2		
		做好介绍和指导 （10分）	介绍病室环境、规章制度等		2		
			指导孕妇注意临产迹象、胎动情况等		2		
			产前饮食指导		2		
			休息指导		2		
			心理指导		2		
		整理用物（4分）	整理用物归位、洗手		4		
		做好记录（5分）	做好记录，拟定初步的护理计划		5		
	评价 （5分）	询问孕妇感觉			3		
		征求孕妇意见			2		
操作质量 （7分）	操作态度严肃认真，动作轻柔				3		
	操作程序正确，15分钟内完成操作				4		
人文关怀 （8分）	态度热情、和蔼，语气温和				4		
	注意保护孕妇的隐私和保暖，注意产妇的舒适与安全				4		

（谢梅芳）

14

实训五　骨盆外测量

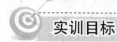
实训目标

1. 掌握骨盆外测量的目的及方法。
2. 掌握骨盆外测量各径线的正常值及临床意义。
3. 学会正确使用骨盆测量器进行骨盆外测量。
4. 学会判断骨盆是否正常。

一、目的

通过骨盆外测量了解骨盆大小及形态,判断骨盆是否适宜胎儿经产道分娩。

二、评估

1. 孕妇　孕产史、孕妇的末次月经时间、本次妊娠体重增长情况、有无外伤史、有无妊娠合并症与并发症、孕妇心理反应。

2. 胎儿　了解胎动情况、胎儿生长发育情况、是否巨大儿。

三、准备

1. 助产士准备　着装规范;修剪指甲,清洁双手,寒冷季节应注意温暖双手。

2. 孕妇准备　排空膀胱。孕妇扮演者穿上孕妇体验装置装扮孕妇。

3. 环境准备　安静、调节室内温度(22～24℃)、注意保暖、屏风遮挡。

4. 物品准备　骨盆模型、孕妇模型或孕妇体验装置、骨盆测量器、检查床、推车、屏风、孕妇保健手册(或产前检查记录表)、孕期保健宣教资料、洗手液。

四、步骤

1. 操作准备　衣帽整洁,洗手,备齐用物,检查骨盆测量器刻度是否准确。携至孕妇床旁。屏风遮挡,注意保暖。检查者站在孕妇右侧。

2. 核对解释　核对床号、姓名、年龄,核实末次月经时间。解释检查目的、过程以及如何配合。

3. 安置体位　孕妇仰卧于检查床上,适当暴露下腹及会阴部。

4. 测量四条径线及耻骨弓角度　检查者双手四指(拇指空出)各抓住骨盆测量器的两个测量头,骨盆测量器开叉搭在检查者右手肘关节上。

(1)髂棘间径:孕妇取伸腿仰卧位,检查者先用两拇指触摸到两髂前上棘外缘,双手持骨盆测量器两末端分别固定于触摸点上,测量两髂前上棘外侧缘之间的距离,正常值为23～26cm。临床意义:推测骨盆入口平面横径的大小。

(2)髂嵴间径:孕妇取伸腿仰卧位,检查者双手持测量器两末端沿两髂嵴外缘循行,测量两侧髂嵴外侧缘最宽的距离,正常值为 25～28cm。临床意义:推测骨盆入口平面横径的大小。

(3)骶耻外径:孕妇取左侧卧位,左腿屈曲,右腿伸直,检查者双手持测量器两测量头,右手端放在耻骨联合上缘的中点,左手端放在第 5 腰椎棘突下(相当于腰骶部米氏菱形窝的上角或相当于两侧髂嵴后连线中点下 1.5cm),测量第 5 腰椎棘突下至耻骨联合上缘中点的距离,正常值为 18～20cm。临床意义:间接推测骨盆入口前后径的长短,是骨盆外测量中最重要的径线。

(4)坐骨结节间径(又称出口横径):孕妇取仰卧位,两腿屈曲外展,双手分别抱双膝。检查者双手持测量器两测量头置于两坐骨结节内侧缘,测量两坐骨结节内侧缘之间的距离,正常值为 8.5～9.5cm,平均 9cm。临床意义:评估骨盆出口横径的大小。

(5)耻骨弓角度:孕妇取仰卧位,双腿分开略屈曲,双手分别抱双膝,检查者两拇指平放在两侧耻骨降支的上面,两拇指尖对拢,置于耻骨联合下缘,测量两拇指之间的角度,正常值为 90°,小于 80°为异常。临床意义:评估骨盆出口横径的宽度。

5. 操作后处理

(1)协助孕妇左侧卧位后再缓慢坐起,整理衣裤,穿鞋。

(2)整理用物及检查床,清洁双手。

(3)记录检查结果于孕妇保健卡的相应栏目内。

(4)向孕妇说明检查情况,告知孕妇下次检查的时间、项目和预先准备事项,交代孕期注意事项。

五、注意事项

1. 用物准备要齐全,环境安静,注意保护隐私。
2. 骨盆测量器的正确握持方法。
3. 测量各径线时体位应正确,体表骨性标志选择准确。
4. 操作中注意观察孕妇的反应及面色,与孕妇交流,询问孕妇的感受。
5. 关心尊重体贴孕妇,上下检查床时扶助孕妇,防止跌倒。

六、自我评价

1. 是否明确骨盆外测量前的准备工作。
2. 骨盆外测量的操作方法是否正确。
3. 骨盆外测量时体位(操作者、孕妇)是否正确。
4. 是否注意与孕妇的交流,态度是否和蔼。
5. 是否注意保暖,检查过程中是否尊重关爱孕妇。
6. 检查完毕后是否正确交代注意事项。

七、思考题

1. 骨盆外测量四径线一角度的正常值是多少? 有什么临床意义?
2. 如何确定第 5 腰椎棘突下的位置?

骨盆外测量评分标准

班级：_____ 学号：_____ 姓名：_____ 得分：_____

项目	考核内容			分值（共100分）	得分	备注
职业素养（5分）	着装规范，仪表端庄			2		
	报告班级、姓名、操作项目			1		
	语言清晰，态度和蔼			2		
操作步骤（80分）	评估（5分）	孕妇孕产史、孕周、本次妊娠症状、心理状况、既往外伤史		3		
		胎动情况、既往妊娠胎儿或新生儿情况		1		
		环境是否符合操作要求		1		
	准备（10分）	助产士准备：着装规范、修剪指甲、洗手、温暖双手		2		
		环境准备：安静、调节室内温度		2		
		用物准备：备齐用物、放置有序		3		
		孕妇准备：排空膀胱		3		
	实施（60分）	核对解释（4分）	核对床号和姓名、核实末次月经时间	2		
			解释操作目的、过程	2		
		骨盆外测量（50分）	髂棘间径 体位	2		
			髂棘间径 方法	4		
			髂棘间径 判断	4		
			髂嵴间径 体位	2		
			髂嵴间径 方法	4		
			髂嵴间径 判断	4		
			骶耻外径 体位	2		
			骶耻外径 方法	4		
			骶耻外径 判断	4		
			坐骨结节间径 体位	2		
			坐骨结节间径 方法	4		
			坐骨结节间径 判断	4		
			耻骨弓角度 体位	2		
			耻骨弓角度 方法	4		
			耻骨弓角度 判断	4		
		操作后处理（6分）	协助孕妇坐起，整理衣物	2		
			整理用物及检查床，清洁双手	1		
			记录检查结果	1		
			向孕妇说明检查情况，交代注意事项	2		

项目	考核内容		分值 (共100分)	得分	备注
操作 步骤 (80分)	评价 (5分)	询问孕妇感觉	2		
		征求孕妇意见	3		
操作质量 (7分)	操作流程正确		2		
	操作熟练		2		
	15分钟内完成操作		3		
人文关怀 (8分)	态度和蔼、语气温和		2		
	尊重孕妇，重视与孕妇的沟通		3		
	注意保暖，避免过度暴露，保护孕妇隐私		3		

（蒋 莉）

实训六 测量宫底高度（宫高）与腹围

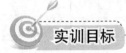
实训目标

1. 掌握与孕妇沟通的技巧。
2. 掌握宫底高度和腹围测量的方法及临床意义，能准确叙述各孕周宫底高度。
3. 学会推算预产期，判断子宫大小是否与孕周相符，并初步估算胎儿的体重。

一、目的

1. 通过测量宫高与腹围，评估子宫大小与孕周是否相符，估计胎儿大小和羊水量。
2. 了解胎儿在宫内的生长发育情况和健康状况，及时发现异常并予以处理。

二、评估

1. 孕妇的月经史与孕产史，是否为高危妊娠。
2. 孕妇腹部外形及腹壁张力、膀胱充盈度。
3. 孕妇的心理状况与合作程度。

三、准备

1. 助产士准备 着装规范，修剪指甲，清洁双手，寒冷季节应注意温暖双手。

2. 孕妇准备　排空膀胱。孕妇扮演者穿上孕妇体验装置装扮孕妇。

3. 环境准备　安静、调节室内温度(22～24℃)，注意保暖、屏风遮挡。

4. 物品准备　推车、软皮尺、检查床、孕妇模型或孕妇体验装置、屏风、孕妇保健手册或产前检查记录表、孕期保健宣教资料、洗手液。

四、步骤

1. 操作准备　衣帽整洁，洗手，备齐用物，携至孕妇床旁。屏风遮挡，注意保暖。检查者站在孕妇右侧。

2. 核对解释　核对姓名、年龄，核实末次月经时间。解释检查目的和过程，以及如何配合。

3. 安置体位　孕妇仰卧于检查床上，双腿略屈外展。检查者帮助孕妇将上衣拉至乳房下方，裤子向下拉至耻骨联合，充分暴露腹部。

4. 测量宫高　检查者先确切触及子宫底部，然后嘱孕妇双腿伸直，右手持软尺零端置于耻骨联合上缘中点，左手将软尺经脐沿腹部弧度向上拉开，软尺紧贴腹部到达宫底部测得弧形长度，即为子宫底高度。

5. 测量腹围　用软尺测量经脐绕腹部一周的径线，即为腹围。

6. 估计胎儿大小是否与孕周相符。

7. 操作后处理

(1)协助孕妇左侧卧位再坐起，整理衣裤，穿鞋。

(2)整理用物及检查床，洗手，记录检查结果。

(3)向孕妇说明检查情况，预约下次产检的时间，并交代孕期注意事项。

五、注意事项

1. 使用软尺测量宫高和腹围时，皮尺应紧贴腹部，松紧要适宜。

2. 测量数据要准确，以厘米(cm)为单位。

3. 检查时动作轻柔，注意子宫敏感度，如有宫缩应暂停检查。

4. 操作中注意观察孕妇的反应及面色，与孕妇交流，询问孕妇的感受。

六、自我评价

1. 操作是否正确、规范，数据准确。

2. 是否注意尊重关爱孕妇，动作轻柔，注意保暖及保护隐私。

3. 能否与孕妇进行有效沟通，体现人文关怀。

七、思考题

1. 测量宫高、腹围的临床意义是什么？

2. 测量宫高、腹围的注意事项是什么？

3. 如何推算预产期？

4. 如何判断子宫大小是否与孕周相符？如何估算胎儿的体重？请举例说明。

测量宫高与腹围评分标准

班级：_____ 学号：_____ 姓名：_____ 得分：_____

项目		考核内容		分值 （100分）	得分	备注
职业素养 （5分）		着装规范，仪表端庄		2		
		报告班级、姓名、操作项目		1		
		语言清晰，态度和蔼		2		
操作 步骤 （80分）	评估 （5分）	孕妇的月经史与孕产史，是否为高危妊娠		3		
		孕妇腹部外形及腹壁张力，膀胱充盈度		1		
		孕妇的心理状况与合作程度		1		
	准备 （8分）	助产士准备：着装规范、修剪指甲、洗手、温暖双手		2		
		环境准备：安静、调节室内温度、注意屏风遮挡		2		
		用物准备：备齐用物，放置有序		2		
		孕妇准备：排空膀胱		2		
	实施 （60分）	核对解释 （5分）	核对床号和姓名，核实末次月经时间	2		
			解释操作目的、过程以及如何配合	3		
		安置体位 （6分）	仰卧于检查床上	2		
			双腿略屈外展	2		
			腹肌放松，适当暴露腹部	2		
		测量宫高 （19分）	方法	15		
			数值	4		
		测量腹围 （12分）	方法	8		
			数值	4		
		初步判断 （8分）	估计胎儿大小是否与孕周相符	8		
		操作后处理 （10分）	协助孕妇坐起，整理衣物	3		
			整理用物及检查床，洗手	2		
			记录检查结果	2		
			向孕妇说明检查情况，交代注意事项	3		
	评价 （7分）	询问孕妇感觉		3		
		征求孕妇意见		4		
操作质量 （7分）		操作流程正确		2		
		操作熟练		2		
		15分钟内完成操作		3		
人文关怀 （8分）		态度和蔼，语气温和		2		
		尊重孕妇，重视与孕妇的沟通		3		
		注意保暖，避免过度暴露，保护孕妇隐私		3		

（陈顺萍）

实训七　四步触诊和胎心听诊

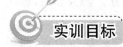

实训目标

1. 掌握腹部四步触诊的目的及方法。
2. 掌握宫高、腹围的测量方法及临床意义。
3. 掌握胎心音听诊及意义。
4. 学会判断子宫大小是否与孕周相符。
5. 学会判断胎产式、胎方位、胎先露及胎先露是否衔接等。

一、目的

1. 通过四步触诊法判断胎产式、胎先露、胎方位,胎先露是否衔接。
2. 通过四步触诊及宫高与腹围的测量,判断子宫大小是否与孕周相符,并估计胎儿的大小和羊水量的多少。
3. 通过胎心听诊初步判断胎儿宫内安危。

二、评估

1. 孕妇　孕产史、孕妇的末次月经、是否高危妊娠及心理状况;孕妇发育情况及既往史。
2. 胎儿　了解胎动情况,是否高危儿。

三、准备

1. 助产士准备　着装规范;修剪指甲,清洁双手,寒冷季节应注意温暖双手。
2. 孕妇准备　排空膀胱。
3. 环境准备　安静、调节室内温度(22～24℃)、注意保暖、屏风遮挡。
4. 物品准备　推车、软皮尺、胎心听诊器、秒表、检查床、孕妇腹部触诊模型、屏风、孕妇保健手册(或产前检查记录表)、孕期保健宣教资料、洗手液。

四、步骤

1. 操作准备　衣帽整洁,洗手,备齐用物,携至孕妇床旁。屏风遮挡,注意保暖。检查者站在孕妇右侧。
2. 核对解释　核对床号、姓名、年龄,核实末次月经时间。解释检查目的和过程,以及如何配合。
3. 安置体位　孕妇仰卧于检查床上,嘱孕妇双腿略屈外展,腹肌放松,适当暴露腹部。
4. 腹部视诊　注意腹部外形及大小、腹部有无妊娠纹、手术瘢痕及水肿等。
5. 测量宫高、腹围　嘱孕妇平卧,双腿伸直。宫高:用软皮尺测量耻骨联合上缘至子宫底最高点的距离(cm)。腹围:用软皮尺沿脐水平测量腹周径(cm)。

6. 四步触诊

(1)第一步:检查者面向孕妇头端(前三步相同)。检查者双手置于宫底部,了解子宫外形,然后在宫底稍下方,以双手指腹相对轻推,判断占据宫底部的胎儿部分。若为胎头,触之硬而圆,且有浮球感;若为胎臀则软而宽,形状略不规则。

(2)第二步:检查者双手分别置于孕妇腹部两侧,一手固定,另一手轻轻深按检查,两手交替,仔细分辨占据子宫两侧的胎儿部分。平坦饱满者为胎背,可变形的高低不平部分为胎儿四肢,有时可感到胎儿肢体活动,更易判断。

(3)第三步:检查者右手拇指与其余四指分开,置于耻骨联合上方握住胎儿先露部,根据第一步描述的特点,查清先露部是胎头还是胎臀。左右推动先露部以确定是否已经衔接。若先露部活动好,表示尚未入盆;若先露部不能被推动,表示已衔接。

(4)第四步:检查者面向孕妇足端,双手分别置于胎先露部的两侧,向骨盆入口方向向下轻轻深按,再次核对胎先露部的判断是否正确,并确定胎先露部入盆的程度。

7. 胎心听诊

(1)嘱孕妇平卧,双腿伸直。

(2)持胎心听诊器放在孕妇腹壁,在胎心音最清楚的部位(胎背处)进行听诊。

(3)数 1 分钟胎心的次数,并判断胎心是否正常。正常为 120~160 次/分。

8. 操作后处理

(1)协助孕妇左侧卧位后坐起,整理衣裤,穿鞋。

(2)整理用物及检查床,清洁双手。

(3)记录检查结果。

(4)向孕妇说明检查情况,交代孕期注意事项。

五、注意事项

1. 用物准备要齐全,环境要安静。

2. 鉴别胎心音与子宫杂音、腹主动脉音及脐带杂音。若胎心率异常,需立即与孕妇脉搏鉴别,必要时吸氧,改变体位,行胎心监护,及时通知医师。

3. 操作中注意观察孕妇的反应及面色,与孕妇交流,询问孕妇的感受。

六、自我评价

1. 是否明确四步触诊和胎心听诊前的准备工作。

2. 四步触诊和胎心听诊的操作流程是否正确。

3. 四步触诊的顺序与方法、体位(操作者、孕妇)是否正确。

4. 胎心听诊方法、部位是否正确。

5. 是否注意与孕妇的交流,态度是否和蔼。

6. 是否注意保暖,检查过程中是否注意尊重关爱孕妇。

七、思考题

1. 腹部四步触诊的目的是什么?

2. 正常胎心率是多少？胎心听诊可只听 15 秒吗？

3. 孕妇腹部可听到哪几种声音？哪种与胎心音一致？

4. 怎么确定胎心听诊的部位？

5. 初产妇胎先露常在什么时间衔接？

四步触诊与胎心听诊评分标准

班级：_____　　学号：_____　　姓名：_____　　得分：_____

项目	考核内容			分值（共100分）	得分	备注
职业素养（5分）	着装规范,仪表端庄			2		
	报告班级、姓名、操作项目			1		
	语言清晰,态度和蔼			2		
操作步骤（80分）	评估（5分）	孕妇孕产史、孕周、本次妊娠症状、心理状况,既往史		3		
		胎动情况,既往妊娠胎儿或新生儿情况		1		
		环境是否符合操作要求		1		
	准备（7分）	助产士准备:着装规范、修剪指甲、洗手、温暖双手		2		
		环境准备:安静、调节室内温度、屏风遮挡		2		
		用物准备:备齐用物、放置有序		2		
		孕妇准备:排空膀胱		1		
	核对解释（5分）	核对床号和姓名、核实末次月经时间;解释操作目的、过程		5		
	安置体位（6分）	孕妇仰卧于检查床上		2		
		双腿略屈外展		2		
		腹肌放松,适当暴露腹部		2		
	实施（63分）	视诊(口述)		5		
		测量宫高	方法	2		
			数值	2		
		测量腹围	方法	2		
			数值	2		
		腹部检查（37分） 四步触诊第一步	方法	3		
			判断	3		
		四步触诊第二步	方法	3		
			判断	3		
		四步触诊第三步	方法	3		
			判断	3		
		四步触诊第四步	方法	3		
			判断	3		

续表

项目			考核内容	分值 (共100分)	得分	备注
操作 步骤 (80分)	实施 (63分)	胎心听诊 (7分)	听诊部位、方法正确	3		
			数1分钟胎心的次数	2		
			告知孕妇胎心次数	2		
		操作后处理 (8分)	协助孕妇坐起，整理衣物	2		
			整理用物及检查床，清洁双手	2		
			记录检查结果	2		
			向孕妇说明检查情况，交代注意事项	2		
	评价 (5分)		询问孕妇感觉	2		
			征求孕妇意见	3		
操作质量 (7分)			操作流程正确	2		
			操作熟练	2		
			15分钟内完成操作	3		
人文关怀 (8分)			态度和蔼、语气温和	2		
			尊重孕妇，重视与孕妇的沟通	3		
			注意保暖，避免过度暴露，保护孕妇隐私	3		

（蒋　莉）

实训八　胎儿电子监护仪的使用

 实训目标

1. 掌握胎儿电子监护仪的使用步骤。
2. 学会初步判断胎儿电子监护仪的监测结果。

一、目的

1. 连续观察胎心的变异及其与宫缩、胎动的关系，以便及早发现胎儿缺氧。
2. 预测胎儿在宫内的储备能力。
3. 了解宫缩变化。

二、评估

1. 孕妇的孕周、胎位、胎动和宫缩情况及是否为高危妊娠。

2. 孕妇腹部皮肤情况。

3. 孕妇心理反应及合作程度。

三、准备

1. 助产士准备　着装规范;洗手,寒冷季节应事先预热双手。

2. 孕妇准备　排空膀胱,孕妇了解检查的目的及如何配合操作。

3. 环境准备　安静、调节室内温度(22～24℃)、注意保暖、屏风遮挡。

4. 物品准备　检查床、孕妇模型、胎儿电子监护仪、医用超声耦合剂、乙醇、卫生纸等。

四、步骤

1. 操作准备　穿戴整齐,洗手,备齐用物,检查胎儿电子监护仪的性能是否完好。屏风遮挡,注意保暖。检查者站在孕妇右侧。

2. 核对解释　核对床号、姓名,解释检查的目的和过程,嘱孕妇随身带的手机关机。

3. 安置体位　孕妇仰卧于检查床上,充分袒露腹部,腹肌放松。

4. 腹部触诊　按照四步触诊法确定宫底及明确胎位,判断胎背位置,进而找到胎心最强处。

5. 监护仪的使用步骤

(1)将胎儿电子监护仪接上电源。

(2)开机。

(3)分别将两条腹带穿过孕妇腰背部。

(4)胎心探头涂耦合剂,放置胎心最强处,一条腹带固定。

(5)宫缩探头放置宫底处宫缩最明显部位,另一条腹带固定;无应激试验不要放置宫缩探头,嘱孕妇自觉有胎动时手按胎动按钮。

(6)注意孕妇腹部保暖。

(7)打印走纸。

(8)观察胎心、宫缩与胎动的变化。

(9)停纸、停机,断开电源。

(10)解开两条腹带,用卫生纸擦净腹部上的耦合剂。

6. 操作后处理

(1)协助孕妇左侧卧位后再坐起,整理衣物、穿鞋。

(2)乙醇擦拭探头。

(3)整理用物及检查床,洗手,记录检查结果。

(4)向孕妇说明检查情况,交代注意事项。

五、注意事项

1. 用物准备要齐全。保持适当室温及环境安静。

2. 做好解释工作,取得孕妇的配合。

3. 操作中注意观察孕妇的反应,与孕妇交流,了解孕妇的感受。

4. 固定带松紧适度,注意探头是否有滑脱现象,及时调整部位。

5. 胎心有异常情况须给予吸氧、左侧卧位,并通知医师。

六、自我评价

1. 操作手法是否正确、熟练。

2. 导线连接是否正确,胎心探头和宫缩探头放置部位是否正确。

3. 是否注意与孕妇的交流,态度是否和蔼。

4. 是否注意保暖,检查过程中是否注意尊重关爱孕妇。

七、思考题

1. 胎儿电子监护仪监测的意义是什么?

2. 正常胎心率是多少?

3. 胎儿电子监护仪的使用注意事项是什么?

胎儿电子监护仪的使用评分标准

班级:_____　　学号:_____　　姓名:_____　　得分:_____

项目	考核内容			分值(100分)	得分	备注
职业素养(5分)	着装规范,仪表端庄			2		
	报告班级、姓名、操作项目			1		
	语言清晰,态度和蔼			2		
操作步骤(80分)	评估(5分)	孕妇的孕周、胎位、胎动和宫缩情况及是否为高危妊娠		3		
		孕妇腹部皮肤情况		1		
		孕妇心理反应及合作程度		1		
	准备(5分)	助产士准备:着装规范、洗手、温暖双手,站于孕妇右侧		2		
		环境准备:安静、调节室内温度,注意保暖、屏风遮挡		1		
		用物准备:备齐用物、放置有序		1		
		孕妇准备:排空膀胱		1		
	实施(65分)	核对解释(7分)	核对床号和姓名	2		
			解释操作目的、过程	2		
			嘱孕妇随身带的手机关机	3		
		安置体位(6分)	仰卧于检查床上	3		
			腹肌放松,适当暴露腹部	3		
		腹部触诊(7分)	确定宫底	3		
			明确胎位,找到胎心最强处	4		

续表

项目			考核内容	分值 (100分)	得分	备注
操作 步骤 (80分)	实施 (65分)	操作过程 (30分)	接上电源	3		
			开机	3		
			将两条腹带穿过孕妇腰背部	3		
			胎心探头涂耦合剂,放置于胎心最强处并固定	3		
			放置宫缩探头并固定	3		
			注意孕妇腹部保暖	3		
			打印走纸	3		
			观察胎心、宫缩与胎动的变化	3		
			停纸、停机,断开电源	3		
			解开两条腹带,用卫生纸擦净腹部上的耦合剂	3		
		操作后处理 (15分)	协助孕妇坐起,整理衣物、穿鞋	3		
			乙醇擦拭探头	3		
			整理用物及检查床,洗手	3		
			记录检查结果	3		
			向孕妇说明检查情况,交代注意事项	3		
	评价 (5分)		询问孕妇感觉	2		
			征求孕妇意见	3		
操作质量 (7分)			操作流程正确	2		
			操作熟练	2		
			15分钟内完成操作	3		
人文关怀 (8分)			态度和蔼、语气温和	2		
			尊重孕妇,重视与孕妇的沟通	3		
			注意保暖,注意孕妇的舒适与安全	3		

(陈顺萍)

实训九　产包准备

实训目标

1. 掌握产包准备的程序与要点。
2. 学会产包用物的摆放、认识接生器械。
3. 学会各种无菌单和手术衣的折叠方法和放置顺序。
4. 学会消毒指示卡和指示胶带的应用,并学会判断产包是否处于灭菌状态。

27

一、目的

为接生做好准备,保证接生工作的顺利进行。

二、评估

1. 产包用物是否齐全。

2. 环境是否适宜准备产包。

三、准备

1. 助产士准备 着装规范,修剪指甲,清洁双手,戴口罩。

2. 环境准备 环境整洁、宽敞,整理清洁操作台,用物放置操作台一端。

3. 物品准备 大小包布各1块、双层产单1块、大孔巾1块、治疗巾4~6块、腿套2只、手术衣2件、大毛巾1条、大小弯盘各1个、弯直血管钳各2把、脐带剪1把、会阴侧切剪1把、持针器1把、线剪1把、有齿镊1把、小药杯2个、洗耳球1个、脐带结扎线或脐带夹(或用含2个气门芯的脐带包,在接生时由台下助产士拆开投入)、脐带卷1个、开口纱布1块、带尾纱布1块、无菌纱布和棉签若干、消毒指示卡。

四、步骤

1. 操作准备 着装整齐,整理清洁操作台,备齐用物并放置于操作台一端。

2. 指认产包用物和器械。

3. 折叠布类

(1)折叠治疗巾:先纵向对折,再横向对折,开口外层向上反折一角。

(2)折叠大孔巾:先纵向两侧对折至中线,对侧半边再对折至近侧,上下部分各"S"形折至孔中间。

(3)折叠手术衣:衣服正面朝上,铺平于操作台上,两腰带并在一起打活结,置于前方,将两袖及两后片均置于前胸,纵形折叠放平,纵向三折于中间,再将衣服下摆向腋窝处横折两次,再折向领口,呈正方形。

(4)折叠腿套:从开口处向脚尖卷折。

(5)折叠双层产单:先纵向对折,再横向对折,再纵向对折,开口外层向上折一角。

4. 从下到上依次叠放产包内物品

(1)铺平外包布,有系带的斜角朝外,铺平内包布(或直接用双层大包布)。

(2)1~2块治疗巾。

(3)大小弯盘各1个,其内有:弯直血管钳各2把、脐带剪1把、会阴侧切剪1把、持针器1把、线剪1把、有齿镊1把、小药杯2个、洗耳球1个(用纱布包好)、脐带结扎线或脐带夹、脐带卷1个、开口纱布1块、带尾纱布1块、无菌纱布和棉签若干、消毒指示卡。

(4)1块治疗巾(折成长条状,保护会阴用)。

(5)1块大孔巾。

(6)2件手术衣。

(7)1只腿套。

(8)1块治疗巾(用于铺在产妇腹部)。

(9)1只腿套。

(10)1块双层产单。

(11)1块大毛巾(用于包裹新生儿)。

(12)2块治疗巾(用于铺在分娩台和新生儿辐射台上)。

5. 包扎

(1)内包布对边包好。

(2)外包布对角包紧:先将近侧一角包布角盖在产包上;再折叠左右两侧角(角尖均向上翻折)、包紧;将对侧有系带的包布角折叠、包紧。

(3)系带呈十字形交叉将产包扎紧。

(4)外贴1张3M指示胶带,注明物品名称、消毒日期、有效期、科别、签名。

(5)产包放于规定待消毒物品柜内准备消毒。

6. 整理用物归位。

五、注意事项

1. 用物准备要齐全。

2. 按规范折叠脐带卷、大孔巾、手术衣、腿套、产单、治疗单。

3. 按从下到上顺序叠放。

六、自我评价

1. 用物准备是否齐全。

2. 能否说出产包用物和器械的名称。

3. 是否规范折叠布类。

4. 产包内用物叠放的顺序是否正确。

5. 对产包准备程序是否熟悉。

6. 产包准备过程中动作是否熟练。

7. 产包准备过程中态度是否认真。

七、思考题

1. 无菌手套能放进产包里高压消毒吗?

2. 如何判断产包是否处于灭菌可用的状态?

产包准备评分标准

班级:_____ 学号:_____ 姓名:_____ 得分:_____

项目	考核内容	分值 (100分)	得分	备注
职业素养 (5分)	报告班级、姓名、操作项目	1		
	着装规范、仪表端庄	2		
	举止沉着、语言表达清晰	2		

项目		考核内容		分值 (100分)	得分	备注
操作 步骤 (80分)	评估 (5分)	环境是否符合操作要求		2		
		用物是否备齐、完好		3		
	准备 (5分)	助产士准备:着装规范、洗手、戴口罩		1		
		环境准备:环境整洁,宽敞		1		
		用物准备:备齐用物,放置有序		3		
	实施 (65分)	指认产包 用物和 器械 (20分)	包布、双层产单、治疗巾、大孔巾、手术衣、腿套、弯盘、血管钳、脐带剪、会阴侧切剪、线剪、有齿镊、持针器、洗耳球、气门芯(或脐带结扎线、脐带夹)、开口纱布、带尾纱布、棉签、无菌纱布、消毒指示卡	20		说出用物名称和作用,一个1分
		折叠布类 (10分)	折叠治疗巾	2		
			折叠大孔巾	2		
			折叠手术衣	2		
			折叠腿套	2		
			折叠双层产单	2		
		从下到上 依次叠放 产包内 物品 (20分)	外、内2块包布(或双层大包布)	2		
			1～3块治疗巾,其中1块折成条状	2		
			大小弯盘各1个,其内有:弯直血管钳各2把、脐带剪1把、会阴侧切剪1把、持针器1把、线剪1把、有齿镊1把、小药杯2个、洗耳球1个(用纱布包好)、脐带结扎线或脐带夹、脐带卷1个、开口纱布1块、带尾纱布1块、无菌纱布和棉签若干、消毒指示卡	4		
			1块大孔巾	2		
			2件手术衣	2		
			1只腿套、1块治疗巾、1只腿套	4		
			1块双层产单	2		
			1块大毛巾	1		
			2块治疗巾	1		

续表

项目			考核内容	分值 （100分）	得分	备注
操作 步骤 （80分）	实施 （65分）	包扎 （10分）	内包布对边包好	2		
			外包布对角包紧	2		
			系带呈十字形交叉将产包扎紧	2		
			外贴1张3M指示胶带,注明物品名称、消毒日期、有效期、科别、签名	2		
			产包放于规定待消毒物品柜内准备消毒	2		
		整理用物 （5分）	整理用物归位	5		
	评价 （分）		产包是否清洁平整	3		
			系带包扎松紧是否适当	2		
操作质量 （7分）			操作态度严肃认真,一丝不苟	2		
			能按顺序摆放正确、不遗漏	2		
			15分钟内完成操作	3		
人文关怀 （8分）			仔细检查器械有否遗漏,保障产包内的用物齐全可用	4		
			正确使用消毒指示卡和3M指示胶带,预防院内感染的发生	4		

（谢梅芳）

产时护理实训

实训十 肛门指诊

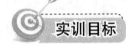

实训目标

1. 掌握肛门指诊的目的。
2. 掌握肛门指诊的操作。
3. 掌握肛门指诊的注意事项。

一、目的

1. 了解宫颈软硬度、厚薄度、宫颈偏向及宫口扩张程度。
2. 确定胎方位、胎先露及其下降程度。

二、评估

1. 产妇 确定预产期,评估会阴部及肛周情况、产妇检查配合程度。
2. 胎儿 了解胎产式、胎方位、胎先露。

三、准备

1. 助产士准备 着装规范;修剪指甲,清洁双手。
2. 产妇准备 排空膀胱。
3. 环境准备 安静;调节室内温度(22～24℃),注意保暖;光线适宜;屏风遮挡、保护产妇隐私。
4. 物品准备 检查床、产前宫颈变化模型、屏风、临产记录表(产程图)、推车、手套、肥皂液或液状石蜡、消毒卫生纸、洗手液、毛巾等。

四、步骤

1. 操作准备 衣帽整洁,洗手,备齐用物,携至产妇床旁。
2. 检查者站在产妇右侧。
3. 核对解释 核对产妇姓名、床号,向产妇解释肛门指诊的目的和过程,以取得配合。
4. 屏风遮挡,注意保暖。

5. 安置体位 协助产妇平卧于检查床上,臀下垫一次性臀垫,暴露外阴及肛门,两腿屈曲并分开。

6. 消毒纸遮盖阴道口以免粪便污染。

7. 检查者右手戴手套,示指蘸液状石蜡或肥皂液后,轻轻放于产妇的肛周按摩片刻,嘱产妇放松肛门,缓缓伸入直肠内进行检查,拇指伸直,其余各指屈曲以利示指伸入。

8. 示指向两侧摸清坐骨棘,判断胎先露的高低。

9. 然后示指的指腹侧触摸宫口,估计宫口开大情况;摸清宫颈边缘,判断宫颈的软硬度、宫颈偏向、厚薄度、有无水肿。

10. 必要时行骨盆内测量。

11. 脱去手套,撤下臀垫,协助产妇穿好裤子。

12. 整理床单位及用物,清洁双手。

13. 向产妇说明检查情况,交代注意事项。

14. 记录并绘制产程图。

五、注意事项

1. 动作轻柔,手法正确,检查准确。

2. 注意保暖,保护产妇隐私。

3. 操作中注意观察产妇的反应及面色,与产妇交流,询问产妇的感受。

4. 如有产前阴道出血,禁止行肛门检查。

六、自我评价

1. 是否明确肛门指诊前的准备工作。

2. 肛门指诊的操作流程是否正确。

3. 肛门指诊的方法、体位(操作者、产妇)是否正确。

4. 是否注意与产妇的交流,态度是否和蔼。

5. 是否注意保暖,检查过程中是否注意尊重关爱产妇。

七、思考题

1. 肛门指诊的目的是什么?

2. 肛门指诊的内容包括哪些?

3. 肛门指诊时产妇的体位如何安置?

4. 肛门指诊时应注意哪些事项?

肛门指诊评分标准

班级:_____ 学号:_____ 姓名:_____ 得分:_____

项目	考核内容	分值 (共100分)	得分	备注
职业素养 (5分)	着装规范,仪表端庄	2		
	报告班级、姓名、操作项目	1		
	语言清晰,态度和蔼	2		

续表

项目		考核内容		分值 (共100分)	得分	备注
操作步骤 (80分)	评估 (5分)	产妇:确定预产期,评估会阴部及肛周情况、产妇检查配合程度		3		
		了解胎产式、胎方位、胎先露		1		
		环境是否符合操作要求		1		
	准备 (5分)	助产士准备:着装规范、修剪指甲、洗手		1		
		环境准备:安静、室内温度、光线适宜,屏风遮挡		1		
		用物准备:备齐用物、放置有序		2		
		产妇准备:排空膀胱		1		
	实施 (65分)	核对解释 (5分)	核对床号和姓名,解释操作目的、过程	5		
		安置体位 (5分)	协助产妇平卧于检查床上,臀下垫一次性臀垫,暴露外阴及肛门,两腿屈曲并分开	5		
		消毒纸遮盖阴道口以免粪便污染		5		
		检查者站于产妇的右侧,右手戴手套,示指蘸液状石蜡或肥皂液后,轻轻放于产妇的肛周按摩片刻,嘱产妇放松肛门,缓缓伸入直肠内进行检查,拇指伸直,其余各指屈曲以利示指伸入		18		
		示指向两侧摸清坐骨棘,判断胎先露的高低		5		
		然后示指的指腹侧触摸宫口,估计宫口开大情况;摸清宫颈边缘,判断宫颈的软硬度、厚薄度、宫颈偏向、有无水肿		10		
		必要时行骨盆内测量		2		
		操作后处理 (15分)	脱去手套,撤下臀垫,协助产妇穿好裤子	5		
			整理床单位及用物,清洁双手	2		
			向产妇说明检查情况,交代注意事项	5		
			记录并绘制产程图	3		
	评价 (5分)	询问产妇感觉		2		
		征求产妇意见		3		
操作质量 (7分)	操作流程正确			2		
	操作熟练			2		
	15分钟内完成操作			3		
人文关怀 (8分)	态度和蔼、语气温和			2		
	尊重产妇,重视与产妇的沟通			3		
	注意保暖,避免不必要的暴露,保护产妇隐私			3		

(尹文清)

34

实训十一　阴道检查

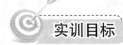

实训目标

1. 掌握阴道检查的目的及方法。
2. 掌握阴道检查的操作。
3. 掌握阴道检查的注意事项。

一、目的

1. 了解宫颈软硬度、厚薄度、宫颈偏向及宫口扩张程度。
2. 确定胎方位、胎先露及其下降程度。

二、评估

1. 产妇　确定预产期,评估会阴部及肛周情况、产妇检查配合程度。
2. 胎儿　了解胎产式、胎方位、胎先露。

三、准备

1. 助产士准备　着装规范,修剪指甲,清洁双手。
2. 产妇准备　排空膀胱。
3. 环境准备　安静;调节室内温度(22～24℃),注意保暖;光线适宜;屏风遮挡、保护产妇隐私。
4. 物品准备　检查床、产前宫颈变化模型、屏风、临产记录表(产程图)、推车及治疗盘、无菌治疗碗2个、镊子2把、无菌肥皂水棉球、无菌干纱布球、冲洗壶、温开水、0.1%洗必泰、0.5%聚维酮碘(碘伏)棉球、橡胶单和治疗巾或一次性臀垫、便盆、无菌手套、洗手液、毛巾。

四、步骤

1. 操作准备　衣帽整洁,洗手,备齐用物,携至产妇床旁。
2. 检查者站在产妇右侧。
3. 核对解释　核对产妇姓名、床号,向产妇解释阴道检查的目的和过程,以取得配合。
4. 屏风遮挡,注意保暖。
5. 安置体位　协助产妇平卧于检查床上,臀下垫一次性臀垫,暴露外阴,两腿屈曲并分开。
6. 0.5%碘伏棉球消毒外阴2遍。
7. 检查者右手戴手套,示、中两指伸入阴道内进行检查,拇指伸直,其余各指屈曲以利示、中两指伸入。
8. 示、中两指向两侧摸清坐骨棘,判断胎先露的高低。

9. 然后示、中两指的指腹侧触摸宫口,估计宫口开大情况;摸清宫颈边缘,判断宫颈的软硬度、厚薄度、宫颈偏向、有无水肿。

10. 必要时行骨盆内测量。

11. 脱去手套,撤下臀垫,协助产妇穿好裤子。

12. 整理床单位及用物,清洁双手。

13. 向产妇说明检查情况,交代注意事项。

14. 记录并绘制产程图。

五、注意事项

1. 动作轻柔,手法正确,检查准确。

2. 注意保暖,保护产妇隐私。

3. 操作中注意观察产妇的反应及面色,与产妇交流,询问产妇的感受。

4. 若怀疑前置胎盘,应在有手术条件下慎重进行。

六、自我评价

1. 是否明确阴道检查前的准备工作。

2. 阴道检查的操作流程是否正确。

3. 阴道检查的方法、体位(操作者、产妇)是否正确。

4. 是否注意与产妇的交流,态度是否和蔼。

5. 是否注意保暖,检查过程中是否注意尊重关爱产妇。

七、思考题

1. 阴道检查的目的是什么?

2. 阴道检查的内容包括哪些?

3. 阴道检查时产妇的体位如何安置?

4. 阴道检查时应注意哪些事项?

阴道检查评分标准

班级:_____ 学号:_____ 姓名:_____ 得分:_____

项目	考核内容		分值(共100分)	得分	备注
职业素养(5分)	着装规范,仪表端庄		2		
	报告班级、姓名、操作项目		1		
	语言清晰,态度和蔼		2		
操作步骤(80分)	评估(5分)	产妇:确定预产期,评估会阴部及肛周情况、产妇检查配合程度	3		
		了解胎产式、胎方位、胎先露	1		
		环境是否符合操作要求	1		

续表

项目		考核内容		分值 (共100分)	得分	备注
操作 步骤 (80分)	准备 (5分)	助产士准备:着装规范、修剪指甲、洗手		1		
		环境准备:安静,室内温度、光线适宜,屏风遮挡		1		
		用物准备:备齐用物、放置有序		2		
		产妇准备:排空膀胱		1		
	实施 (65分)	核对解释 (5分)	核对床号和姓名、解释操作目的、过程	5		
		安置体位 (5分)	协助产妇平卧于检查床上,臀下垫一次性臀垫,暴露外阴,两腿屈曲并分开	5		
		碘伏棉球消毒外阴2遍		4		
		检查者站于产妇的右侧,右手戴手套,示、中两指伸入阴道内进行检查,拇指伸直,其余各指屈曲以利示、中两指伸入		15		
		示、中指向两侧摸清坐骨棘,判断胎先露的高低		5		
		然后示、中两指的指腹侧触摸宫口,估计宫口开大情况;摸清宫颈边缘,判断宫颈的软硬度、厚薄度、宫颈偏向、有无水肿		10		
		必要时行骨盆内测量		1		
		操作后 处理 (20分)	脱去手套,撤下臀垫,协助产妇穿好裤子	5		
			整理床单位及用物,清洁双手	5		
			向产妇说明检查情况,交代注意事项	5		
			记录,并绘制产程图	5		
	评价 (5分)	询问产妇感觉		2		
		征求产妇意见		3		
操作质量 (7分)	操作流程正确			2		
	操作熟练			2		
	15分钟内完成操作			3		
人文关怀 (8分)	态度和蔼、语气温和			2		
	尊重产妇,重视与产妇的沟通			3		
	注意保暖,避免不必要的暴露,保护产妇隐私			3		

(尹文清)

实训十二 临产灌肠

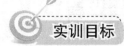

实训目标

1. 掌握临产灌肠的目的和意义。
2. 掌握临产灌肠的适应证和禁忌证。
3. 掌握临产灌肠的操作程序。

一、目的

1. 清洁肠道,避免分娩时粪便污染产道、胎儿。
2. 清除粪便,避免硬结粪块阻碍胎先露下降。
3. 刺激宫缩,加速产程进展。

二、评估

1. 产妇宫口扩张情况 初产妇宫口扩张<4cm,经产妇宫口扩张<2cm。
2. 产妇的意识状态、生命体征、心理状况及排便情况。
3. 产妇肛周皮肤、黏膜情况。
4. 产妇对灌肠的理解程度及合作程度。

三、准备

1. 助产士准备 着装规范,修剪指甲,洗手,戴口罩。
2. 产妇准备 产妇了解灌肠的目的、过程和注意事项,并了解如何配合操作,灌肠前协助产妇排尿。
3. 环境准备 安静;关门,调节室内温度(22~24℃),注意保暖;光线适宜;屏风遮挡或拉好床帘、保护产妇隐私。
4. 物品准备
(1)治疗盘内备灌肠筒一套(橡胶管全长约120cm,玻璃接管、筒内盛灌肠液),肛管,血管钳(或液体调节开关),润滑剂,棉签,手套。
(2)治疗盘外备卫生纸,橡胶或塑料单,治疗巾,弯盘,便盆,便盆巾,输液架,水温计,屏风。
(3)灌肠溶液:0.1%~0.2%的肥皂液500ml,溶液温度39~41℃。
(4)护理人模型。

四、步骤

1. 操作准备 衣帽整洁,洗手,备齐用物,携用物至产妇床旁,站在产妇右侧。
2. 核对解释 核对床号、姓名。向产妇简要解释操作目的和步骤,鼓励产妇积极配合。

3. 保护产妇隐私 关门,屏风遮挡或拉好床帘,请无关人员回避。

4. 产妇体位 协助产妇取左侧卧位,双膝屈曲,脱裤至膝部,臀部移至床沿。垫橡胶单和治疗巾于臀下,置弯盘于臀边。盖好被子注意保暖,暴露臀部。

5. 将灌肠筒挂于输液架上,筒内液面高于肛门40～60cm。

6. 戴手套,连接肛管,润滑肛管前段,排尽管内气体,夹管。一手垫卫生纸分开肛门,暴露肛门口,嘱产妇深呼吸,一手将肛管轻轻插入直肠7～10cm,固定肛管,开放管夹,使液体缓缓流入。

7. 密切观察筒内液面下降和产妇的情况。如液面下降过慢或停止,多由于肛管前端孔道被阻塞,可移动肛管或挤捏肛管;如产妇感觉腹胀或有便意,可嘱其张口深呼吸以放松腹部肌肉,并降低灌肠筒的高度以减慢流速或暂停片刻;如产妇出现宫缩腹痛,可暂停片刻,待宫缩间歇再继续;如产妇出现脉搏加快、面色苍白、出冷汗、剧烈腹痛、心慌气短,应立即停止灌肠,联系医师,协助处理。

8. 待灌肠液即将流尽时夹管(避免拔管时灌肠液和粪便随肛管流出,保持产妇的清洁和舒适),用卫生纸包裹肛管轻轻拔出放入弯盘内,擦净肛门。

9. 取下手套,协助产妇取舒适的卧位,嘱其尽量保留5～10分钟后,再排便(使灌肠液在肠中有足够的作用时间,以利粪便充分软化容易排出)。对不能下床的产妇,给予便器,将卫生纸、呼叫器放于易取处。扶助能下床的产妇上厕所排便。

10. 卧床排便者,排便后及时取出便器,擦净肛门,洗手,协助产妇穿裤,整理床单位,开窗通风,去除异味。

11. 向产妇说明灌肠情况,交代注意事项。

12. 清理用物,洗手,在体温单上记录灌肠结果(如灌肠后解便一次为1/E。灌肠后无大便记为0/E)。

13. 注意产程进展,观察宫缩及胎心音,做好记录,如有异常及时记录并通知医师协助处理。

五、注意事项

1. 灌肠禁忌证 ①胎膜早破;②阴道流血;③胎头浮动尚未入盆者;④胎位异常;⑤有剖宫产史;⑥中度或以上妊娠高血压疾病及血压偏高者;⑦内科合并症:如心脏病、高热、腹泻等;⑧胎先露低,宫缩强估计1小时内即将分娩;⑨先兆早产;⑩前置胎盘。

2. 灌肠溶液禁止用生理盐水,以防黏膜吸入钠离子。

3. 准确掌握溶液的温度、浓度、流速、压力和溶液的量。

4. 注意保护产妇的隐私,天冷时注意保暖。

5. 插肛管时要顺应肠道解剖,勿用力,以防损伤肠黏膜。

6. 灌肠时产妇如有腹胀或便意时,应嘱产妇做深呼吸,以减轻不适。

7. 灌肠过程中应随时注意产妇的反应,如发现脉速、面色苍白、出冷汗、剧烈腹痛、心慌气急时,应立即停止灌肠并及时与医师联系,采取急救措施。

六、自我评价

1. 是否明确临产灌肠的目的和意义。

2. 是否掌握临产灌肠的适应证和禁忌证。

3. 是否准确掌握溶液的温度、浓度、流速、压力和溶液的量。

4. 临产灌肠的操作程序是否正确。

5. 是否注意保护产妇的隐私、保暖。

6. 是否注意与产妇沟通,是否密切注意产妇的反应,是否正确指导产妇配合。

7. 操作动作是否轻柔、熟练。

七、思考题

1. 在灌肠过程中产妇出现脉搏加快、面色苍白、出冷汗、剧烈腹痛、心慌气短的原因可能是什么?

2. 灌肠体位为什么多选择左侧卧位?

3. 如灌肠筒位置过高,会导致什么后果?

临产灌肠评分标准

班级:_____   学号:_____   姓名:_____   得分:_____

项目	考核内容			分值 (100分)	得分	备注
职业素养 (5分)	报告班级、姓名、操作项目			1		
	着装规范、仪表端庄			2		
	举止沉着、语言表达清晰			2		
操作 步骤 (80分)	评估 (5分)	环境是否符合操作要求		2		
		产妇身体状况、心理状况、合作程度		3		
	准备 (5分)	助产士准备:着装规范、修剪指甲、洗手、戴口罩		1		
		环境准备:温度、光线适宜;屏风遮挡或拉好床帘		1		
		用物准备:备齐用物,放置有序		3		
	实施 (65分)	核对解释 (5分)	核对床号、姓名	2		
			向产妇简要解释临产灌肠的目的和意义,取得产妇配合	3		
		保护隐私 (2分)	关门,屏风或床帘遮挡	2		
		产妇体位 (3分)	体位安置方法正确	3		
		在模型上演示灌肠操作 (24分)	挂灌肠筒,调节高度	3		
			戴手套、插肛管	3		
			密切关注筒内液面下降和产妇的情况,可能出现怎样的异常情况及其处理方法	9		
			夹管、拔出肛管	3		
			取下手套,协助产妇取舒适的卧位,嘱产妇保留5~10分钟后再排便。协助产妇上厕所排便	3		
			卧床排便者的相关护理	3		

续表

项目			考核内容	分值 （100分）	得分	备注
操作 步骤 （80分）	实施 （65分）	操作后 处理 （11）	洗手，整理床单位，开窗通风	3		
			向产妇说明灌肠情况，交代注意事项	2		
			清理用物，洗手，在体温单上记录灌肠结果	3		
			注意产程进展，观察宫缩及胎心音，做好记录	3		
		注意事项 （20分）	临产灌肠的适应证	5		
			临产灌肠的禁忌证	10		
			临产灌肠所用的溶液及其温度、浓度，溶液的量	5		
	评价 （5分）		询问产妇感觉	3		
			征求产妇意见	2		
操作质量 （7分）			操作态度严肃认真，动作轻柔	2		
			操作程序正确	2		
			15分钟内完成操作	3		
人文关怀 （8分）			态度和蔼、语气温和	2		
			尊重产妇，重视与产妇的沟通	3		
			注意保暖，注意产妇的舒适与安全	3		

（谢梅芳）

实训十三 产 程 观 察

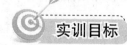

实训目标

1. 掌握三个产程的进展规律和产程观察内容。
2. 熟悉产程进展的各项表现，并能分析判断有无异常。
3. 养成操作认真、负责的态度，树立对孕产妇人文关怀的理念。

一、目的

1. 及时了解产程进展情况。
2. 及时发现异常情况，做到早发现、早诊断、早处理。

二、评估

1. 产妇身体状况　阅读病史，了解产妇一般资料及本次妊娠经过，着重了解末次产前检查以来及临产后的情况。

2. 产妇心理-社会状况 产妇的情绪、疼痛耐受性、社会支持情况等。

三、准备

1. 助产士准备 着装规范,修剪指甲,清洁双手,戴口罩。

2. 产妇准备 排空膀胱。

3. 环境准备 安静;调节室内温度(22～24℃),注意保暖;光线适宜;屏风遮挡、保护产妇隐私。

4. 物品准备 备产科病历(正常产程、异常产程),秒表,产程记录单和产程图表若干,胎心听诊器,无菌手套,润滑剂,产妇模型。

四、步骤

1. 操作准备 衣帽整洁,洗手,备齐用物,携至产妇床旁,站于产妇右侧。

2. 核对解释 核对产妇姓名、床号,向产妇说明检查目的和注意事项,取得产妇配合。

3. 安置体位 协助产妇仰卧或左侧卧位于检查床上,适当暴露腹部及外阴部。

4. 观察子宫收缩情况 检查宫缩强度、频率。将手掌放于产妇宫体部,观察秒表了解宫缩持续和间歇的时间。

5. 严密监测胎心

(1)在宫缩间歇期听,每次听1分钟。

(2)第一产程潜伏期每隔1～2小时听1次胎心音,活跃期每15～30分钟听1次胎心音。

(3)第二产程5～10分钟听1次胎心音。

6. 观察宫口扩张及胎头下降程度

(1)一般情况下,宫口扩张<3cm时,每2～4小时肛门指诊或阴道检查1次。

(2)宫口扩张>3cm时,每1～2小时肛门指诊或阴道检查1次。

(3)如子宫收缩较频、较强,应随时增加检查次数,以及早了解宫颈口扩张及胎先露下降程度、是否破膜、确定胎方位等。

7. 每4～6小时测1次血压,如发现血压升高,则增加测量次数并给予相应处理。

8. 将每次检查结果,包括宫缩、胎位、胎心、宫口扩张、先露及下降程度、有无破膜、血压等情况,分别填写到产程记录单上。

9. 将宫口扩张及先露下降情况,以曲线图描绘在产程图上。

10. 在产程观察中,注意有无破膜,一旦破膜立即听胎心,观察羊水性状,记录破膜时间。

11. 整理用物,洗手。

12. 绘制产程图。

13. 向产妇说明检查情况,交代注意事项。

五、注意事项

1. 随时监测产妇,严密观察产程进展。

2. 产程中对各项临床表现均应观察细致,检查结果准确。

3. 及时发现和汇报异常情况,协助处理。

4. 产程记录表及产程图绘制方法正确,字迹清楚,填写认真。

5. 主动与产妇交流,态度和蔼、亲切,关心体贴产妇,取得产妇合作。

6. 工作严谨、细致。

六、自我评价

1. 是否明确产程观察内容。

2. 监测子宫收缩的方法是否正确。

3. 监测胎心的方法是否正确。

4. 肛门/阴道检查的方法是否正确。

5. 是否注意与产妇的交流,态度是否和蔼。

6. 是否注意保暖,检查过程中是否注意尊重关爱产妇。

七、思考题

1. 使用胎心听诊器听胎心是在宫缩期还是间歇期?

2. 破膜后需立即观察的项目有哪些?

产程观察评分标准

班级:＿＿＿＿＿＿　学号:＿＿＿＿＿＿　姓名:＿＿＿＿＿＿　得分:＿＿＿＿＿＿

项目	考核内容			分值（共100分）	得分	备注
职业素养（5分）	着装规范,仪表端庄			2		
	报告班级、姓名、操作项目			1		
	语言清晰,态度和蔼			2		
操作步骤（80分）	评估（5分）	产妇身体状况		2		
		产妇心理-社会状况		2		
		环境是否符合操作要求		1		
	准备（5分）	助产士准备:着装规范,修剪指甲,清洁双手,戴口罩		1		
		环境准备:温湿度适宜,注意遮挡		1		
		用物准备:备齐用物,放置有序		2		
		产妇准备:排空膀胱,取仰卧或左侧卧位于病床上		1		
	实施（65分）	核对解释,取得产妇配合		2		
		子宫收缩情况（16分）	子宫收缩规律性	4		
			持续时间	4		
			间歇时间	4		
			强度	4		

续表

项目			考核内容	分值 (共100分)	得分	备注
操作 步骤 (80分)	实施 (65分)	监测胎心 (12分)	在宫缩间歇期听,每次听1分钟	3		
			潜伏期每隔1~2小时听1次胎心音	3		
			活跃期每15~30分钟听1次胎心音	3		
			第二产程5~10分钟听1次胎心音	3		
		进行肛门检 查或阴道 检查 (9分)	观察宫口扩张及胎头下降程度	3		
			是否破膜	3		
			确定胎方位	3		
		测血压 (6分)	每4~6小时测1次血压	3		
			如血压升高,则增加测量次数并给予相应 处理	3		
		记录 (12分)	宫缩	2		
			胎心	2		
			胎位	2		
			宫口扩张、先露及下降程度	2		
			有无破膜	2		
			血压	2		
		操作后处理 (8分)	整理用物,清洁双手	2		
			绘制产程图	4		
			向产妇说明检查情况,交代注意事项	2		
	评价 (5分)		询问产妇感受	3		
			征求产妇意见	2		
操作质量 (8分)			操作态度严肃认真,一丝不苟	3		
			操作正确	3		
			15分钟内完成操作	2		
人文关怀 (7分)			态度和蔼、语气温和	2		
			尊重产妇,重视与产妇的沟通	3		
			注意保暖,避免过度暴露,保护孕妇隐私	2		

(张　露)

实训十四 外阴冲洗与消毒

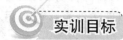

实训目标

1. 掌握外阴冲洗物品准备的要点和外阴消毒物品准备的要点。
2. 学会产时外阴冲洗与消毒的方法、顺序和范围。

一、目的

1. 清洁皮肤、预防感染发生。
2. 为阴道操作、自然分娩、妇产科手术做准备。

二、评估

1. 产妇的意识状态、生命体征等。
2. 产妇的自理能力、心理反应(紧张、羞涩等)及配合程度。
3. 产妇外阴皮肤情况和阴道清洁度。
4. 产妇产程进展如宫口开全与否、宫缩频率和强度、胎心是否正常、胎先露下降程度、羊水量和性状等。

三、准备

1. 助产士准备　着装规范、修剪指甲、洗手、戴口罩、态度和蔼。
2. 产妇准备　排空膀胱,仰卧于产床上,取膀胱截石位,暴露外阴。
3. 环境准备　产房按手术室的无菌要求标准设置,环境整洁、明亮,调节室内温度24～26℃,相对湿度为55%～65%,必要时屏风遮挡。
4. 物品准备
(1)所用物品:分娩机转模型、处置车1辆、弯盘1个、无菌治疗碗3个、无菌持物钳1把(置于盛消毒液的持物钳罐内)、无菌卵圆钳3把、有盖敷料罐3个(分别内盛10%肥皂水棉球、无菌干棉球、0.5%碘伏棉球)、治疗巾或一次性会阴垫、冲洗壶、38～40℃的温开水、便盆(或一次性污物袋、污物桶)、执行单。
(2)准备用物:①用无菌持物钳从盛放小治疗碗的无菌敷料罐中取出3个小治疗碗和3把无菌卵圆钳(用无菌巾包裹),用无菌持物钳依次从无菌敷料罐中取出3～5个干棉球、2～4个碘伏棉球、2～4个肥皂水棉球,分别放入3个治疗碗中。②取冲洗壶装上38～40℃的温开水1000ml。

四、步骤

1. 操作准备　衣帽整洁、洗手。试冲洗壶中温开水的液温,备齐用物,携至产床旁。操作者站于产妇右侧。

2. 核对解释 核对床号、姓名,向产妇解释外阴冲洗与消毒的目的和过程,以取得配合。

3. 安置体位 嘱产妇排空膀胱,协助其脱去对侧裤腿盖于近侧(接生时脱去裤子),对侧用棉被盖好。将产妇腰部的衣服向上拉或摇高床头,以免上衣浸湿,取屈膝仰卧位,双腿屈曲分开,充分暴露会阴部。用一次性污物袋或污物桶时可摇低床尾以便污液直接流入污物桶。

4. 嘱产妇抬高臀部,铺一次性会阴垫,置便盆(一次性污物袋或污物桶)于产妇臀下。

5. 外阴冲洗

(1)左手提冲洗壶,先将少量温开水冲向外阴,询问产妇温度是否适宜,然后冲遍外阴。

(2)右手持无菌卵圆钳(第一把)夹取无菌干燥大棉球堵住阴道口,再夹取 1 个肥皂水棉球,按自上而下,先中间后周围的顺序擦洗外阴:小阴唇→大阴唇→阴阜→两侧大腿内上 1/3→会阴体→两侧臀部。左手持冲洗壶温开水由上至下,由外至内冲净肥皂液。用过的棉球丢弃至弯盘内,下同。

(3)同法用另外 1 个肥皂水棉球擦洗外阴,擦洗顺序:小阴唇→大阴唇→阴阜→两侧大腿内上 1/3→会阴体→两侧臀部→肛周→肛门。温开水冲净肥皂液。弃去卵圆钳。

(4)第 2 个棉球擦洗外阴后,换卵圆钳(第二把)取干棉球按上述顺序边冲边擦洗净肥皂水。取出堵在阴道外口的大棉球。弃去卵圆钳。

6. 外阴擦干 再换卵圆钳(第三把)夹取干棉球按上述冲洗顺序擦干外阴。注意避开肛门,以免污染卵圆钳。

7. 外阴消毒 用卵圆钳(第三把)夹取 0.5%碘伏棉球消毒外阴,按自上而下,由内向外的顺序:尿道口→阴道口→小阴唇→大阴唇→阴阜→两侧大腿内上 1/3→会阴体→两侧臀部→肛门周围。丢弃棉球。同法消毒第 2 遍,用第 2 粒碘伏棉球最后消毒肛门,丢弃棉球,弃去卵圆钳。

8. 操作后处理

(1)询问产妇的感觉,向产妇交代注意事项。

(2)撤便盆(一次性污物袋或污物桶),整理床单位及用物,清洁双手。

(3)记录操作结果。

五、注意事项

1. 用物准备要齐全,水温不宜过高,避免烫伤。

2. 操作过程中注意遮挡和保暖。

3. 冲洗时用消毒干棉球堵住阴道口,防止肥皂水流入阴道内。冲洗液勿弄湿产妇的衣裤。

4. 注意根据产妇的实际情况选择体位,如头浮伴胎膜早破、足先露等不宜采取头高臀低位,应用便盆冲洗。

5. 外阴冲洗与消毒应遵循的顺序为自上而下、由内而外。

6. 外阴冲洗与消毒的时间。初产妇宫口开全,经产妇宫口扩张 4cm 且宫缩较为规律时。操作中注意观察产程进展。

7. 操作中注意观察产妇的反应及面色,与产妇交流,询问产妇的感受。

8. 操作程序重在掌握无菌原则,各临床医院具体的操作可能存在一定的差异,注意领会和学习。

六、自我评价

1. 是否明确外阴冲洗与消毒的准备工作。
2. 外阴冲洗与消毒操作流程是否正确。
3. 外阴冲洗与消毒的方法、顺序和范围是否正确;产妇体位摆放是否合适。
4. 是否注意与产妇的交流,态度是否和蔼。
5. 是否注意保暖,操作过程中是否注意尊重关爱产妇。

七、思考题

1. 产妇在什么时间可以实施外阴冲洗与消毒操作,初产妇和经产妇在时间上有何不同?
2. 在外阴冲洗与消毒中为什么要遵循自上而下、由内而外原则?

外阴冲洗与消毒评分标准

班级:_____ 学号:_____ 姓名:_____ 得分:_____

项目	考核内容			分值(100分)	得分	备注
职业素养(5分)	着装规范,仪表端庄			2		
	报告班级、姓名、操作项目			1		
	语言清晰,态度和蔼			2		
操作步骤(80分)	评估(5分)	产妇的意识状态、生命体征等		1		
		产妇的自理能力、心理反应及配合程度		1		
		产妇外阴皮肤情况和阴道清洁度		1		
		产妇孕产史,产程进展,有无阴道流血、流液等情况		2		
	准备(8分)	助产士准备:着装规范、洗手、戴口罩		1		
		产妇准备:排空膀胱		1		
		环境准备:整洁明亮,无菌,温度、湿度适宜		1		
		用物准备:备齐用物,放置有序		5		
	实施(62分)	核对解释(5分)	核对床号和姓名	2		
			解释操作目的、过程	3		
		安置体位(3分)	仰卧于产床上	1		
			双腿屈曲外展	1		
			脱去近侧裤腿,暴露会阴部	1		
			嘱产妇抬高臀部,置一次性会阴垫和便盆于产妇臀下	2		

项目			考核内容	分值 (100分)	得分	备注
操作 步骤 (80分)	实施 (62分)	冲洗外阴 (25分)	左手提冲洗壶,先将少量温开水冲向外阴,询问产妇温度是否适宜,然后冲遍外阴	3		
			右手持无菌卵圆钳(第一把)夹取无菌干燥大棉球堵住阴道口,再夹取1个肥皂水棉球,按自上而下,先中间后周围的顺序擦洗外阴:小阴唇→大阴唇→阴阜→两侧大腿内上1/3→会阴体→两侧臀部。左手持冲洗壶温开水由上至下,由外至内冲净肥皂液。用过的棉球丢弃至弯盘内,下同	8		
			同法用另外1个肥皂水棉球擦洗外阴,擦洗顺序:小阴唇→大阴唇→阴阜→两侧大腿内上1/3→会阴体→两侧臀部→肛周→肛门。温开水冲净肥皂液。弃去卵圆钳	8		
			第2个棉球擦洗外阴后,换卵圆钳(第二把)取干棉球按上述顺序边冲边擦洗净肥皂水。取出堵在阴道外口的大棉球。弃去卵圆钳	6		
		擦干外阴 (10分)	再换卵圆钳(第三把)夹取干棉球按上述冲洗顺序擦干外阴。注意避开肛门,以免污染卵圆钳	10		
		消毒外阴 (12分)	用卵圆钳(第三把)夹取0.5%碘伏棉球消毒外阴,按自上而下,由内向外的顺序:尿道口→阴道口→小阴唇→大阴唇→阴阜→两侧大腿内上1/3→会阴体→两侧臀部→肛门周围。丢弃棉球。同法消毒第2遍,用第2粒碘伏棉球最后消毒肛门,丢弃棉球,弃去卵圆钳	12		
		操作后处理 (5分)	撤便盆(一次性污物袋或污物桶),整理用物,洗手	2		
			记录操作结果	1		
			向产妇交代注意事项	2		
	评价 (5分)		询问产妇感觉	2		
			征求产妇意见	3		
操作质量 (7分)			操作流程正确	2		
			操作熟练	2		
			15分钟内完成操作	3		
人文关怀 (8分)			态度和蔼、语气温和	2		
			尊重产妇,重视与产妇的沟通	3		
			注意保暖,避免过度暴露,保护产妇隐私	3		

(郑 琼)

实训十五　铺　产　台

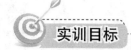 **实训目标**

1. 熟练掌握产包内各种无菌巾的使用顺序和方法及产包内器械的摆放顺序和使用方法。

2. 学会判断产包是否处于灭菌状态,学会各种无菌巾的铺巾顺序和使用方法。

一、目的

1. 通过认识产包内各种无菌巾的铺巾方法,掌握各种无菌巾的使用方法及铺巾顺序。

2. 通过认识产包内器械的使用方法,掌握各种器械的摆放顺序。

3. 学会判断产包是否处于灭菌状态。

二、评估

1. 产包灭菌效果是否符合要求。

2. 无菌巾和包内器械是否齐全、可用。

三、准备

1. 助产士准备　着装规范,修剪指甲,清洁双手,戴口罩、帽子。

2. 产妇准备　排空膀胱。

3. 环境准备　产房按手术室的无菌要求标准设置,环境整洁、明亮,调节室内温度24~26℃,相对湿度为55%~65%,必要时屏风遮挡。

4. 物品准备　产床,孕妇分娩模型,新生儿辐射台,无菌产包1个(内有双层产单1块、大孔巾1块、治疗巾4~6块、腿套2只、手术衣2件、大毛巾1条、大小弯盘各1个、弯直血管钳各2把、脐带剪1把、会阴侧切剪1把、持针器1把、线剪1把、有齿镊1把、小药杯2个、洗耳球1个、脐带结扎线或脐带夹、脐带卷1个、开口纱布1块、带尾纱布1条、无菌纱布和棉签若干)、灭菌手套2副、聚血盆1个、气门芯2个(或脐带包1包)、棉签若干、圆缝合针2枚、三角缝合针2枚、2/0丝线1团,2/0、3/0肠线各1管、新生儿出生时的护理用品(如新生儿吸痰管等,详见实训十八"新生儿出生时的一般护理")。

四、步骤

1. 操作准备　衣帽整洁、洗手、备齐用物、携至产床旁。接生者按手术常规要求洗手和泡手。

2. 核对解释(台下助产士做)　核对床号、姓名,向产妇解释铺产台的目的、过程和配合时的注意事项,以取得合作。

3. 安置体位(台下助产士做)　安置产妇于产床上,协助产妇脱去裤子,上半身用被遮盖好。取膀胱截石位,将两腿置于产床脚托上,调整其角度和高度以使产妇舒适,暴露会阴。

4. 取消毒产包(台下助产士做)　检查 3M 指示胶带及其有效期,外包布是否完整无破损、无潮湿,松开系带,打开产包外包布。

5. 接生者手消毒后站在产妇右侧,打开产包内包布。

6. 按规范铺无菌巾

(1)2 块治疗巾分别铺于分娩台和新生儿辐射台,大毛巾放在辐射台上备用。

(2)铺双层产单于产妇臀下:双手取产单两角处,轻轻拉开,边向内折,双手置于折边内,嘱产妇抬高臀部,将双层产单平铺于产妇臀下,盖住产床下侧上缘达产妇腰部,手不能接触臀部。

(3)为产妇套对侧腿套(产妇左腿):将腿套上口反折,双手置于反折内,嘱产妇轻抬左脚,双手抓住腿套上口顺势套到大腿部,套好腿套的左脚放在产单上,并叮嘱产妇不能随意挪动,以确保无菌区域不被污染。

(4)由下向上铺 1 块治疗巾于产妇腹部。

(5)同(2)套近侧腿套。

(6)于宽敞处穿手术衣,戴无菌手套(由台下助产士递上)。

(7)铺大孔巾于会阴部　将孔巾的孔对准会阴,以手压住孔边缘逐层打开,先上后下,先近侧再对侧,盖住下腹部、肛门及双腿。

(8)将 1 块治疗巾折成长条状,作为保护会阴使用,一端向下反折 3~5cm 盖住肛门。

7. 整理产台用物

(1)请台下助产士递上聚血盆、气门芯 2 个(或脐带包 1 包)、棉签若干、圆缝合针 2 枚、三角缝合针 2 枚、2/0 丝线 1 团,2/0、3/0 肠线各 1 管等上产台。

(2)按接生使用顺序在产台左上角依次从内到外摆放器械:弯盘、聚血盆、会阴侧切剪、血管钳(其中 1 把套好 2 个气门芯)、脐带剪、持针器(夹有带线圆针)、有齿镊、线剪、洗耳球、脐带卷、小药杯(嘱台下助产士放入消毒碘伏棉球)、纱布、棉签等。

(3)产台右下角置弯盘 1 个用于放置使用过的器械。

8. 整理新生儿辐射台用物

(1)大浴巾、新生儿吸痰管(由台下人员连接负压吸引器,压力约为 100mmHg)、小方巾、弯盘。

(2)由台下助产士备齐液状石蜡、纱布罐、胸部标识、新生儿腕带、印泥、衣服、尿布、包被等。

(3)新生儿窒息抢救时可另备抢救设备及 2 次断脐物品。

9. 操作后处理

(1)清点物品并记录。

(2)叮嘱产妇身体不要随意挪动、手不能伸到无菌区,以确保无菌区域不被污染。

五、注意事项

1. 用物准备要齐全,环境要安静。

2. 操作过程中注意遮挡和保暖。

3. 严格遵守无菌操作原则。

4. 铺巾顺序和方法正确,符合无菌原则。

5. 产台和新生儿辐射台用物摆放合理,检查物品功能是否完好。

六、自我评价

1. 用物准备是否齐全、可用。

2. 用物摆放是否合理。

3. 操作过程是否遵守无菌原则。

4. 是否注意与产妇的交流,态度是否和蔼。

5. 是否注意保暖,操作过程中是否注意尊重关爱产妇。

七、思考题

1. 铺无菌巾的顺序是? 为什么?

2. 请简述产台器械的摆放位置和摆放顺序,依照什么原则进行摆放?

铺产台评分标准

班级:_____ 学号:_____ 姓名:_____ 得分:_____

项目	考核内容			分值 (100分)	得分	备注
职业素养 (5分)	着装规范,仪表端庄			1		
	报告班级、姓名、操作项目			2		
	语言清晰,态度和蔼			2		
操作 步骤 (80分)	评估 (5分)	产包灭菌效果是否符合要求		2		
		无菌巾和包内器械是否齐全、可用		3		
	准备 (5分)	助产士准备:着装规范、修剪指甲、清洁双手、戴口罩、帽子		1		
		产妇准备:产妇取膀胱截石位,将两腿置于产床脚托上,调整脚托于舒适角度和高度		1		
		环境准备:整洁明亮,无菌,温度、湿度适宜		1		
		物品准备:备齐用物,放置有序		2		
	实施 (65分)	核对解释 (5分)	核对床号和姓名	2		
			解释操作目的和配合时的注意事项	3		
		安置体位 (5分)	安置产妇于产床上,协助脱裤、盖被	2		
			取膀胱截石位,将两腿置于产床脚托上,调整脚托于舒适角度和高度,暴露会阴	3		
		取消毒产包、检查、松开系带、打开外包布		3		
		接生者手消毒后站在产妇右侧,按无菌要求打开产包内包布		2		

续表

项目			考核内容	分值（100分）	得分	备注
操作步骤（80分）	实施（65分）	按规范铺无菌巾（25分）	2块治疗巾分别放于分娩台和新生儿辐射台	1		
			铺双层产单于产妇臀下	2		
			套对侧腿套	2		
			将1块治疗巾盖于产妇腹部	2		
			套近侧腿套	2		
			将1块治疗巾置于臀下，一端反折3～5cm盖住肛门口	5		
			穿手术衣，戴无菌手套（由台下人员递上）	5		
			铺大孔巾于会阴部	5		
			备1块治疗巾折成长条状作为保护会阴使用	1		
		整理产台用物（10分）	请台下助产士递上聚血盆、气门芯2个（或脐带包1包）、棉签若干、圆缝合针2枚、三角缝合针2枚、2/0丝线1团，2/0、3/0肠线各1管等上产台	4		
			按接生使用顺序在产台左上角依次从内到外摆放器械	4		
			产台右下角置弯盘1个用于放置使用过的器械	2		
		整理新生儿辐射台用物（10分）	大浴巾、新生儿吸痰管、负压吸引器、小方巾、弯盘	5		
			由台下助产士备齐液状石蜡、纱布罐、胸部标识、新生儿腕带、印泥、衣服、尿布、包被等	5		
		操作后处理（5分）	清点物品并记录	3		
			向产妇交代注意事项	2		
	评价（5分）		物品准备是否齐全、摆放是否合理	3		
			操作过程是否符合无菌要求和原则	2		
操作质量（7分）			操作流程正确	2		
			操作熟练	2		
			15分钟内完成操作	3		
人文关怀（8分）			态度和蔼、语气温和	2		
			尊重产妇，重视与产妇的沟通	3		
			注意保暖，避免过度暴露，保护产妇隐私	3		

（郑　琼）

实训十六　正常分娩接生

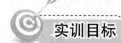

实训目标

1. 掌握保护会阴的目的及方法。
2. 掌握协助胎头娩出的步骤、方法。
3. 掌握接生前接产人员的准备。
4. 学会平产接生,协助胎儿顺利娩出。
5. 学会与产妇良好沟通,取得产妇的合作。

一、目的

1. 指导产妇正确运用腹压,以控制胎头娩出速度。
2. 保护会阴,协助胎头在宫缩间歇期缓慢通过阴道口,避免会阴严重裂伤。

二、评估

1. 孕妇　查阅病历了解孕产史、本次妊娠经过、骨盆大小、软产道有无异常。评估宫缩、胎膜是否破裂、宫口开大情况,产妇体力及心理状况。
2. 胎儿　胎心、胎儿大小、胎方位、胎先露位置、胎儿头皮有无水肿、颅骨重叠程度。

三、准备

1. 助产士准备　着装规范,修剪指甲,清洁双手,戴口罩、帽子。
2. 产妇准备　初产妇宫口开大 10cm,经产妇宫口开大 3~4cm,做好接产的准备。产妇排空膀胱。
3. 环境准备　产房按手术室的无菌要求标准设置,环境整洁、明亮,调节室内温度 24~26℃,相对湿度为 55%~65%,必要时屏风遮挡。
4. 物品准备　产包 1 个、灭菌手套 2 副、聚血盆 1 个、气门芯 2 个(或脐带包 1 包)、棉签若干、圆缝合针 2 枚、三角缝合针 2 枚、2/0 丝线 1 团,2/0、3/0 肠线各 1 管、20%高锰酸钾溶液或 5%聚维酮碘。必要时另备阴道拉钩 1 对及无齿卵圆钳 3 把。

四、步骤

1. 操作准备　助产士着装整洁,备齐用物,携至产床旁。
2. 核对解释　核对床号、姓名,解释操作的目的、过程、配合时的注意事项。
3. 接产准备
(1)台下助产士协助产妇仰卧于产床上,取截石位(或取舒适体位)、臀下放便盆行外阴冲洗与消毒,完成之后撤去便盆。
(2)接生者按外科洗手法刷手、洗手,铺无菌巾单,穿手术衣,戴手套,铺大孔巾,站在产妇右侧,整理产台用物,请台下助产士递上聚血盆、气门芯或脐带包、缝合针线等上产台,用一把止血钳套上2个气门芯。

4. 协助胎儿娩出

(1)保护会阴:胎头拨露使阴唇后联合紧张时开始保护会阴;接产者右肘支在产床上,垫治疗巾于会阴体处(治疗巾勿完全盖住会阴部,露出会阴体约1cm),右手拇指与其余四指分开,利用大鱼际肌顶住会阴部。在宫缩时向内上方托住会阴部,宫缩间歇期放松,以免压迫过久引起会阴水肿。

(2)指导产妇运用腹压:宫缩时屏气用力,宫缩间歇期放松休息。

(3)协助胎头俯屈:左手持无菌纱布轻轻下压胎头枕部,协助胎头俯屈,同时注意协助控制胎头娩出速度。

(4)协助胎头仰伸:当胎头枕部在耻骨弓下露出时,左手协助胎头仰伸。此时若宫缩强,应嘱产妇张口哈气以缓解腹压的作用。让产妇在宫缩间歇期稍向下屏气,使胎头缓慢娩出。

(5)清理口、鼻内羊水:胎头娩出后,以左手自鼻根部向下颏挤压,挤出口鼻内的黏液和羊水,右手仍然注意保护会阴,不要急于娩出胎肩。

(6)协助胎肩、体娩出:协助胎头复位及外旋转,使胎儿双肩径与骨盆出口前后径相一致;左手下压胎颈,使前肩自耻骨联合下方娩出。前肩娩出后,接产者左手绕到后方向上托胎儿颈部,使后肩自会阴前缘娩出。双肩娩出后,保护会阴的右手方可离开会阴部,然后双手扶住双肩协助胎体及下肢相继以侧位娩出。将新生儿轻柔地放在产台上。由台下助产士遵医嘱给予缩宫素10U加于25%葡萄糖液20ml内静脉推注预防产后出血。

5. 新生儿处理

(1)观察新生儿娩出时间。

(2)清理呼吸道:胎儿娩出后首先清理呼吸道,用洗耳球吸出新生儿口咽及鼻腔黏液与羊水(先吸口腔再吸鼻腔),同时进行Apgar评分。

6. 断脐 胎儿娩出后1~2分钟内断扎脐带,在距离脐根部15~20cm处以2把止血钳钳夹脐带,在两钳间剪断脐带。新生儿交由台下助产士用大毛巾包裹后置辐射台上进行进一步的处理。如果胎儿评分好的话可以在产床上进行一次性结扎脐带至脐轮处(详见实训十七"脐带处理"),脐部包好后再交由台下助产士进行进一步的处理。

7. 放置聚血盆 将聚血盆置于产妇臀下以计量出血量。

8. 协助胎盘娩出 判断胎盘剥离征象(子宫变硬呈球形;宫底升高达脐上;阴道口外露的脐带自行延长;阴道少量流血;用手掌尺侧在产妇耻骨联合上方轻压子宫下段时,宫体上升而外露的脐带不再回缩),确认胎盘已经剥离,于子宫收缩时,左手握住宫底并按压,同时右手轻轻牵拉脐带协助胎盘娩出,待胎盘娩至阴道口时,双手捧住胎盘向一个方向旋转并缓慢向外牵拉,将胎盘胎膜完整娩出。

9. 检查胎盘胎膜是否完整并测量胎盘的大小 将胎盘铺平于弯盘内,先检查母体面,用纱布把血块拭去,观察胎盘形状、颜色,有无钙化、梗死及小叶缺损等;然后将脐带提起,检查胎膜是否完整;查看破裂口至胎盘边缘的距离(若小于7cm应考虑前置胎盘);再检查胎盘胎儿面边缘有无血管断裂,及时发现副胎盘。

10. 测量胎盘的直径、厚度并称重,测量脐带长度,检查脐带内血管。

11. 检查软产道 更换无菌手套,常规检查阴道、外阴有无裂伤;若宫缩良好,阴道持续

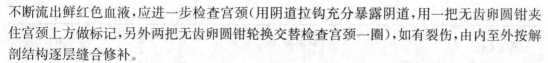

不断流出鲜红色血液,应进一步检查宫颈(用阴道拉钩充分暴露阴道,用一把无齿卵圆钳夹住宫颈上方做标记,另外两把无齿卵圆钳轮换交替检查宫颈一圈),如有裂伤,由内至外按解剖结构逐层缝合修补。

12. 操作后处理

(1)协助孕妇平卧休息,注意观察子宫收缩、阴道出血及膀胱充盈情况,同时应关心产妇的精神状态、饮食状况。

(2)整理用物、分类放置,进行无害化处理;清洁产床备用;清洁双手。

(3)填写接生记录。

(4)向产妇说明分娩情况,交代产后注意事项。

五、注意事项

1. 保护会阴方法正确,避免持续压迫会阴部,以免产后会阴水肿。

2. 记录胎儿娩出时间。

3. 操作中遵循无菌原则。

六、自我评价

1. 是否明确平产接生的准备工作。

2. 保护会阴的时机与方法是否正确。

3. 是否熟知分娩机制,协助胎儿娩出的操作流程是否正确。

4. 是否注意与产妇的沟通、交流,态度是否和蔼。

5. 是否注意保暖,是否注意尊重、关爱、体贴产妇。

七、思考题

1. 什么时候开始保护会阴?

2. 协助胎儿娩出应遵循什么原则?

3. 如何判断胎盘已经剥离?

4. 助产士什么时候应开始做接产准备? 什么时候应洗手上台接生?

正常分娩接生评分标准

班级:_____ 学号:_____ 姓名:_____ 得分:_____

项目	考核内容		分值(共100分)	得分	备注
职业素养(5分)	着装规范,仪表端庄		2		
	报告班级、姓名、操作项目		1		
	语言清晰,态度和蔼		2		
操作步骤(80分)	评估(9分)	孕妇孕产史、产程进展情况、会阴、体力、心理状况	4		
		胎心、胎儿大小、胎方位、胎先露位置、胎儿头皮有无水肿	4		
		环境是否符合操作要求	1		

续表

项目		考核内容		分值（共100分）	得分	备注
操作步骤（80分）	准备（7分）	助产士准备:着装规范,修剪指甲,清洁双手,戴口罩、帽子		3		
		环境准备:整洁明亮,无菌,室内温度、湿度适宜		1		
		用物准备:用物备齐、产台铺放有序		2		
		孕妇准备:排空膀胱		1		
	实施（60分）	核对解释（3分）	核对床号和姓名	1		
			解释操作目的、过程	2		
		安置体位与消毒（5分）	产妇上产床时机(口述)	1		
			仰卧于产床上,取截石位	1		
			外阴冲洗与消毒(口述)	3		
		接产准备（8分）	按外科洗手要求洗手(口述)	1		
			请台下助产士打开产包,接生者铺无菌巾单,穿手术衣、戴手套	4		
			整理产台用物(口述)	1		
			请台下助产士递上聚血盆、气门芯或脐带包等上产台,用一把止血钳套上2个气门芯	2		
		协助胎儿娩出（21分）	保护会阴 保护会阴时机	2		
			保护会阴 保护会阴方法	4		
			指导产妇正确用腹压	2		
			协助胎头俯屈	3		
			协助胎头仰伸	3		
			清理口、鼻内羊水	2		
			协助胎肩、体娩出	5		
		新生儿护理（2分）	观察新生儿娩出时间,清理呼吸道,Apgar评分	2		
		断脐（3分）	在距离脐根部15~20cm处以2把止血钳钳夹脐带,两钳间剪断。新生儿交台下助产士进一步处理	3		
		放置聚血盆（1分）	将聚血盆置于产妇臀下	1		
		协助胎盘娩出（10分）	胎盘剥离征象	4		
			助娩胎盘	2		
			检查胎盘、胎膜	4		

续表

项目			考核内容	分值 (共100分)	得分	备注
操作 步骤 (80分)	实施 (60分)	检查软产道 (2分)	检查软产道有无裂伤	2		
		操作后处理 (5分)	协助孕妇卧于休息床,观察子宫收缩、阴道出血、膀胱充盈情况等	2		
			整理用物及产床,清洁双手	1		
			填写接生记录	1		
			向孕妇说明分娩情况,交代产后注意事项	1		
	评价 (4分)		询问孕妇感觉	2		
			征求孕妇意见	2		
操作质量 (7分)			操作流程正确	2		
			操作熟练	2		
			20分钟内完成操作	3		
人文关怀 (8分)			态度和蔼、语气温和	2		
			尊重产妇,重视与产妇的沟通	3		
			注意保暖,关怀、体贴产妇	3		

(李耀军)

实训十七　脐带处理

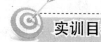 实训目标

1. 熟练掌握脐带处理的方法。
2. 掌握处理脐带的意义。

一、目的

1. 剪断脐带,终止胎盘血液循环。
2. 正确规范地处理脐带,结扎脐血管,有助于预防脐带断端感染、渗血或出血。

二、评估

1. 新生儿 Apgar 评分,脐带长度、颜色、粗细等。
2. 环境是否适宜进行操作。

57

三、准备

1. 助产士准备　着装规范，修剪指甲，清洁双手，戴口罩、帽子。

2. 新生儿准备　擦干新生儿皮肤上的羊水与血迹。

3. 环境准备　产房按手术室的无菌要求标准设置，环境整洁、明亮，调节室内温度24～26℃，相对湿度为55%～65%。

4. 物品准备　带脐带的新生儿模型、无菌手套、无菌开口纱布1块、无菌纱布块若干、灭菌粗丝线或灭菌气门芯胶管、血管钳2把、脐带剪1把、线剪1把、脐带卷1卷（或含气门芯的脐带包1包）、碘伏棉球和棉签若干、5%碘伏、20%高锰酸钾溶液。

四、步骤

1. 操作准备　着装整洁，备齐用物，携至产床旁。

2. 接生者外科洗手，穿手术衣、戴无菌手套。

3. 迅速擦干新生儿身上的羊水与血迹，注意保暖。

4. 剪断脐带　胎儿娩出后1～2分钟内断扎脐带，用两把血管钳在距离脐根部15～20cm处钳夹脐带，于两钳间剪断。

5. 结扎脐带

（1）消毒脐带：碘伏棉球消毒脐带（自脐根部至脐根上5cm及脐周5cm范围皮肤），垫上1块纱布。

（2）在距离脐根0.5cm处用无菌粗棉线结扎第一道，再在结扎线外0.5cm处结扎第二道，在第二道结扎线外0.5cm处剪断脐带（或在距离脐根0.5cm处，用套有气门芯胶管的血管钳钳夹脐带，在距血管钳外0.5cm处剪断脐带，提起气门芯胶管系线，将气门芯胶管脱出血管钳尖端，套扎脐带于脐根部。放松血管钳，检查有无活动性出血）。用纱布包住脐带，挤出脐带断端残余血液。

（3）纱布围脐带根部并消毒残端：换无菌开口纱布围住脐带根部（手指不得触及开口纱布内侧面），用棉签蘸5%碘伏或20%高锰酸钾溶液消毒烧灼脐带断面，注意药液切不可接触新生儿皮肤，以免发生皮肤灼伤。碘伏误触及皮肤立即用75%乙醇脱碘。

（4）包扎脐带：待脐带断面干燥后，用无菌开口纱布包裹脐带，再用脐带卷围绕新生儿腰部包扎固定。注意松紧适当，打结处应位于新生儿身体侧面。

6. 操作后处理

（1）注意给新生儿保暖，以进行下一项处理。

（2）整理用物，清洁双手，记录相关数据。

（3）告知产妇新生儿脐部情况，交代注意事项。

五、注意事项

1. 注意无菌操作。

2. 用丝线结扎脐带时应扎紧，使脐带不出血，但不能造成脐带断裂。

3. 用20%高锰酸钾溶液烧灼脐带断面时，注意避免药液接触新生儿皮肤，以免灼伤皮肤。

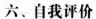

六、自我评价

1. 是否明确结扎脐带的准备工作。
2. 是否正确结扎脐带,断端有无渗血等。
3. 是否严格无菌操作。
4. 是否注意保暖,动作是否轻柔。

七、思考题

1. 采用气门芯胶管套扎法结扎脐带时,如果气门芯胶管断裂怎么处理?
2. 为什么用20%高锰酸钾溶液消毒脐带断面时,应注意避免药液接触新生儿皮肤?

脐带处理评分标准

班级:_____ 学号:_____ 姓名:_____ 得分:_____

项目	考核内容		分值（共100分）	得分	备注
职业素养（5分）	着装规范,仪表端庄		2		
	报告班级、姓名、操作项目		1		
	语言清晰,态度和蔼		2		
操作步骤（80分）	评估（5分）	新生儿Apgar评分,脐带长度、颜色、粗细等	3		
		环境是否符合操作要求	2		
	准备（10分）	助产士准备:着装规范,戴口罩、帽子,外科洗手后穿手术衣、戴无菌手套	3		
		新生儿准备:迅速擦干新生儿皮肤上的羊水与血迹,注意保暖	2		
		环境准备:整洁明亮,无菌,温度、湿度适宜	2		
		用物准备:用物备齐,物品摆放有序	3		
	实施（60分）	剪断脐带（5分）：胎儿娩出后1~2分钟内断扎脐带,用两把血管钳在距离脐根部15~20cm处钳夹脐带,于两钳间剪断	5		
		结扎脐带（47分）：碘伏棉球消毒脐带根部及其周围皮肤,脐周垫一块纱布	10		
		在距离脐根0.5cm处用无菌粗棉线结扎第一道,再在结扎线外0.5cm处结扎第二道（或在距离脐根0.5cm处,用套有气门芯胶管的血管钳钳夹或用脐带夹夹住脐带）	10		
		在第二道结扎线外0.5cm处剪断脐带（在距血管钳钳夹处0.5cm剪断脐带,将气门芯胶管套扎脐带于脐根部）	10		

续表

项目			考核内容	分值 (共100分)	得分	备注
操作 步骤 (80分)	实施 (60分)	结扎脐带 (47分)	用纱布包住脐带,挤出脐带断端残余血液	3		
			换开口纱布围脐带根部并消毒残端	6		
			包扎脐带	8		
		操作后处理 (8分)	注意给新生儿保暖,以进行下一项处理	3		
			整理用物归位,清洁双手,记录相关数据	2		
			告知产妇新生儿脐部情况,交代注意事项	3		
	评价 (5分)		查看脐带断端有无渗血、出血	3		
			观察新生儿一般情况如何,是否舒适	2		
操作质量 (9分)			操作流程正确	3		
			操作熟练	3		
			15分钟内完成操作	3		
人文关怀 (6分)			注意保暖	3		
			关爱新生儿,动作轻柔	3		

(李耀军)

实训十八　新生儿出生时的一般护理

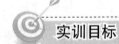 实训目标

1. 掌握新生儿出生时一般护理的内容。
2. 掌握新生儿 Apgar 评分的临床意义。
3. 学会交接新生儿,以及新生儿清洁、体检、标识等各项操作。

一、目的

1. 通过出生时的体格检查及时发现新生儿异常。
2. 通过新生儿 Apgar 评分方法了解新生儿健康状况,制订相应的护理措施。
3. 保持新生儿的清洁。
4. 标识新生儿的身份。

二、评估

1. 评估新生儿出生情况、健康状况。

2. 产房环境是否安全、室内温度、光线是否适宜。

3. 用物是否备齐、放置有序。

三、准备

1. 助产士准备　着装规范,修剪指甲,洗手,戴口罩、帽子。

2. 环境准备　产房按手术室的无菌要求标准设置,环境清洁,调节室内温度24～26℃,光线充足,新生儿辐射台预热至30～32℃,注意保暖。

3. 物品准备　新生儿模型、婴儿车、新生儿辐射台、无菌大毛巾、一次性新生儿吸痰管、新生儿电子秤、婴儿身长测量床、脸盆、小方巾、胸部标识、新生儿腕带、印泥、新生儿记录单、衣服、尿布、包被、弯盘、液状石蜡纱布罐。

四、步骤

1. 操作准备　衣帽整洁,洗手,备齐用物,预热新生儿辐射台(提前30分钟插入肤温传感器,正常新生儿肤温模式是36℃,注意探头的金属面朝下,紧贴婴儿床或婴儿皮肤)。

2. 接新生儿　双手摊开无菌大毛巾从接生者手中接过新生儿,注意不污染接生者。

3. 进一步清理呼吸道　将新生儿抱至预热好的新生儿辐射台上,立即用大毛巾将其全身擦干,注意保暖。让新生儿头偏向一侧,用新生儿吸痰管清除咽部及鼻腔的黏液和羊水,以防止发生吸入性肺炎。如确认呼吸道黏液和羊水已吸净,新生儿仍未啼哭,可用手轻拍新生儿的足底刺激之,促其啼哭。同时(出生后1分钟内)进行Apgar评分,8～10分属正常新生儿,4～7分轻度窒息,0～3分重度窒息。低于7分者应进行新生儿窒息抢救,复苏成功后由台上助产士予以二次断脐。

4. 让产妇辨认新生儿的性别　将新生儿颈部枕于操作者左侧肘部,操作者左手插入新生儿左腋窝握住新生儿左上臂,右手握住其双足,抱起新生儿暴露其会阴部给产妇辨认,让产妇说出新生儿的性别。

5. 清洁　脸盆内装半盆温开水,用浸湿的小方巾擦净新生儿面部和躯干的黏液、血迹,洗净头发的黏液、血迹并擦干。用液状石蜡纱布擦净身上的胎脂。

6. 身体外观评估　将新生儿放在新生儿电子秤上称体重;在婴儿身长测量床上测量身长;检查其身体外观各部位有无畸形,注意有无产伤,并特别注意肛门检查(有无肛门闭锁)。

7. 给新生儿穿上衣服、兜上尿布。

8. 标记新生儿　在新生儿左手腕系上标明母亲姓名、床号、住院号、新生儿性别、出生时间、体重的手腕带。

9. 盖足印　当着产妇的面在新生儿记录单上盖新生儿左足印及产妇右拇指指印。

10. 给新生儿包上包被;在新生儿包被上别上胸部标识(标识上的内容与腕带一致)。

11. 出生后半小时内指导产妇行早接触早吸吮。协助清洁产妇乳头,将新生儿贴于母亲胸前进行肌肤接触,并协助其行首次吸吮。

12. 整理用物,清洁双手。

13. 填写新生儿出生记录单。

14. 向产妇说明新生儿的一般情况,交代注意事项。

五、注意事项

1. 与接生者交接新生儿时避免污染接生者。
2. 操作过程中动作轻柔,避免损伤新生儿;抱移新生儿时注意安全,避免滑脱。
3. 操作过程中注意新生儿保暖。
4. 做好核对工作,记录新生儿腕带和胸部标识信息准确无误。

六、自我评价

1. 是否明确新生儿出生时一般护理的准备工作。
2. 护理操作流程是否正确、动作是否规范。
3. 是否关爱新生儿,注意新生儿的保暖和安全。
4. 是否做好核对工作。

七、思考题

1. 让产妇辨认新生儿时为什么要让产妇自己说出新生儿的性别?
2. 为什么在新生儿身上有手腕带后还要胸部标识?
3. 正常新生儿出生后应于何时进行早接触早吸吮?

新生儿出生时的一般护理评分标准

班级:_____ 学号:_____ 姓名:_____ 得分:_____

项目	考核内容			分值(100分)	得分	备注
职业素养(5分)	着装规范,仪表端庄			2		
	报告班级、姓名、操作项目			1		
	语言清晰,态度和蔼			2		
操作步骤(80分)	评估(5分)	新生儿出生情况		3		
		环境是否符合操作要求		2		
	准备(5分)	助产士准备:着装规范,修剪指甲,洗手,戴口罩、帽子		1		
		环境准备:整洁明亮,无菌,温度、湿度适宜,预热新生儿辐射台		1		
		用物准备:用物备齐、放置有序		3		
	实施(65分)	接新生儿(5分)	与接生者交接新生儿	3		
			不污染接生者	2		
		常规护理(5分)	进一步清理呼吸道	3		
			Apgar评分,低于7分者进行新生儿窒息抢救	2		
		辨认性别(5分)	把新生儿会阴部暴露给产妇辨认	3		
			让产妇说出新生儿的性别	2		

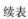

续表

项目			考核内容	分值(100分)	得分	备注
操作步骤(80分)	实施(65分)	清洁(15分)	用温湿小方巾洗净面部、头部、躯干黏液、血迹,液状石蜡纱布擦净胎脂	15		
		身体外观评估(5分)	称体重、测量身长	3		
			检查身体外观有无畸形、产伤	2		
		穿衣、包尿布(5分)	穿衣服	3		
			兜上尿布	2		
		标记新生儿(5分)	手腕带上标明母亲姓名、床号、住院号、新生儿性别、出生时间、体重	4		
			核对后在新生儿的左手系手腕带	1		
		盖足印(5分)	盖新生儿左足印	3		
			盖产妇右拇指指印	2		
		包裹、标识(5分)	包裹包被	2		
			在包被上别上胸部标识(内容与腕带一致)	3		
		早接触早吸吮(5分)	出生后半小时内指导产妇行早接触、早吸吮。协助产妇清洁乳头	2		
			新生儿贴于母亲胸前进行肌肤接触,并协助其行首次吸吮	3		
		操作后处理(5分)	整理用物,清洁双手,填写新生儿记录单	2		
			向产妇说明新生儿的一般情况,交代注意事项	3		
	评价(5分)		观察新生儿是否舒适	5		
操作质量(7分)			操作流程正确、动作规范	3		
			操作态度认真,动作轻柔、熟练	2		
			15分钟内完成操作	2		
人文关怀(8分)			注意新生儿保暖	4		
			注意新生儿安全	4		

(刘　慧、谢梅芳)

实训十九 新生儿窒息复苏术

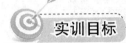
实训目标

1. 掌握新生儿复苏的程序和步骤。
2. 掌握人工呼吸及胸外心脏按压的方法。
3. 掌握新生儿窒息的临床表现。
4. 学会判断新生儿窒息的程度。

一、目的

保持新生儿气道通畅,帮助新生儿尽快建立自主呼吸,维持正常循环,保证重要器官功能。

二、评估

1. 产妇　了解有无导致新生儿窒息的诱因:孕产史;此次妊娠是否属于高危妊娠,分娩过程是否顺利;羊水是否清亮,胎盘、脐带有无异常。

2. 新生儿　新生儿体重,有无畸形,Apgar 评分,1 分钟评分是新生儿窒息程度的依据。5 分钟及以后评分是对复苏效果评价的依据,评分越低,低氧血症越严重。

三、准备

1. 人员准备　经过复苏专门训练、配合默契的医务人员(通常是助产士和医生)。着装规范,修剪指甲,清洁双手。

2. 环境准备　产房按手术室的无菌要求标准设置,环境整洁、调节室内温度(24~26℃)。

3. 物品准备　新生儿窒息复苏模型。
(1)保暖用物:新生儿辐射台、毛巾和毯子。
(2)清理呼吸道用物:吸痰管、低负压吸引器、胎粪吸引管。
(3)吸氧用物:氧气及导管、大小面罩、复苏气囊。
(4)插管用物:肩垫、喉镜(带电池)、气管导管、固定胶布、胃管。
(5)评估用物:血氧监护仪、听诊器、秒表。
(6)急救常用药品:肾上腺素、等渗晶体液、碳酸氢钠、纳洛酮等。

四、步骤

1. 操作准备　着装整洁,戴口罩、帽子,备齐用物,携至新生儿辐射台旁。
2. 预热新生儿辐射台,检查并摆放抢救物品。
(1)打开新生儿辐射台开关,预热至 30~32℃,预热新生儿毛巾和毯子。

（2）抢救用物摆放有序、合理、随手可及。

（3）检查气囊是否连接良好、有无漏气，检查面罩硅胶有无老化、破损；为喉镜装上电池，打开开关检查灯光是否明亮；检查急救药品均在有效期内。

3. **快速评估新生儿** 新生儿出生后 5 秒钟内快速评估 5 项指标：①是否足月？②羊水是否清？③新生儿是否有呼吸或哭声？④肌张力是否好？⑤肤色是否红润？如果其中有一个答案是"否"，立即呼救并进行复苏抢救。

4. **步骤一 初步复苏**

（1）**保暖**：新生儿娩出断脐后即放于辐射台保暖，拿走原盖在身上的湿毛巾。也可因地制宜采取保温措施，如用预热毯子裹住新生儿以减少热量散失等。

（2）**体位**：置新生儿头轻度仰伸位（鼻吸气位），新生儿仰卧，头略后仰，颈部适度仰伸；在其肩下垫肩垫使肩抬高 2～2.5cm。

（3）**清理呼吸道**

1）常规处理：用吸痰管（孕 28～32 周选 6 号吸痰管，孕 32～36 周选 8 号吸痰管，>37 孕周选 10 号吸痰管）先吸口咽后吸鼻腔清理羊水及分泌物。

2）羊水胎粪污染时处理：当羊水有胎粪污染时，无论胎粪是稠或稀，可用大孔吸痰管（12 号或 14 号吸痰管）吸引胎粪，先口咽后鼻腔。新生儿娩出即评估新生儿有无活力，新生儿有活力时（有活力：强有力的呼吸、肌张力好、心率>100 次/分），继续初步复苏；如无活力，即采用气管插管吸引胎粪清理呼吸道。

（4）**擦干**：清理完呼吸道，迅速擦干身上的羊水（数秒钟内完成，毛巾最好预热），擦用后的毛巾应取走。

（5）**触觉刺激呼吸**：适当的刺激方法为用手拍打或手指弹新生儿的足底或摩擦新生儿背部 2 次以诱发自主呼吸。

（6）**重新摆正体位**。

（7）**评估**：前述步骤要求 30 秒完成。评估心率、呼吸、肤色，耗时 6 秒，必要时监测血氧饱和度。

5. **步骤二 呼吸支持**

新生儿复苏有效：心率>100 次/分、自主呼吸建立、皮肤黏膜转红，予支持护理；如未达预期效果进行下列处理。

（1）**保暖**：当呼吸正常，心率>100 次/分，皮肤周围性青紫，给予保暖。

（2）**常压给氧**：当呼吸正常，心率>100 次/分，皮肤中心性青紫，常压给氧。

（3）**气囊面罩正压人工呼吸**：如触觉刺激后无规律呼吸建立（呼吸暂停或喘息样呼吸），或 60 次/分<心率<100 次/分，或持续中心性青紫，给予气囊面罩正压人工呼吸。

1）将复苏气囊接上氧源，选择合适型号的面罩，检查气囊（压力、减压阀、性能等）。

2）将面罩置于患儿口鼻正确部位（覆盖颏端、口、鼻），使面罩与新生儿口鼻紧密结合，避免压迫双眼（左手以固定面罩，右手挤捏气囊）；通气频率为 40～60 次/分，吸呼比率 1∶2，压力为 20～30cmH$_2$O。进气时胸部呈浅呼吸状，双肺可闻及呼吸音。异常情况分析：如正压人工呼吸达不到有效通气，需检查面罩和面部之间的密闭性；是否有气道阻塞（可调整头位，清除分泌物，使新生儿的口张开）。

（4）**评估**：正压通气 30 秒后，评估心率、呼吸、肤色，耗时 6 秒，必要时监测血氧饱和度。

6. **步骤三　呼吸、循环支持**

复苏有效：心率≥100 次/分，有自主呼吸，可逐步减少并停止正压人工呼吸。如未达预期效果，进行下列处理。

(1)如自主呼吸不充分，或 60 次/分<心率<100 次/分，继续用气囊面罩或气管导管实施正压人工呼吸。注意持续气囊面罩人工呼吸(>2 分钟)可产生胃充盈，应常规插入胃管持续胃肠减压，以防止胃扩张及胃内容物吸入。

(2)如心率<60 次/分，继续正压人工呼吸并开始胸外按压。

1)胸外按压的体位和部位：取仰卧位，颈部轻度仰伸，并正压呼吸。按压部位在胸骨的下 1/3，即两乳头假想连线中点下缘。

2)操作步骤：①方法：有双指法和拇指法两种。②压力：按压深度为胸骨前后径 1/3。③速度：胸外按压和人工呼吸配合，按压 3 次，人工呼吸 1 次，耗时 2 秒，每分钟 120 个动作。④注意：手不能离开胸骨按压区，以防错位或按压过深损害脏器；按压速度及深度要衡定，按压同时要检查效果。

(3)评估：正压通气加胸外按压 30 秒后，评估心率、呼吸、肤色，耗时 6 秒。

7. **步骤四　药物治疗**

如 60 次/分<心率<100 次/分，继续正压通气；如纯氧正压通气与胸外心脏按压后，1～2 分钟内心率仍<60 次/分，继续正压通气加胸外按压，并遵医嘱给予药物治疗。

(1)肾上腺素：静脉或气管套管内快速给药，静脉给药 0.1～0.3ml/kg (1∶10000)；气管内给药 0.5～1ml/kg (1∶10000)。观察：如心率仍<60 次/分，3～5 分钟可重复使用肾上腺素。

(2)扩容剂：可用全血、生理盐水溶液、乳酸林格液。使用特点：静脉给药，10ml/kg，缓慢推入(>10 分钟)。观察：如仍有低血容量表现，可重复使用；如改善不明显，考虑有代谢性酸中毒。

(3)碳酸氢钠：确诊为代谢性酸中毒时给碳酸氢钠。用药特点：3.3mmol/kg，静脉给药，至少大于 5 分钟缓慢推注。观察：若心率仍<60 次/分，继续人工呼吸加胸外按摩，考虑再使用肾上腺素、扩容剂；若持续低血压，考虑使用多巴胺。

(4)纳洛酮：适用于严重呼吸抑制，产妇分娩前 4 小时使用过麻醉剂者。用药特点：0.1mg/kg，静脉或气管套管内给药。观察：严密观察呼吸、心率，若再出现呼吸抑制，可再给药。

8. **帮助新生儿取侧卧位，并进行复苏后的护理**

(1)病情监护：新生儿复苏后进入新生儿监护室，复苏后的新生儿有多器官损害的危险，应继续监护。包括：①体温管理；②监护新生儿呼吸道是否通畅，注意观察面色、呼吸、心率；③早期发现并发症。监测：心率、血压、血氧饱和度等。

(2)一般护理：窒息复苏后的新生儿置暖箱中保暖，维持肛温 36.5～37℃；保持安静，减少刺激；应延迟哺乳，以静脉补液维持营养。

(3)健康指导：向家属介绍本病的相关医学知识，告知家长，该病可能引起缺血缺氧性脑病，发生神经系统严重后遗症，如智力低下、听力下降、瘫痪等，取得家长的理解和配合。

9. **整理用物，清洁双手，记录复苏过程。**

五、注意事项

1. 正确选择面罩,以免过大可能伤及眼睛,过小不能充分覆盖口鼻。

2. 新生儿复苏成功的关键是建立充分的正压人工呼吸。

3. 正压给氧 2 分钟以上者需插入胃管进行胃肠减压,以防止胃扩张及胃内容物吸入。

4. 复苏抢救应动作迅速。

5. 抢救过程中注意正确摆放新生儿体位。

6. 物品准备时注意检查新生儿喉镜、新生儿低压吸引器、新生儿复苏气囊是否功能完好。

7. 胸外心脏按压可能发生的损伤:肋骨骨折、气胸、肝破裂。

六、自我评价

1. 是否明确新生儿窒息复苏的准备工作。

2. 人工呼吸及胸外心脏按压操作是否正确。

3. 是否熟知新生儿复苏流程。

4. 是否能正确选择复苏方案。

5. 是否注意保暖,动作是否轻柔、迅速。

七、思考题

1. 什么情况需要进行胸外心脏按压?

2. 新生儿窒息复苏的原则是什么?

3. 为什么经气囊面罩正压通气 2 分钟以上者需插入胃管?

4. 为什么新生儿窒息复苏行人工呼吸时,新生儿应取鼻吸气位?

新生儿窒息复苏术评分标准

班级:_____ 学号:_____ 姓名:_____ 得分:_____

项目	考核内容		分值 (共100分)	得分	备注
职业素养 (5分)	着装规范,仪表端庄		2		
	报告班级、姓名、操作项目		1		
	语言清晰,态度和蔼		2		
操作 步骤 (80分)	评估 (4分)	孕产史:了解有无导致新生儿窒息的诱因	2		
		新生儿体重,有无畸形,Apgar 评分	1		
		环境是否符合操作要求	1		
	准备 (5分)	人员准备:经过复苏专门训练、配合默契的医务人员。着装规范,修剪指甲,清洁双手,戴口罩、帽子	1		
		环境准备:整洁明亮,无菌,温度、湿度适宜,预热新生儿辐射台	2		
		用物准备:新生儿窒息复苏模型、保暖用物、清理呼吸道用物、吸氧用物、插管用物、评估用物、急救常用药品	2		

项目			考核内容	分值 （共100分）	得分	备注
操作 步骤 （80分）	实施 （66分）	复苏前准备 （5分）	打开新生儿辐射台开关，预热至30～32℃，预热新生儿毛巾和毯子	2		
			抢救用物摆放有序、合理、随手可及	1		
			检查抢救物品是否有效、可用	2		
		快速评估 新生儿 （4分）	是否足月？羊水是否清？	2		
			新生儿是否有呼吸或哭声？肌张力是否好？肤色是否红润？	2		
		初步复苏 （5分）	保暖，摆好体位（鼻吸气位，垫高双肩，拉直气道）	2		
			清理呼吸道，先口后鼻	2		
			擦干全身	1		
			轻弹足底或摩擦背部2次以刺激啼哭，诱发自主呼吸，必要时吸氧	2		
		呼吸支持 （18分）	指征：①无规律呼吸；②60次/分＜心率＜100次/分	2		
			将复苏气囊接上氧源，选择合适型号的面罩	3		
			检查气囊（压力、减压阀、性能等）	2		
			方法：选择合适面罩置于患儿口鼻正确部位（覆盖颏端、口、鼻），以达到密闭而不压双眼	3		
			通气频率为40～60次/分（吸：呼＝1∶2），压力为20～30cmH$_2$O，进气时胸部呈浅呼吸状，正压通气30秒	4		
			评估：正压人工呼吸30秒后若红润，予观察护理；若仍无规律呼吸或心率＜60次/分，需立即在正压人工通气的同时进行胸外心脏按压	4		
		呼吸、 循环支持 （20分）	指征：正压通气30秒后，心率＜60次/分，在气管插管正压通气的同时进行胸外心脏按压	3		
			部位：新生儿两乳头连线中点的下方，即胸骨体下1/3处	2		
			深度：胸廓前后径的1/3（按压深度为1.5～2cm）	1		
			频率：胸外按压与正压通气的比例为3∶1，2秒为一轮，每分钟应有120个"动作"	3		

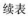

续表

项目			考核内容	分值 (共100分)	得分	备注
操作 步骤 (80分)	实施 (66分)	呼吸、 循环支持 (20分)	方法:将双手拇指重叠置于胸骨体下1/3处, 其余手指环绕新生儿胸廓支撑背部;或用示 指、中指按压胸骨体下1/3处	3		
			评估:按压30秒后重新评估呼吸、心率、肤色。 若心率＞60次/分,继续进行人工正压通气,直 至心率＞100次/分、面色红润,则进入复苏后 护理;若心率仍＜60次/分,加用药物治疗	8		
		药物治疗 (6分)	如纯氧正压通气与胸外心脏按压后,1~2分钟 内心率仍小于60次/分,遵医嘱用药	3		
			常用药物有:肾上腺素、扩容剂、碳酸氢钠、纳 洛酮等	3		
		复苏后 的护理 (8分)	帮助新生儿取侧卧位	1		
			病情监护	2		
			一般护理	2		
			健康教育	2		
			整理用物,清洁双手,记录复苏过程	1		
	评价 (5分)		评估新生儿呼吸、心率、皮肤颜色等	5		
操作质量 (9分)			操作流程正确	3		
			操作熟练	3		
			20分钟内完成操作	3		
人文关怀 (6分)			注意保暖	3		
			关心新生儿,动作轻柔	3		

(李耀军)

阴道助产实训

实训二十　会阴切开缝合术

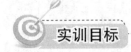

实训目标

1. 掌握会阴切开缝合术的适应证、禁忌证、注意事项。
2. 熟练掌握会阴切开缝合术的手术步骤。

一、目的

对会阴过紧、会阴体过长、胎儿过大的产妇,会阴切开术可减少会阴严重裂伤;对初产妇行胎头吸引术、产钳术、臀位助产术时,会阴切开术可减少软产道阻力;对有重度子痫前期、妊娠合并心脏病、胎儿窘迫的产妇,会阴切开术扩大了软产道,缩短产程,减少产妇用力;对早产的产妇,会阴切开术扩大了软产道,较少产道对早产儿头部的压迫,减少颅内出血的发生率。

二、评估

评估胎心率,评估产妇体力、子宫收缩力,评估胎头双顶径位置,评估胎头拨露时会阴体长度、弹性及有无水肿。

三、准备

1. 助产士准备　着装规范,戴口罩、帽子;外科洗手,穿手术衣、戴无菌手套。
2. 产妇准备　产妇排空膀胱,安置在产床上,已进入第二产程。
3. 环境准备　产房按手术室的无菌要求标准设置,室温保持在 24~26℃,相对湿度为 55%~65%,必要时屏风遮挡。
4. 物品准备　产包 1 个(内含会阴侧切剪 1 把,弯、直止血钳各 2 把,带尾纱布 1 块,持针器 1 把,有齿镊 1 把,线剪 1 把,小药杯 2 个、纱布数块),无菌手套 2 副,10ml 注射器 1 支,长穿刺针头 1 个,圆缝合针 2 枚,三角缝合针 2 枚,2/0 丝线 1 团,2/0、3/0 肠线各 1 管,0.5% 利多卡因 5ml 及生理盐水 5ml。

四、步骤

1. 操作准备　助产士手及手臂消毒,穿手术衣,戴无菌手套,备齐用物,摆放合理,站在产妇右侧。

2. 核对解释　核对床号、姓名,向产妇说明会阴切开缝合术的目的、过程和配合时的注意事项,取得产妇配合。

3. 安置体位　产妇取膀胱截石位,外阴常规消毒、铺巾。

4. 嘱台下助产士递上 10ml 注射器,长穿刺针头,圆缝合针,三角缝合针,2/0 丝线,2/0、3/0 肠线;并嘱其掰开 0.5% 利多卡因及生理盐水 5ml,并倒入一小药杯中;在另一小药杯中放入碘伏棉球。

5. 检查针筒密闭性并接上长针头,检查吻合度;抽吸稀释后的利多卡因 5～10ml,套上针帽备用。

6. 麻醉　采用阴部神经阻滞和局部浸润麻醉。操作步骤:术者将一手中指、示指伸入阴道内作指引,触及坐骨棘,另一手持装有利多卡因 5～10ml 的注射器(带有长针头),在肛门与坐骨结节连线中点稍偏向坐骨结节处进针,先注射一皮丘,然后在阴道内手指的引导下,将针头刺向坐骨棘尖端内下约 1cm 处(即阴部神经丛经过的部位),先回抽,如无回血,局部注射药液约 1/2,再将针头退至皮下,沿切开侧的大阴唇、会阴体皮下做扇形浸润麻醉(注射完剩余的药液),松弛盆底肌肉。如正中切开时,则在会阴体局部行浸润麻醉。

7. 切开会阴

(1)会阴侧斜切开:一般采用会阴左侧斜切开术。术者左手示、中两指伸入阴道,置胎先露和阴道左侧后壁之间,撑起阴道壁,以保护胎儿并指示切口位置,右手将会阴侧切剪张开,一叶置于阴道外,一叶沿示、中二指间伸入阴道,切口点选择在时钟 4～5 点之间,切线与会阴后联合中线左侧成 45°角,会阴高度膨隆时可为 60°角,剪刀刃与皮肤垂直,于宫缩时一次全层切开,切口一般长 3～4cm,如有特殊情况(行阴道助产或估计胎儿较大时)可延长到 4～5cm。

(2)会阴正中切开:沿会阴后联合的中央向肛门方向垂直切开,长 2～3cm,注意不要伤及肛门括约肌。

8. 止血　剪开后立即用无菌纱布压迫止血,有小动脉出血者应予结扎血管止血。

9. 缝合会阴　待胎盘完整娩出后,仔细检查会阴伤口有无深延、上延,检查宫颈、阴道壁有无裂伤、有无血肿。一切正常后按解剖层次逐层缝合。

(1)用生理盐水冲洗外阴及切口,特别是肛门周围冲洗后用无菌纱布和棉球覆盖肛门口,重新更换无菌手套。

(2)阴道内塞入带尾纱布以免宫腔血液外流妨碍手术视野,尾端用血管钳钳夹后置于产妇腹部。

(3)缝合阴道黏膜:用左手中、示指撑开阴道壁,自切口顶端上方 0.5～1cm 开始,用 2/0 肠线间断或连续缝合至处女膜环内缘处打结,不留死腔,注意将两侧处女膜的切缘对齐。

(4)缝合肌层和皮下组织:用同样肠线间断缝合肌层和皮下组织。缝线不宜过深,防止穿透直肠黏膜。

(5)缝合皮肤:用碘伏棉球消毒切口两侧皮肤,用 2/0 丝线间断缝合皮肤,缝线松紧度适宜。也可用 2/0 或 3/0 肠线连续皮内缝合法缝合皮肤(此法可不拆线)。

(6)缝合完毕后,检查切口顶端是否有空隙,阴道内是否有纱布残留,取出带尾纱布。

(7)用有齿镊对合表皮,防止表皮边缘内卷,影响愈合。

10. 常规肛门检查 检查有无缝线穿透直肠黏膜。如有,应立即拆除,重新消毒缝合。

11. 操作后处理

(1)再次消毒会阴切口缝合处,清洁外阴,覆盖消毒纱布及消毒会阴垫。

(2)整理用物,分类放置,进行无害化处理、洗手。

(3)记录会阴切开缝合情况及皮肤缝合针数。

(4)台下助产士将产床调节成水平位,帮助产妇放平双腿休息,注意保暖。

(5)嘱产妇健侧卧位,保持切口局部清洁干燥。

五、注意事项

1. 会阴切开时间应在预计胎儿娩出前5～10分钟,不宜过早;于宫缩时切开会阴,把握切开时机。

2. 切开时剪刀刃应与皮肤垂直,一次全层剪开,黏膜、肌层与皮肤切口长度应一致。

3. 缝合时注意勿留死腔,层次清楚,切口对合整齐。缝合阴道黏膜时注意不能穿透直肠黏膜,如有缝线穿过直肠黏膜,应立即拆除,重新缝合,防止形成阴道直肠瘘。

4. 缝线不可过紧,以免组织水肿,缝线嵌入组织内,影响愈合。

六、自我评价

1. 是否明确会阴切开缝合术术前的准备工作。

2. 会阴切开缝合术的操作步骤是否正确。

3. 是否注意与产妇的交流,态度是否和蔼。

4. 是否注意操作中关爱产妇,尽量减轻产妇的痛苦。

七、思考题

1. 会阴切开的时机应如何选择?

2. 会阴切开及缝合的注意事项有哪些?

3. 如何缝合阴道内切口顶端第一针?

4. 会阴侧切缝合后肛查的目的及手法是什么?

会阴切开缝合术评分标准

班级:_____ 学号:_____ 姓名:_____ 得分:_____

项目	考核内容		分值 (共100分)	得分	备注
职业素养 (5分)	着装规范,仪表端庄		2		
	报告班级、姓名、操作项目		1		
	语言清晰,态度和蔼		2		
操作 步骤 (80分)	评估 (5分)	适应证	3		
		禁忌证	1		
		环境是否符合操作要求	1		

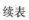

续表

项目			考核内容		分值 (共100分)	得分	备注
准备 (7分)		助产士准备:着装规范、外科洗手、穿手术衣、戴无菌手套			1		
		环境准备:整洁明亮,无菌,温度、湿度适宜			1		
		用物准备:备齐用物,放置有序			4		
		产妇准备:产妇排空膀胱,安置在产床上,已进入第二产程			1		
操作 步骤 (80分)	实施 (63分)	核对解释 (2分)	核对床号和姓名		1		
			解释操作目的、过程和配合时的注意事项		1		
		安置体位 (1分)	取膀胱截石位,外阴常规消毒、铺巾		1		
		步骤 (47分)	嘱台下人员投递上操作物品,抽吸好麻醉药液备用		3		
			麻醉 (4分)	阴部神经阻滞麻醉手法	2		
				局部浸润麻醉手法	2		
			切开会阴 (4分)	会阴侧斜切开手法	3		
				会阴正中切开手法	1		
			生理盐水冲洗外阴及切口,阴道内塞入带尾纱布		3		
			缝合阴道黏膜 (10分)	缝合阴道切口顶端第一针手法	4		
				缝合阴道切口手法	3		
				对合处女膜手法	3		
			缝合肌层和皮下组织(10分)	缝合肌层手法	5		
				缝合皮下组织手法	5		
			缝合会阴皮肤(10分)	丝线间断(垂直外翻)缝合	5		
				肠线皮内缝合	5		
			缝合后检查切口顶端是否有空隙,阴道内是否有纱布残留,取出带尾纱布		2		
			用止血钳对合表皮,防止表皮边缘内卷,影响愈合		2		
			肛查(2分)	方法和判断	2		
		操作后处理 (10分)	再次消毒会阴切口缝合处,清洁外阴,覆盖消毒纱布及消毒会阴垫		2		
			整理用物,分类放置,进行无害化处理、洗手		2		
			记录会阴切开缝合情况及皮肤缝合针数		2		
			台下助产士将产床调节成水平位,帮助产妇放平双腿休息,注意保暖		2		
			嘱产妇健侧卧位,保持切口局部清洁干燥		2		
	评价 (5分)	询问产妇感受			2		
		征求产妇意见			3		

续表

项目	考核内容	分值 (共100分)	得分	备注
操作质量 (7分)	操作步骤正确	2		
	操作熟练	2		
	15分钟内完成操作	3		
人文关怀 (8分)	态度和蔼、语气温和	2		
	尊重产妇,重视与产妇的沟通	3		
	操作中关爱产妇,尽量减轻产妇的痛苦	3		

(赵风霞)

实训二十一　胎头吸引术

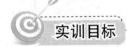

实训目标

1. 熟悉胎头吸引术的适应证、禁忌证、注意事项。
2. 学会胎头吸引术的手术配合。

一、目的

1. 胎头吸引术的牵引可缩短第二产程、减少产妇用力。适用于有妊娠期高血压疾病、心脏病等不宜分娩时用力者;有轻度胎儿窘迫须尽快结束分娩者,宫缩乏力导致第二产程延长者。

2. 对产妇胎位为持续性枕横位或枕后位者,胎头吸引术可旋转胎头纠正胎位,并能牵引胎头助产。

二、评估

1. 产妇　评估产妇身体一般状况、产前检查骨盆情况、产程进展程度;评估产妇心理状态及合作程度。

2. 胎儿　评估胎心、胎动情况,胎儿大小,是否高危儿。

3. 手术条件

(1)活胎,顶先露。

(2)头盆相称。

(3)宫口开全,胎膜已破。

(4)胎头双顶径达坐骨棘下2cm者。

(5)有一定强度的子宫收缩。

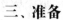

三、准备

1. 助产士准备　着装规范、修剪指甲、洗手、戴口罩、帽子。
2. 产妇准备　产妇排空膀胱,安置在产床上,已进入第二产程。
3. 环境准备　产房按手术室的无菌要求标准设置,室温保持在 24～26℃,相对湿度为 55％～65％,注意保暖,必要时屏风遮挡。
4. 物品准备　分娩机转模型,灭菌产包 1 个,会阴侧切包 1 个,无菌手套 3 副,灭菌胎吸包 1 个(内有胎头吸引器 1 个,橡皮管 1 根),宫颈检查包 1 个(阴道拉钩 1 对及无齿卵圆钳 3 把),50ml 注射器 1 支,10ml 注射器 1 支,0.5％利多卡因 5ml 及生理盐水 5ml,无菌液状石蜡,洗手液;必要时备导尿包、新生儿窒息复苏物品。

四、步骤

1. 操作准备　助产士备齐用物,携至产床旁。
2. 核对解释　核对床号、姓名,向产妇说明行胎头吸引术助产的必要性,指导产妇在手术过程中需要注意的事项,取得产妇配合。
3. 产妇体位　产妇排空膀胱后安置在产床上,取膀胱截石位,暴露外阴部。
4. 台下助产士为产妇常规消毒外阴,打开产包外包布。术者按外科洗手法刷手、洗手,铺巾,穿手术衣,戴无菌手套,站在产妇右侧,整理产台,器械摆放合理。
5. 协助医生进行阴道检查　明确是否破膜、胎方位、先露位置、宫口开大情况等,判断是否符合手术条件。必要时嘱台下助产士递上导尿包为产妇进行导尿。
6. 嘱台下助产士递上胎头吸引器、橡皮管、50ml 注射器、无菌液状石蜡、10ml 注射器、麻醉药品等。将橡皮管一头接在吸引器空心管柄上,另一头接上 50ml 注射器检查吸引器密闭性、接头吻合度、硅胶有无老化等,检查无误后拆下橡皮管和注射器的连接处,将吸引器开口缘涂好无菌液状石蜡备用。需要会阴侧切者,检查 10ml 注射器并吸好麻醉药液备用。
7. 会阴切开　初产妇或会阴较紧张者,麻醉后行会阴侧斜切开术。
8. 放置胎头吸引器　术者用左手指撑开阴道后壁,右手持吸引器沿阴道后壁放入,然后用手指环形拨开阴道口四周,使整个胎头吸引器滑入阴道内,并使其开口缘与胎头贴紧。用手指沿吸引器检查一周,了解吸引器是否紧贴胎儿头皮并避开囟门,有无阴道壁及宫颈组织夹于吸引器及胎头之间,检查无误后调整吸引器牵引柄,使之与胎头矢状缝方向一致,作为旋转胎头的标记。
9. 抽吸负压　术者将胎头吸引器顶住胎头,助手将 50ml 注射器接上橡皮管,分次缓慢地抽出吸引器内空气 150～200ml,使吸引器内变成负压,相当于 200～300mmHg,硅胶喇叭形吸引器抽空气 60～80ml 即可。用血管钳夹住橡皮管,取下注射器,等候 2～3 分钟,待胎头产瘤形成使吸引器与胎头吸牢。
10. 牵引吸引器　如为枕前位,待宫缩时,让产妇向下屏气,术者手持牵引柄顺骨盆轴方向,按正常分娩机制进行牵引,使胎头俯屈、仰伸、娩出,同时注意保护好会阴。宫缩间歇期暂停牵引。当胎头为枕横位或枕后位时,可先旋转后牵引,每阵宫缩以旋转 45°为宜。

11. 胎头双顶径通过骨盆出口横径后,即可松开止血钳,解除吸引器负压,取下吸引器,相继娩出胎体。

12. 操作后处理

(1)检查软产道:更换无菌手套,仔细检查宫颈(方法详见实训十六"正常分娩接生")、后穹隆、阴道、外阴有无裂伤,如有裂伤,由内至外按解剖结构逐层缝合修补,缝合后常规肛查及消毒会阴切口缝合处,覆盖消毒纱布及消毒会阴垫。

(2)新生儿的处理:①检查新生儿头皮产瘤大小、位置,有无头皮血肿及头皮损伤。②查看新生儿面色、反应、肌张力等,进行 Apgar 评分。③出生后静卧 24 小时,避免搬动,生后 3 天内禁止洗头。④遵医嘱给予维生素 K_1 10ml 肌内注射,预防出血。

(3)整理用物及清理污物,整理产床。

(4)填写手术记录。

(5)向产妇交代术后注意事项,并进行健康教育。

五、注意事项

1. 严格掌握适应证如早产儿、胎儿宫内窘迫者慎用。

2. 掌握手术禁忌证

(1)头盆不称、胎位异常(颜面位、额先露、横位、臀位等)。

(2)产道畸形、阻塞,子宫颈癌。

(3)子宫脱垂手术后,尿道修补术后。

3. 吸引器必须放置正确,应避开囟门。

4. 牵引时用力要均匀,按正常胎头分娩机制辅助牵引。切忌左右摇晃,切勿用力过大。术后仔细检查软产道。

5. 吸引负压要适当,压力过大易使胎头受损,压力不够吸引器易滑脱。

6. 牵引时如有漏气或脱落,应查找其原因。如系牵引方向错误、负压不够,可重新放置。放置一般不超过 2 次,牵引时间一般不超过 10 分钟,否则应改用产钳助产。

7. 预防感染 由于阴道操作次数多,术后常规用抗生素。

六、自我评价

1. 是否明确胎头吸引术术前的准备工作。

2. 胎头吸引术的操作步骤是否正确。

3. 胎头吸引术的手术基本功是否掌握。

4. 是否注意与产妇交流,态度是否和蔼。

5. 是否注意操作中关爱产妇,尽量减轻产妇的痛苦。

七、思考题

1. 简述胎头吸引术的注意事项?

2. 说出胎头吸引术的优缺点?

3. 在行胎头吸引术前为什么要行阴道检查?

胎头吸引术评分标准

班级：_____　学号：_____　姓名：_____　得分：_____

项目	考核内容			分值 (共100分)	得分	备注
职业素养 (5分)	着装规范，仪表端庄			2		
	报告班级、姓名、操作项目			1		
	语言清晰，态度和蔼			2		
操作 步骤 (80分)	评估 (5分)	适应证		2		
		禁忌证		1		
		手术条件		1		
		环境是否符合操作要求		1		
	准备 (5分)	助产士准备：着装规范、修剪指甲、洗手、戴口罩和帽子，外科洗手法洗手、穿手术衣、戴手套		1		
		环境准备：整洁明亮、无菌、温度、湿度适宜		1		
		用物准备：备齐用物、放置有序		2		
		产妇准备：产妇排空膀胱，安置在产床上，已进入第二产程		1		
	实施 (65分)	核对解释(2分)	核对床号和姓名；解释操作目的、过程	2		
		安置体位(3分)	取膀胱截石位。常规消毒外阴、铺巾	3		
		阴道检查：判断是否符合手术条件，必要时导尿		5		
		检查吸引器密闭性、润滑备用；检查注射器、抽好麻醉药液备用		5		
		步骤 (40分)	麻醉 (4分)	阴部神经阻滞麻醉手法	2		
				局部浸润麻醉手法	2		
			切开会阴(2分)	会阴侧斜切开手法	2		
			放置胎头 吸引器(10分)	双手配合放置胎头吸引器手法	6		
				检查胎头吸引器附着位置手法	4		
			抽吸负压 (10分)	术者将胎头吸引器顶住胎头	4		
				助手将注射器接上橡皮管，抽吸负压	4		
				负压压力	2		
			牵引吸引器 (10分)	牵引吸引器手法	10		
			取下吸引器 (4分)	取下吸引器时机	2		
				取下吸引器方法	2		
		操作后处理 (10分)	检查软产道有无损伤，并缝合会阴切口	3		
			新生儿的处理	4		
			整理用物及清理污物，整理产床	1		
			填写手术记录	1		
			向产妇交代术后注意事项，并进行健康教育	1		
	评价 (5分)	询问产妇感受		2		
		征求产妇意见		3		
操作质量 (7分)	操作步骤正确			2		
	操作手法正确			2		
	15分钟内完成操作			3		

续表

项目	考核内容	分值 (共100分)	得分	备注
人文关怀 (8分)	态度和蔼、语气温和	2		
	尊重产妇,重视与产妇的沟通	3		
	操作中关爱产妇,尽量减轻产妇的痛苦	3		

(赵风霞)

实训二十二 低位产钳术

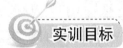

实训目标

1. 熟悉产钳术的目的、适应证及禁忌证。
2. 学会低位产钳术的手术配合。

一、目的

1. 通过实训使学生对产钳的构造有清晰的感性认识;能叙述行产钳术的必备条件。
2. 初步学会应用产钳牵拉胎头的操作步骤。

二、评估

1. 产妇 评估产妇身体一般状况、产前检查骨盆情况、产程进展程度;评估产妇心理状态及合作程度。
2. 胎儿 评估胎心、胎动情况,胎儿大小,是否高危儿。
3. 手术条件
(1)同胎头吸引术。
(2)胎头吸引术失败者或产妇昏迷不能增加腹压者。

三、准备

1. 助产士准备 着装规范,修剪指甲,洗手,戴口罩、帽子。
2. 产妇准备 产妇排空膀胱,安置在产床上,已进入第二产程。
3. 环境准备 产房按手术室的无菌要求标准设置,室温保持在24～26℃,相对湿度为55%～65%,注意保暖,必要时屏风遮挡。
4. 物品准备 分娩机转模型,灭菌产包1个,会阴侧切包1个,无菌手套3副,灭菌产钳包1个(内有低位产钳1副,无齿卵圆钳3把,阴道拉钩1对),10ml注射器1支,0.5%利多卡因5ml及生理盐水5ml,无菌液状石蜡,洗手液;必要时备导尿包、新生儿窒息复苏物品。

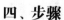

四、步骤

1. 操作准备　助产士备齐用物,携至产床旁。

2. 核对解释　核对床号、姓名,向产妇说明行低位产钳术助产的必要性,指导产妇在手术过程中需要注意的事项,取得产妇配合。

3. 产妇体位　产妇排空膀胱后安置在产床上,取膀胱截石位,暴露外阴部。

4. 台下助产士为产妇常规消毒外阴,打开产包外包布。术者按外科洗手法刷手、洗手,铺巾,穿手术衣,戴无菌手套,站在产妇右侧,整理产台,器械摆放合理。

5. 协助医生进行阴道检查　明确是否破膜、胎方位、先露位置、宫口开大情况等,判断是否符合手术条件。必要时嘱台下助产士递上导尿包为产妇进行导尿。

6. 嘱台下助产士递上低位产钳、无菌液状石蜡、10ml 注射器、麻醉药品等。检查产钳两叶扣合是否顺利,检查无误后将产钳左右叶分开,以无菌液状石蜡涂擦产钳匙部备用。需要会阴侧切者,检查 10ml 注射器并吸好麻醉药液备用。

7. 会阴切开　初产妇或会阴较紧张者,麻醉后行会阴侧斜切开术。

8. 放置产钳

(1)放置左叶产钳:术者左手以执笔式握左叶钳柄,使钳叶垂直向下,凹面朝前向会阴部,右手掌面向上伸入胎头与阴道后壁之间,将左钳叶沿右手掌面插入手掌与胎头之间,右手引导钳叶缓缓向胎头左侧及深部推进,将左钳叶置于胎头左侧颞部,钳叶与钳柄处于同一水平面,由助手持钳柄固定。

(2)放置右叶产钳:术者右手持右叶钳柄,左手伸入胎头与阴道后壁之间,将右钳叶沿左手掌面插入手掌与胎头之间,引导右钳叶(在左产钳上面)缓缓滑向胎头右侧与左侧对应的位置。

(3)检查钳叶位置:两钳叶放置后行阴道检查,了解钳叶与胎头之间有无夹持阴道壁或宫颈组织,有无脐带夹入,胎头矢状缝是否在两钳叶正中。

(4)合拢产钳:右叶在上、左叶在下,合拢锁扣,钳柄自然对合;若钳柄对合不易,可移动右叶钳柄适应左叶,直到顺利合拢。

(5)牵拉产钳:听取胎心,无异常时可行牵引。待宫缩时术者握住合拢的钳柄先向外向下缓慢牵拉,再平行牵拉,在宫缩间歇期略放松钳锁;当胎头着冠时逐渐上提钳柄,使胎头仰伸娩出。在牵拉过程中助手保护会阴。

(6)取下产钳,当胎头额部外露、双顶径越过骨盆出口时,即松开产钳,取钳时应顺胎头的弯曲滑出,先右叶后左叶取下产钳;然后按分娩机制娩出胎儿。

9. 操作后处理

(1)检查软产道:更换无菌手套,仔细检查宫颈(方法详见实训十六"正常分娩接生")、后穹隆、阴道、外阴有无裂伤,如有裂伤,由内至外按解剖结构逐层缝合修补,缝合后常规肛查及消毒会阴切口缝合处,覆盖消毒纱布及消毒会阴垫。

(2)新生儿的处理:①检查新生儿头部有无损伤。②查看新生儿面色、反应、肌张力等,进行 Apgar 评分。③遵医嘱给予维生素 K_1 10ml 肌内注射,预防出血。

(3)整理用物及清理污物,整理产床,清洁双手。

(4)填写分娩记录。

(5)向产妇交代术后注意事项,并进行健康教育。

五、注意事项

1. 上产钳之前必须行阴道检查,确认顶先露且无头盆不称、宫口已开全。

2. 严格掌握手术禁忌证

(1)绝对和相对头盆不称,胎头未衔接。胎方位异常,如枕后位、额先露、高直位、横位等。

(2)严重胎儿窘迫,估计短时间内不能经阴道结束分娩者。

(3)畸形儿、死胎应采取毁胎术。

(4)宫口未开全。

3. 上产钳前先检查产钳有无问题。

4. 术前必须排空膀胱,必要时导尿。

5. 牵拉胎头娩出过程中注意保护会阴。

6. 牵拉产钳时须注意用力均匀,不可用力过大或速度过快,不得左右晃动钳柄。

7. 操作中注意与产妇交流,了解产妇的感受。

六、自我评价

1. 是否明确操作前的准备工作。

2. 放置产钳的操作流程是否正确。

3. 是否注意与产妇的交流,态度是否和蔼。

4. 操作过程中是否注意尊重关爱产妇。

七、思考题

1. 请说出产钳的构造。

2. 放置产钳时为什么先左后右?

3. 在产钳牵拉过程中应注意哪些问题?

低位产钳术评分标准

班级:_____ 学号:_____ 姓名:_____ 得分:_____

项目		考核内容	分值 (共100分)	得分	备注
职业素养 (5分)		着装规范、仪表端庄、举止大方	2		
		报告班级、姓名、操作项目	1		
		语言清晰,态度和蔼	2		
操作步骤 (80分)	评估 (5分)	适应证	2		
		禁忌证	1		
		手术条件	1		
		环境是否符合操作要求	1		

续表

项目			考核内容	分值 (共100分)	得分	备注
操作 步骤 (80分)	准备 (10分)		助产士准备:着装规范,修剪指甲,洗手,戴口罩和帽子、外科洗手法洗手、穿手术衣、戴手套	2		
			环境准备:整洁明亮,无菌,温度、湿度适宜	2		
			物品准备:用物备齐、放置有序	4		
			产妇准备:产妇排空膀胱,安置在产床上,已进入第二产程	2		
	实施 (60分)	核对解释 (5分)	核对床号和姓名	2		
			解释操作目的、过程	3		
		安置体位 (4分)	取膀胱截石位。外阴常规消毒、铺巾	4		
		阴道检查:判断是否符合手术条件,必要时导尿		8		
		检查产钳两叶是否扣合顺利、润滑备用;检查 10ml 注射器、抽好麻醉药液备用		2		
		为初产妇局部麻醉后行会阴侧斜切开术		3		
		放置产钳 (12分)	放置左叶产钳	4		
			放置右叶产钳	4		
			两钳叶放置后行阴道检查	4		
		牵拉产钳 (10分)	调整并合拢产钳	2		
			听取胎心,无异常可行牵引	2		
			术者握住合拢的钳柄牵拉(姿势、力度、方向)	4		
			助手保护会阴、监测胎心	2		
		取下产钳 (6分)	当胎头双顶径越过骨盆出口时,即松开产钳	2		
			顺着胎头的弯曲,先右叶后左叶取下产钳	2		
			按分娩机制娩出胎儿	2		
		操作后处理 (10分)	检查软产道有无损伤,并缝合会阴切口	2		
			新生儿的处理	2		
			整理用物及清理污物,整理产床,清洁双手	2		
			填写分娩记录	2		
			向产妇交代术后注意事项,并进行健康教育	2		
	评价 (5分)		注意与产妇的交流,态度和蔼	2		
			操作过程中注意尊重关爱产妇	3		
操作质量 (7分)			操作流程正确	2		
			操作手法正确	2		
			15分钟内完成操作	3		
人文关怀 (8分)			态度和蔼、语气温和	2		
			尊重产妇,重视与产妇的沟通	3		
			操作中关爱产妇,尽量减轻产妇的痛苦	3		

(潘　青)

实训二十三 臀位助产术

实训目标

1. 熟悉臀位助产术的适应证、禁忌证及注意事项。
2. 学会臀位助产术的手术配合。

一、目的

1. 堵住阴道口,使软产道充分扩张,避免后出头困难。
2. 协助胎肩及胎头娩出,缩短臀位分娩的第二产程。

二、评估

1. 产妇 评估产妇身体一般状况、产前检查骨盆情况、产程进展程度;评估产妇心理状态及合作程度。
2. 胎儿 评估胎心、胎动情况;判断胎儿的大小。
3. 必备条件
(1)无头盆不称或骨盆狭窄。
(2)宫口开全,胎膜已破。
(3)胎儿存活,估计胎儿体重小于 3500g,胎头不仰伸。
(4)胎儿自然分娩至脐部,仅助娩胎肩及胎头。

三、准备

1. 助产士准备 着装规范,修剪指甲,洗手,戴口罩、帽子。
2. 产妇准备 产妇排空膀胱,安置在产床上,已进入第二产程。
3. 环境准备 产房按手术室的无菌要求标准设置,室温保持在 24～26℃,相对湿度为 55%～65%,注意保暖,必要时屏风遮挡。
4. 物品准备 分娩机转模型(或骨盆和胎儿),灭菌产包 1 个,会阴侧切包 1 个,宫颈检查包 1 个(阴道拉钩 1 对及无齿卵圆钳 3 把),无菌手套 4 副,10ml 注射器 1 支,0.5%利多卡因 5ml 及生理盐水 5ml,洗手液;必要时备导尿包、新生儿窒息复苏物品。

四、步骤

1. 操作准备 助产士备齐用物,携至产床旁。
2. 核对解释 核对床号、姓名,向产妇说明行臀位助产术助产的目的和过程,取得产妇配合。
3. 安置体位 产妇取膀胱截石位,暴露会阴部。
4. 消毒会阴 台下助产士为产妇常规消毒会阴。

5. 术者按外科洗手法刷手、洗手、戴无菌手套。协助医生行阴道检查判断宫口扩张程度,确认胎先露是否为臀,胎膜是否破裂、未破者予以破膜。

6. 堵臀　当胎臀在阴道口拨露(宫口开 4～5cm)时,即用一消毒巾盖住阴道口,术者取坐位,面向产妇会阴部,宫缩时用手堵住阴道口,不让胎臀娩出,以充分扩张软产道。堵臀过程中每 5～10 分钟听胎心一次。

7. 协助医生再次阴道检查　当宫缩时产妇强烈屏气,术者手掌感觉冲力相当大时,做阴道检查确定宫口已开全。

8. 做好接产准备　①会阴消毒、铺巾;②术者更换无菌手套,穿上手术衣;③导尿,排空膀胱;④阴部神经阻滞麻醉;⑤会阴侧斜切开。

9. 助娩胎儿(助手注意保护会阴)

(1)娩出胎臀、下肢、胎体:宫缩时协助胎臀、下肢自然娩出至脐部,将脐带往外拉松,胎背向上,用治疗巾包裹胎臀,双手握住胎儿髋部(拇指放在胎儿背侧,另外四指放在胎儿腹侧,不可挤压腹部)向外、向下缓慢牵拉,当肩胛下角露出耻骨联合下缘时将胎背转向母体侧方,使胎儿双肩径与骨盆出口前后径一致。

(2)娩出肩部、上肢:①滑脱法:右手握住胎儿双足,向前上方提,使后肩暴露于会阴,左手示、中指伸入阴道,由胎后肩沿上臂至肘关节处,下压肘关节使其屈曲,协助后肩及肘关节沿胸前滑出阴道。将胎体放低,前肩由耻骨弓下自然娩出。②旋转胎体法:用治疗巾包住胎臀,双手拇指放在骶部,其余各指握持胎髋处(注意勿握胎儿胸腹部,以免损伤内脏)。随着宫缩轻轻牵引并将胎背逆时针旋转(骶右前位),前肩及前臂从耻骨弓下自然娩出。再将胎背顺时针旋转,使后肩及后臂自耻骨弓下娩出。

(3)娩出胎头:①将胎背转至母体正前方,使胎头矢状缝与骨盆出口前后径一致。②将胎体骑跨在术者左前臂上,同时术者左手中指伸入胎儿口内压住下颌,示指及无名指附于两侧上颌骨。③术者右手中指压低胎头枕部使其俯屈,示指及无名指置于胎儿双肩及锁骨上(不可放于锁骨上窝,以免损伤臂丛神经),沿产轴方向向下牵引胎儿。④当胎头枕部达到耻骨弓下时,即以其为支点,逐渐将胎体上举,使胎儿下颌、口、鼻、眼、额相继娩出,计时。⑤脐部娩出后 2～3 分钟娩出胎头,于 8 分钟之内结束分娩。

10. 操作后处理

(1)检查软产道:更换无菌手套,仔细检查宫颈(方法详见实训十六"正常分娩接生")、后穹隆、阴道、外阴有无裂伤,如有裂伤,由内至外按解剖结构逐层缝合修补,缝合后常规肛查及消毒会阴切口缝合处,覆盖消毒纱布及消毒会阴垫。

(2)新生儿的处理:①检查新生儿全身有无损伤,有无股骨、肱骨骨折。②查看新生儿面色、反应、肌张力等,进行 Apgar 评分。③新生儿窒息者应积极抢救。

(3)整理用物及清理污物,整理产床,清洁双手。

(4)填写分娩记录。

(5)向产妇交代术后注意事项,并进行健康教育。

五、注意事项

1. 术前评估产妇情况,如估计阴道分娩有困难者应及时行剖宫产术。

2. 严格掌握禁忌证

(1)骨盆明显狭窄或畸形。

(2)估计胎儿体重在3500g以上。

(3)胎头仰伸。

(4)对胎臀高浮者,可能存在骨盆狭窄或胎儿异常,不宜行臀位助产术。

(5)高龄产妇,瘢痕子宫,母亲有严重妊娠合并症和妊娠并发症。

3. 不要过早干预,避免先露部过早娩出。

4. 密切监测宫口扩张情况,宫口开全后继续"堵"易引起胎儿窘迫或子宫破裂。

5. 术前必须排空膀胱,必要时导尿。

6. 足先露、混合臀先露时立足于"堵"(使产道和宫颈充分扩张,有利于胎肩和胎头娩出),单臀先露主要是"扶"。

7. 做好局部浸润麻醉。

8. 操作时忌暴力,以免母儿损伤。脐部娩出后2~3分钟娩出胎头,于8分钟内结束分娩。

六、自我评价

1. 是否明确操作前的准备工作。

2. 臀位助产术的操作流程是否正确。

3. 是否注意与产妇的交流,态度是否和蔼。

4. 操作过程中是否注意尊重关爱产妇。

七、思考题

1. 请说臀位助产术中应注意哪些问题?

2. 如果术前未评估产妇情况,有可能会发生哪些严重后果?

臀位助产术评分标准

班级:_____ 学号:_____ 姓名:_____ 得分:_____

项目		考核内容	分值 (共100分)	得分	备注
职业素养 (5分)		着装规范、仪表端庄、举止大方	2		
		报告班级、姓名、操作项目	1		
		语言清晰,态度和蔼	2		
操作步骤 (80分)	评估 (5分)	产妇一般状况、骨盆情况、产程进展程度;评估产妇心理状态及合作程度	3		
		评估胎心、胎动情况;判断胎儿的大小	1		
		环境是否符合操作要求	1		
	准备 (10分)	助产士准备:着装规范,修剪指甲,洗手,戴口罩和帽子,外科洗手法洗手、戴无菌手套	2		
		环境准备:整洁明亮,无菌,温度、湿度适宜	2		
		物品准备:用物备齐,放置有序	4		
		产妇准备:产妇排空膀胱后取膀胱截石位,暴露外阴部	2		

项目		考核内容		分值 (共100分)	得分	备注
操作 步骤 (80分)	实施 (60分)	核对解释 (3分)	核对床号和姓名	1		
			解释操作目的、过程	2		
		安置体位 与消毒(2分)	产妇排空膀胱后取膀胱截石位,台下 助产士为产妇常规消毒外阴	2		
		阴道检查(5分)	协助医生行阴道检查(口述)	5		
		堵臀 (10分)	术者坐立,面向产妇会阴部	2		
			宫缩时用无菌巾堵住阴道口	2		
			每5~10分钟听胎心一次	3		
			协助医生再次阴道检查:宫口是否开全	3		
		做好接产 准备(10分)	会阴消毒、铺巾	2		
			术者更换无菌手套,穿上手术衣	2		
			导尿	2		
			阴部神经阻滞麻醉	2		
			会阴侧斜切开	2		
		娩出胎臀、下 肢、胎体(6分)	宫缩时协助胎臀、下肢自然娩出至脐 部,拉松脐带	3		
			向下缓慢牵拉,使胎背转向母体侧方	3		
		娩出肩部、 上肢(6分)	用滑脱法或旋转法娩出胎肩及上肢	6		
		娩出胎头 (8分)	将胎背转至母体正前方	2		
			将胎体骑跨在术者左前臂上	2		
			使胎头保持俯屈,之后向下牵拉	2		
			当胎儿枕部达到耻骨弓下时,逐渐将 胎体上提	2		
		操作后处理 (10分)	检查软产道有无损伤,并缝合会阴切口	2		
			新生儿的处理	2		
			整理用物及清理污物,整理产床,清 洁双手	2		
			填写分娩记录	2		
			向产妇交代术后注意事项,并进行健 康教育	2		
	评价 (5分)	注意与产妇的交流,态度和蔼		2		
		操作过程中注意尊重关爱产妇		3		
操作质量 (7分)	操作流程正确			2		
	操作手法正确			2		
	15分钟内完成操作(从脐部娩出至胎头娩出不超过8分钟)			3		
人文关怀 (8分)	态度和蔼,语气温和			2		
	尊重产妇,重视与产妇的沟通			3		
	操作中关爱产妇,尽量减轻产妇的痛苦			3		

(潘 青)

实训二十四　人工剥离胎盘术

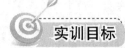

实训目标

1. 熟悉人工剥离胎盘术的适应证、禁忌证。
2. 学会人工剥离胎盘术的手术配合。

一、目的

用手剥离并取出滞留于子宫腔内的胎盘,减少产后出血。

二、评估

1. 了解产妇孕产史、生殖道感染史、手术史、此次分娩经过,评估阴道出血情况、生命体征、凝血功能及其心理状况。

2. 评估产妇软产道、宫缩强度及宫颈口扩张情况;胎盘附着部位、胎盘剥离及阴道出血情况。

三、准备

1. 助产士准备　着装规范,修剪指甲,洗手,戴口罩、帽子。

2. 产妇准备　产妇排空膀胱,安置在产床上,已进入第三产程。

3. 环境准备　产房按手术室的无菌要求标准设置,室温保持在 24～26℃,相对湿度为 55%～65%,注意保暖,必要时屏风遮挡。

4. 物品准备　手术衣 1 件,无菌手套 1 副,导尿包 1 包,无齿长镊 2 把,干棉球及棉签若干,0.5%碘伏溶液,弯盘 1 个,阿托品 0.5mg 及哌替啶 50mg,5ml 注射器 2 支,缩宫素 1 支,麦角新碱 1 支,急救药品等。

四、步骤

1. 操作准备　助产士备齐用物,携至产床旁。

2. 核对解释　核对床号、姓名,向产妇说明行人工剥离胎盘术的目的和过程,取得产妇配合。

3. 安置体位　产妇取膀胱截石位,导尿排空膀胱,重新消毒外阴,铺巾。

4. 术者按外科洗手法刷手、洗手,穿手术衣、戴无菌手套。若为原接生者则更换手术衣及无菌手套即可。嘱台下助产士递上 5ml 注射器 2 支,检查密闭无误后分别抽吸好阿托品和缩宫素备用。

5. 通常不需要麻醉。当宫颈内口较紧、手不能伸入宫腔时,可肌内注射阿托品 0.5mg 及哌替啶 50mg。

6. 术者右手五指并拢呈圆锥形沿脐带进入宫腔,另一手放在腹壁上,依骨盆轴方向向下推压子宫体。进入宫腔的手沿脐带触及胎盘边缘,手背贴着子宫壁,四指并拢,以手掌的尺侧缘慢慢将胎盘从边缘部开始,逐渐自子宫壁分离,另一手在腹部按压子宫底配合。

7. 胎盘全部剥离后,用手牵拉脐带协助胎盘娩出。取出后立即静脉推注缩宫素 10U。

8. 仔细检查胎盘和胎膜的完整性。

9. 操作后处理

(1)检查软产道裂伤,并及时缝合。

(2)整理用物及清理污物,整理产床,清洁双手。

(3)填写分娩记录。

(4)向产妇交代术后注意事项,并进行健康教育。

五、注意事项

1. 术前应备血,失血较多、一般情况较差者应迅速输血。

2. 严格执行无菌操作规程,动作应轻柔,切忌强行剥离或用手抓挖宫腔,以免损伤子宫。如发现胎盘与子宫壁之间无明显界限,应考虑为植入性胎盘,停止操作,不可强行剥离。

3. 徒手剥离应一次完成,手不可反复进出宫腔,以减少感染机会。

4. 取出胎盘后仔细检查,疑有残留时,应再次以手伸入宫腔,取出残留的组织或用干纱布擦拭宫腔,必要时行刮宫术。

5. 术后注意观察有无体温升高、阴道分泌物异常等,必要时按医嘱给予抗生素。

六、自我评价

1. 是否明确人工剥离胎盘术术前的准备工作。

2. 人工剥离胎盘术的操作流程及手法是否正确。

3. 是否注意与产妇交流,态度是否和蔼。

4. 是否注意保暖,检查过程中是否注意尊重关爱产妇。

七、思考题

1. 实施人工剥离胎盘术的产妇应采取什么体位?

2. 实施人工剥离胎盘术的产妇需要排空膀胱吗?

3. 实施人工剥离胎盘术的手法怎样进行?

人工剥离胎盘术评分标准

班级:_____ 学号:_____ 姓名:_____ 得分:_____

项目	考核内容	分值 (共100分)	得分	备注
职业素养 (5分)	着装规范,仪表端庄	2		
	报告班级、姓名、操作项目	1		
	语言清晰,态度和蔼	2		

项目		考核内容		分值 (共100分)	得分	备注
评估 (5分)		产妇情况		2		
		操作部位情况		2		
		环境是否符合操作要求		1		
准备 (18分)		助产士准备:着装规范,修剪指甲,洗手,戴口罩、帽子		2		
		环境准备:整洁明亮,无菌,温度、湿度适宜		2		
		用物准备:备齐用物、放置有序		11		
		产妇准备:产妇排空膀胱,安置在产床上,已进入第三产程		3		
操作 步骤 (80分)	实施 (52分)	核对解释 (5分)	核对床号和姓名	2		
			解释操作目的、过程	3		
		安置体位 (6分)	取膀胱截石位	2		
			导尿排空膀胱	2		
			重新消毒外阴、铺巾	2		
		实施 (33分)	术者按外科洗手法洗手、穿手术衣、戴无菌手套;若为原接生者则更换手术衣及手套即可	5		
			抽吸好药物备用			
			一手置于腹部宫底部	5		
			另一手五指并拢呈锥状沿脐带伸入宫腔			
			触及胎盘边缘	5		
			手背贴着子宫壁,四指并拢			
			以手掌的尺侧缘慢慢将胎盘从边缘部开始,逐渐与子宫壁剥离	5		
			另一手在腹部按压子宫底配合	3		
			胎盘全部剥离后,用手牵拉脐带协助胎盘娩出	4		
			取出后立即静脉推注缩宫素10U	3		
			仔细检查胎盘和胎膜	3		
		操作后 处理(8分)	检查软产道有无裂伤	2		
			整理用物及清理污物,整理产床,清洁双手	2		
			填写分娩记录	2		
			向产妇交代术后注意事项,并进行健康教育	2		
	评价 (5分)	胎盘胎膜娩出是否完整		2		
		阴道出血是否减少		3		
操作质量 (7分)		操作流程正确		2		
		动作轻巧、迅速、准确,未损伤子宫		2		
		严格无菌操作,15分钟内完成操作		3		
人文关怀 (8分)		态度和蔼,语气温和		2		
		尊重产妇,重视与产妇的沟通		3		
		操作中关爱产妇,尽量减轻产妇的痛苦		3		

(张　露)

产后护理实训

实训二十五　产后会阴评估及护理

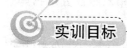

实训目标

1. 掌握产后会阴评估及健康教育的内容。
2. 掌握产后会阴的常规护理。
3. 学会产后会阴异常情况的处理。

一、目的

1. 保持产后会阴的清洁、干燥、舒适。
2. 促使产后会阴伤口的愈合。
3. 防止产后生殖道的上行性感染。

二、评估

1. 产妇产后身体状况、自理能力。
2. 产妇心理反应及合作程度。
3. 产后休养室环境是否清洁、安静、通风,室内温度、光线是否适宜。

三、准备

1. 助产士准备　着装规范,修剪指甲,清洁双手,戴口罩。
2. 产妇准备　排空膀胱。
3. 环境准备　休养室清洁安静,空气新鲜,光线适宜,调节室温在 22~24℃,湿度适宜。
4. 物品准备

(1)所用物品:推车,病床,护理人模型,屏风或床帘,无菌持物钳 1 把、无菌镊子 2 把、无菌敷料罐、无菌棉球罐、治疗碗 2 个、弯盘 1 个、冲洗壶、0.5％碘伏、38~42℃的 1∶5000 高锰酸钾冲洗溶液、一次性会阴垫、便盆、洗手液,必要时备 50％硫酸镁、95％乙醇。

(2)准备用物:①用无菌持物钳从盛放小治疗碗的无菌敷料罐中取出 2 个小治疗碗和 2 把无菌镊子,用无菌持物钳依次从无菌敷料罐中取出若干个干棉球,分别放入 2 个治疗碗中,往其中 1 个治疗碗内倒入适量的 0.5％碘伏浸湿棉球。②取冲洗壶装上 38~42℃的

1∶5000高锰酸钾冲洗溶液。

四、步骤

1. 操作准备　衣帽整洁，洗手，备齐用物并放置于推车上，推车至病床边。操作者站在产妇右侧。

2. 核对解释　核对床号、姓名，向产妇简要解释会阴评估的目的和过程，取得产妇配合。

3. 保护产妇隐私　围好屏风或拉上床帘，让无关人员暂时离开。

4. 产妇体位　协助产妇脱去对侧裤腿盖于近侧，对侧用棉被盖好，双下肢屈曲张开，充分暴露会阴部，嘱产妇抬高臀部，置一次性会阴垫于臀下，将便盆放在臀下垫巾上。

5. 会阴评估　会阴有无水肿、疼痛、红肿；切口有无渗血、红肿、硬结及脓性分泌物等感染征象，恶露情况（量、颜色、有无异味等）。

6. 常规护理　每日 2 次，左手持装有 38～42℃ 的 1∶5000 高锰酸钾溶液的冲洗壶，试液温；右手持无菌镊子夹持无菌棉球，边冲洗边擦拭会阴，冲净血迹，顺序为自上而下，由内向外（阴阜、小阴唇、大阴唇、大腿内上 1/3、会阴体、肛门。当冲到切口时应更换镊子和棉球），再用无菌干棉球由内到外擦干切口及会阴（或直接用 0.5% 碘伏棉球按消毒顺序擦洗会阴），切口单独用碘伏棉球擦洗消毒。撤去便盆及会阴垫，换上干净会阴垫或卫生巾，协助产妇穿好裤子。

7. 异常情况及其处理　切口疼痛剧烈，有渗血、红肿、硬结及脓性分泌物等感染征象，或产妇有肛门坠胀感，应及时报告医师，清除阴道壁及会阴部的血肿；必要时拆线，彻底清创、引流、换药；会阴切口肿胀伴疼痛明显者，24 小时内可用 95% 乙醇纱布湿敷或冷敷，24 小时后可用 50% 硫酸镁纱布湿热敷或用红外线照射；若遇切口愈合不佳，可在产后 7～10 日起给予高锰酸钾溶液坐浴。

8. 健康教育　嘱产妇勤换卫生巾，排便后用温水清洗，保持会阴部清洁干燥。嘱产妇向会阴切口对侧卧位。

9. 拆线时间　视缝合方式而定，伤口一般 3～5 日拆线。

10. 整理床单位及用品，洗手，记录。

五、注意事项

1. 注意保护产妇的隐私，天冷时注意保暖。

2. 冲洗水温为 38～42℃，以产妇感到舒适为宜。

3. 注意无菌操作，冲洗时需要更换棉球时，需用另一把无菌镊将棉球从罐中取出。

4. 擦洗肛门的棉球及镊子不应再用。

5. 冲洗后的余液需及时倾倒，不得留至下次，水壶每周消毒 2 次。

6. 操作时注意观察产妇的反应及会阴情况，发现异常及时报告医师。

六、自我评价

1. 是否掌握会阴评估及健康教育的内容。

2. 会阴擦洗的演示是否正确。

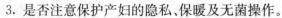

3. 是否注意保护产妇的隐私、保暖及无菌操作。

4. 是否注意与产妇沟通,是否正确指导产妇配合。

5. 能否说出产后会阴异常情况及其处理方法。

6. 是否关爱产妇。

七、思考题

1. 产后会阴评估的内容有哪些?

2. 产后引起会阴切口疼痛的原因有哪些?

产后会阴评估及护理评分标准

班级:_____ 学号:_____ 姓名:_____ 得分:_____

项目	考核内容			分值(100分)	得分	备注
职业素养(5分)	报告班级、姓名、操作项目			1		
	着装规范、仪表端庄			2		
	举止沉着、语言表达清晰			2		
操作步骤(80分)	评估(5分)	环境是否符合操作要求		2		
		产妇产后身体状况、心理状况、合作程度		3		
	准备(5分)	助产士准备:着装规范、修剪指甲、洗手、戴口罩		1		
		环境准备:温度、湿度、光线适宜		1		
		用物准备:备齐用物,放置有序		3		
	实施(65分)	核对解释(5分)	核对床号、姓名	2		
			向产妇简要解释产后会阴评估的目的和意义,取得产妇配合	3		
		保护隐私(5分)	屏风或床帘遮挡	5		
		产妇体位(5分)	体位安置方法正确	5		
		会阴评估(5分)	评估内容正确	5		
		常规护理(20分)	冲洗:用物、水温、冲洗顺序	8		
			擦洗顺序,注意无菌操作	7		
			切口的护理	5		
		异常情况及其处理(10分)	会阴异常情况的表现(口述)	5		
			处理(口述)	5		
		健康教育(5分)	嘱产妇勤换卫生巾	1		
			大便后用温水清洗,保持会阴部清洁	2		
			嘱产妇向会阴切口对侧卧位	2		
		拆线时间(5分)	切口一般3~5日拆线	5		
		整理用物(5分)	整理床单位及用品、洗手、记录	5		
	评价(5分)	询问产妇感觉		3		
		征求产妇意见		2		

续表

项目	考核内容	分值(100分)	得分	备注
操作质量(7分)	操作态度严肃认真,动作轻柔	2		
	操作程序正确	2		
	15分钟内完成操作	3		
人文关怀(8分)	态度和蔼、语气温和	2		
	尊重产妇,重视与产妇的沟通	3		
	注意保暖,注意产妇的舒适与安全	3		

（谢梅芳）

实训二十六　产后子宫复旧的评估

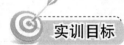

实训目标

1. 掌握产后子宫复旧评估及健康教育的内容。
2. 掌握产后子宫复旧的检查方法。
3. 学会子宫复旧异常情况的处理。

一、目的

评估产后子宫复旧情况,及时发现影响子宫复旧的因素。

二、评估

1. 产妇产后身体状况。
2. 产妇心理反应及合作程度。
3. 产后休养室环境是否清洁、安静、通风,室内温度、光线是否适宜。

三、准备

1. 助产士准备　着装规范,修剪指甲,清洁双手,戴口罩。
2. 产妇准备　产妇了解子宫复旧评估的目的和意义,并了解如何配合操作。嘱产妇排空膀胱。
3. 环境准备　休养室清洁安静,空气新鲜,光线适宜,调节室温在22~24℃,湿度适宜。
4. 物品准备　病床,护理人模型,屏风或床帘、聚血盆或产妇专用护理垫。

四、步骤

1. 操作准备　衣帽整洁,洗手,备齐用物,携至病床边,操作者站在产妇右侧。
2. 核对解释　核对床号、姓名,向产妇简要解释子宫复旧评估的目的和过程,取得产妇配合。

3. 保护产妇隐私　围好屏风或拉上床帘,让无关人员暂时离开。

4. 产妇体位　产妇取仰卧位、协助产妇脱去裤子,双下肢屈曲张开,暴露会阴部,臀下垫上聚血盆或产妇专用护理垫。

5. 产后2小时内的评估　于产后即刻、30分钟、1小时、2小时各观察1次子宫收缩、宫底高度、阴道出血情况及膀胱充盈情况,每次观察均应按压宫底、以免血块积压影响子宫收缩,更换会阴垫。胎盘娩出后,子宫迅速收缩,子宫圆而硬,宫底在脐平或脐下一横指。出血量达300ml应报告医生,遵医嘱抽血、交叉配血。

6. 双胎、羊水过多、妊娠合并心脏病等的产妇产后应用沙袋按压腹部,按压时间遵医嘱。

7. 送回病区前应按摩子宫统计产后2小时出血量,记录离开产房时间,与病区护士详细交接。

8. 回病区后2小时内严密观察宫缩情况及阴道出血量,每半小时按摩子宫1次,共4次。

9. 每日的评估　每日同一时间在排空膀胱后测量子宫底高度,检查其是否按子宫复旧规律下降(产后第1日略上升至脐平,以后每日下降1~2cm,产后10日子宫降入骨盆腔内,下腹部触不到宫底),同时观察恶露的量、颜色、气味。

10. 异常情况及其处理　子宫复旧太慢须考虑是否有胎盘胎膜残留,及时排空膀胱,按摩腹部(子宫底部),并遵医嘱给予子宫收缩剂;若恶露有异味,常提示有感染的可能,配合医师做好血及组织培养标本的采集及抗生素的应用。

11. 健康教育

(1)产后当天,禁止用热水袋外敷止痛,以免子宫肌肉松弛造成出血过多。

(2)鼓励产妇产后尽早解小便,以免膀胱过度充盈影响子宫缩复。

(3)鼓励产妇适当运动:经阴道分娩的产妇,产后6~12小时即可起床轻微活动,于产后第2日可在室内走动或做产褥期保健操,行会阴侧切或剖宫产的产妇,可适当推迟活动时间。

(4)饮食指导:避免食用辛、辣、冷等食物,多食水果、蔬菜防止便秘影响子宫收缩。

12. 整理用物归位,清洁双手、记录。

五、注意事项

1. 注意保护产妇的隐私,天冷时注意保暖。

2. 用物准备要齐全。

3. 操作时注意与产妇交流,随时观察产妇的反应。

4. 产后出现宫缩痛属于正常现象,如疼痛剧烈,遵医嘱给予止痛药。

六、自我评价

1. 是否掌握子宫复旧评估及健康教育的内容。

2. 子宫复旧检查的演示是否正确。

3. 是否注意保护产妇的隐私、保暖及安全。

4. 是否注意与产妇沟通,是否正确指导产妇配合。

5. 能否说出子宫复旧异常情况及其处理方法。

6. 是否关爱产妇。

七、思考题

1. 凡产褥期体温升高均为生殖道感染吗?

2. 王女士,初产妇,26 岁,足月妊娠,经会阴侧切产下一活男婴 3300g。术后 3 天发热达 39℃,宫底脐下一横指,宫体有压痛,下腹壁无反跳痛,恶露混浊,稍有异味,该产妇最可能的诊断是什么? 该如何处理?

产后子宫复旧的评估评分标准

班级:_____　　学号:_____　　姓名:_____　　得分:_____

项目		考核内容		分值(100分)	得分	备注
职业素养(5分)		报告班级、姓名、操作项目		1		
		着装规范、仪表端庄		2		
		举止沉着、语言表达清晰		2		
操作步骤(80分)	评估(5分)	环境是否符合操作要求		2		
		产妇产后身体状况、心理状况、合作程度		3		
	准备(5分)	助产士准备:着装规范、修剪指甲、洗手、戴口罩		1		
		环境准备:温度、湿度、光线适宜		1		
		用物准备:备齐用物,放置有序		3		
	实施(65分)	核对解释(3分)	核对床号、姓名	1		
			向产妇简要解释子宫复旧评估的目的和意义,取得产妇配合	2		
		保护隐私(2分)	屏风或床帘遮挡	2		
		产妇体位(3分)	产妇取仰卧位、协助产妇脱去裤子,双下肢屈曲张开,暴露会阴部,臀下垫上聚血盆或产妇专用护理垫	3		
		产后2小时内的评估(10分)	评估时间	5		
			评估内容	5		
		双胎、羊水过多、妊娠合并心脏病等的产妇产后应用沙袋按压腹部		2		
		送回病区前应按摩子宫统计产后2小时出血量,记录离开产房时间,与病区护士详细交接		2		
		回病区后2小时内严密观察宫缩情况及阴道出血量,每半小时按摩子宫1次,共4次		3		
		每日的评估(20分)	每日同一时间在排空膀胱后评估	5		
			测量子宫底高度,检查其是否按子宫复旧规律下降	5		
			子宫复旧规律	5		
			同时观察恶露的量、颜色、气味	5		

续表

项目			考核内容	分值 (100分)	得分	备注
操作 步骤 (80分)	实施 (65分)	异常情况及 其处理(10分)	子宫复旧异常情况：复旧太慢或恶露 异常	2		
			原因	4		
			处理	4		
		健康教育 (5分)	产后当天,禁止用热水袋外敷止痛,以 免子宫肌肉松弛造成出血过多	2		
			鼓励产妇产后尽早解小便,以免膀胱过 度充盈影响子宫缩复	1		
			鼓励产妇适当运动	1		
			饮食指导	1		
		整理用物(5分)	整理用物归位,清洁双手、记录	5		
	评价 (5分)	询问产妇感觉		3		
		征求产妇意见		2		
操作质量 (7分)	操作态度严肃认真,动作轻柔			2		
	操作程序正确			2		
	15分钟内完成操作			3		
人文关怀 (8分)	态度和蔼、语气温和			2		
	尊重产妇,重视与产妇的沟通			3		
	注意保暖,注意产妇的舒适与安全			3		

（谢梅芳）

实训二十七　母乳喂养及乳房护理

实训目标

1. 掌握母乳喂养技术。
2. 掌握哺乳前后乳房护理方法。
3. 具有指导产妇进行母乳喂养和进行乳房护理的能力。

一、目的

1. 刺激泌乳反射,促进乳汁分泌。
2. 促进产妇乳腺管通畅,减轻乳胀引起的不适。

3. 增加乳头的韧性,避免乳头皲裂,提高母乳喂养的质量。

4. 产妇掌握哺乳时母婴的正确体位,做到有效哺乳。

二、评估

1. 产妇的身体情况、乳房的情况、乳汁分泌情况。

2. 产妇掌握母乳喂养技巧程度。

3. 产妇对母乳喂养的认知、接受、掌握程度,母乳是否充足。

4. 新生儿日龄、体重、出生时 Apgar 评分、吸吮力。

三、准备

1. 助产士准备　仪表端庄,着装规范,修剪指甲、清洁双手。

2. 婴儿准备　排空大小便,为其更换清洁尿布。

3. 产妇准备　取舒适体位。

4. 环境准备　环境整洁安静,空气新鲜,光线柔和,调节室温在 22～24℃,湿度适宜,私密性好。

5. 物品准备　清洁毛巾、温水、脸盆,必要时备屏风。

四、步骤

1. 操作准备　衣帽整洁,洗手,备齐用物,携至床旁,必要时屏风遮挡。

2. 核对解释　核对母儿床号、姓名,讲解母乳喂养的好处。

3. 乳头准备　洗净双手,用温开水毛巾清洗乳头、乳晕后,湿热敷乳房 3～5 分钟,并轻轻按摩。

4. 哺乳体位　协助母亲和婴儿取均感舒适的体位,例如坐位、侧卧位或成环抱式等。体位舒适,全身肌肉放松,有利于乳汁排出。

5. 指导母亲正确的哺乳姿势

(1)婴儿的头和身体呈一直线。

(2)婴儿的身体面对并贴近母亲身体。

(3)母亲抱紧婴儿,一手托儿臀,同一手臂搂儿身,使婴儿的头和颈得到支撑。

(4)母儿必须紧密相贴,婴儿的脸朝向乳房,鼻头对着乳头,下颌碰到乳房。

6. 指导母亲另一手托乳房的方法

(1)将大拇指和其余四指分开。

(2)用大拇指放在婴儿鼻子齐平的乳房上侧。

(3)示指至小指四指并拢,紧贴在乳房下的胸壁上,用示指支撑乳房基底部,尽可能将乳房支撑到自然高度。

(4)5 个手指应放在乳晕上,不要离乳头太近。

(5)用手轻压乳房。改善乳房形态,易于婴儿含接。

7. 帮助婴儿正确含接乳头的方法

(1)母亲用乳头碰触婴儿的嘴唇,诱发婴儿觅食放射,当婴儿把嘴张大、舌向下的瞬间,托起乳头协助婴儿大口地把乳头及大部分乳晕含入口内。此时婴儿下唇向外翻,舌成勺状,环绕乳头,含接时可见到上方的乳晕比下方多,能看到婴儿慢而深的吸吮,有时会出现暂停,并听到吞咽的声音。

(2)母亲一手扶住乳房,防止乳房堵塞婴儿鼻孔,影响呼吸。

(3)防止婴儿的头因过度后仰而影响吞咽。

8. 哺乳结束后,用示指轻轻向下按压婴儿下颏,取出乳头。

9. 哺乳后,挤出少许乳汁,均匀涂在乳头和乳晕上,可预防乳头皲裂。

10. 哺乳结束后,将婴儿竖着抱起,让婴儿趴在母亲肩部,轻拍背部1～2分钟,排出胃内空气,以防吐奶。

11. 操作后处理

(1)协助母婴取舒适的姿势,交代注意事项。

(2)整理用物,清洁双手。

(3)记录。

五、注意事项

1. 做到按需哺乳,早开奶。

2. 哺乳前为婴儿更换清洁尿布。

3. 婴儿吸吮时,要防止其鼻部被乳房压迫及头部与颈部过度伸展造成吞咽困难。

4. 乳汁较少时,吸空一侧乳房再吸另一侧;乳汁较多时,每次可吸一侧乳房,下次再吸另一侧。

5. 患有乳腺炎时可酌情哺乳;若乳房肿胀,可用吸奶器吸出乳汁。

6. 哺乳期间母亲应佩戴合适的棉质胸罩,以起支托乳房和改善乳房血液循环的作用。

7. 切忌用肥皂、酒精等刺激性物品清洗乳房,以免引起局部皮肤干燥、皲裂。

8. 不要随便给新生儿添加水及其他饮料。

六、自我评价

1. 是否明确喂养前的准备工作。

2. 哺乳前后乳房护理的方法是否正确。

3. 产妇哺乳的姿势是否正确。

4. 产妇是否做到有效哺乳。

5. 是否注意保暖,减少暴露。

6. 产妇是否通过语言和非语言方式与新生儿进行情感交流。

七、思考题

1. 可以用肥皂清洗乳房吗? 为什么?

2. 哺乳结束后,如何防止婴儿吐奶?

3. 哺乳结束后,如何取出乳头? 为什么?

4. 如何指导产妇采取正确的哺乳姿势?

母乳喂养及乳房护理评分标准

班级：_____ 学号：_____ 姓名：_____ 得分：_____

项目		考核内容	分值（共100分）	得分	备注
职业素养（5分）		着装规范，仪表端庄	2		
		报告班级、姓名、操作项目	1		
		语言清晰，态度和蔼	2		
操作步骤（80分）	评估（10分）	产妇的身体情况、乳房的情况、乳汁分泌情况	3		
		产妇掌握母乳喂养技巧程度	2		
		产妇对母乳喂养的认知、接受、掌握程度，母乳是否充足	2		
		新生儿日龄、体重、出生时 Apgar 评分、吸吮力	2		
		环境是否符合操作要求	1		
	准备（10分）	助产士准备：仪表端庄，着装规范，修剪指甲，清洁双手	2		
		婴儿准备：排空大小便，更换清洁尿布	2		
		产妇准备：取舒适体位，坐位或侧卧位	2		
		环境准备：整洁、安静、温湿度适宜，光线柔和，私密性好	2		
		物品准备：备齐用物、放置有序	2		
	实施（55分）	**核对解释（5分）** 核对母婴床号和姓名；解释操作目的、过程	5		
		乳房准备（6分） 洗净双手	2		
		用温开水毛巾清洗乳头、乳晕后	2		
		湿热敷乳房 3～5 分钟，并轻按摩	2		
		哺乳体位（2分） 协助母亲和婴儿均感舒适的体位，例如坐位或侧卧位	2		
		哺乳姿势（8分） 婴儿的头和身体呈一直线	2		
		婴儿的身体面对并贴近母亲身体	2		
		母亲抱紧婴儿，一手托儿臀，同一手臂搂儿身，使婴儿的头和颈得到支撑	2		
		母儿必须紧密相贴，婴儿的脸朝向乳房，鼻头对着乳头，下颌碰到乳房	2		
		手托乳房的方法（8分） 将大拇指和其余四指分开	1		
		用大拇指放在婴儿鼻子齐平的乳房上侧	1		
		示指至小指四指并拢，紧贴在乳房下的胸壁上，用示指支撑乳房基底部，尽可能将乳房支撑到自然高度	2		
		5 个手指应放在乳晕上，不要离乳头太近	2		
		用手轻压乳房。改善乳房形态，易于婴儿含接	2		
		婴儿正确含接乳头的方法（10分） 母亲用乳头碰触婴儿的嘴唇，诱发婴儿觅食放射	2		
		当婴儿把嘴张大、舌向下的瞬间	2		
		托起乳头协助婴儿大口地把乳头及大部分乳晕含入口内	2		

续表

项目			考核内容	分值 (共100分)	得分	备注
操作 步骤 (80分)	实施 (55分)	婴儿正确 含接乳头的 方法(10分)	母亲一手扶住乳房,防止乳房堵塞婴儿鼻孔	2		
			防止婴儿的头因过度后仰而影响吞咽	2		
		取出乳头 (3分)	哺乳结束后,用示指轻轻向下按压婴儿下 颌,取出乳头	3		
		防止吐奶 (5分)	哺乳结束后,将婴儿竖着抱起,轻拍背部1~ 2分钟	3		
			排出胃内空气,以防吐奶	2		
		操作后处理 (8分)	协助母婴取舒适的姿势	2		
			交代注意事项	2		
			整理用物,清洁双手	2		
			记录	2		
	评价 (5分)		询问产妇感觉	2		
			观察婴儿吸吮力、吞咽声音	3		
操作质量 (7分)			操作流程正确	2		
			操作熟练	2		
			15分钟内完成操作	3		
人文关怀 (8分)			态度和蔼、语气温和	2		
			尊重产妇,重视与产妇的沟通	3		
			有爱心,耐心,注意保暖,避免过度暴露产妇和新生儿	3		

(张　露)

实训二十八　产后保健操

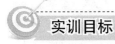 实训目标

1. 掌握产后保健操的动作要领。
2. 熟悉每种动作锻炼的部位。
3. 学会与产妇沟通。

一、目的

1. 促进产妇腹壁和盆底肌肉张力的恢复,避免腹壁皮肤过度松弛,预防尿失禁、膀胱直肠膨出及子宫脱垂。

2. 促进产妇积极参与自我护理,增强对未来生活及新角色功能的自信心。

二、评估

1. 产妇的生命体征、分娩方式及子宫复旧等情况。

2. 适宜产妇实施的动作。

3. 产妇及家属对产后保健操的认知程度。

三、准备

1. 助产士准备　仪表端庄,着装规范,修剪指甲,清洁双手,熟悉产后保健操,向产妇讲解主要内容及动作要领。

2. 产妇准备　了解产后保健操的目的、内容与注意事项;排空膀胱,穿着宽松运动服装;根据自己的情况进行练习。

3. 环境准备　环境整洁安静,空间较宽敞,空气新鲜,光线适宜,调节室温、湿度适宜,播放轻柔舒缓的音乐。

4. 物品准备　清洁毛巾,运动所需物品(尺寸与产妇身长适中的垫子平放于地面)。

四、步骤

1. 核对解释　核对产妇床号、姓名,向产妇解释产后保健操的目的、内容,取得产妇配合。

2. 边示范边讲解动作要领。

(1)第一节:仰卧,深吸气,收腹部,然后呼气。

(2)第二节:仰卧,两臂直放于身旁,进行缩肛与放松动作。

(3)第三节:仰卧,两臂直放于身旁,双腿轮流上举和并举,与身体呈直角。

(4)第四节:仰卧,双上肢置于身体两侧,髋与腿放松,分开稍屈,脚底放在床上,尽力抬高臀部及背部。

(5)第五节:仰卧起坐。

(6)第六节:跪姿,双膝分开,肩肘垂直,双手平放床上,腰部进行左右旋转动作。

(7)第七节:跪姿,全身运动,双臂支撑在床上,左右腿交替向背后高举。

3. 保健操结束后,检查产妇是否掌握动作要领,询问产妇有无不适,嘱其多饮水,交代注意事项。

4. 整理用物,洗手,记录。

五、注意事项

1. 产后保健操一般在产后第 2 日开始,每 1～2 日增加一节,每节做 8～16 次。出院后继续做健身操直至产后 6 周。

2. 6 周后应选择新的锻炼方式坚持锻炼。

3. 运动量应该根据产妇的情况,由小到大、由弱到强、循序渐进地练习。

4. 产后不应过早做重体力劳动,以免造成阴道壁膨出和子宫脱垂。

六、自我评价

1. 产后保健操的讲解是否清楚。

2. 产后保健操的动作流程是否正确。

3. 产后保健操的动作示范是否正确。

4. 产妇是否掌握产后保健操的内容并正确运用。

5. 是否注意与产妇的交流,态度是否和蔼。

七、思考题

1. 产后保健操的目的是什么?

2. 助产士应告知产妇在做产后保健操时应注意些什么?

产后保健操评分标准

班级:_____ 学号:_____ 姓名:_____ 得分:_____

项目		考核内容	分值 (共100分)	得分	备注
职业素养 (5分)		着装规范,仪表端庄	2		
		报告班级、姓名、操作项目	1		
		语言清晰,态度和蔼	2		
操作 步骤 (80分)	评估 (5分)	产妇的生命体征、分娩方式及子宫复旧等情况	3		
		适宜产妇实施的动作	1		
		产妇及家属对产后保健操的认知程度	1		
	准备 (5分)	助产士准备:仪表端庄,着装规范,修剪指甲,清洁双手	1		
		环境准备:温度适宜,空间较宽敞,播放轻柔舒缓的音乐	1		
		用物准备:备齐用物,放置有序	1		
		产妇准备:了解产后保健操的目的、内容,根据自己的情况进行练习	2		
	实施 (65分)	核对解释,取得产妇配合	5		
		仰卧于垫子上,边示范边讲解	5		
		第一节:仰卧,深吸气,收腹部,然后呼气	6		
		第二节:仰卧,两臂直放于身旁,进行缩肛与放松动作	6		
		第三节:仰卧,两臂直放于身旁,双腿轮流上举和并举,与身体呈直角	6		
		第四节:仰卧,双上肢置于身体两侧,髋与腿放松,分开稍屈,脚底放在床上,尽力抬高臀部及背部	6		
		第五节:仰卧起坐	6		
		第六节:跪姿,双膝分开,肩肘垂直,双手平放床上,腰部进行左右旋转动作	6		
		第七节:跪姿,全身运动,双臂支撑在床上,左右腿交替向背后高举	6		
	操作后处理 (13分)	询问产妇有无不适感觉,嘱其适当休息、多饮水	4		
		检查产妇是否掌握动作要领	4		
		交代注意事项	3		
		整理用物,清洁双手,记录	2		

续表

项目	考核内容		分值 （共100分）	得分	备注
操作步骤 （80分）	评价 （5分）	询问产妇感受	3		
		征求产妇意见	2		
操作质量 （10分）	示范正确		4		
	讲解清楚		4		
	15分钟内完成操作		2		
人文关怀 （5分）	态度和蔼、语气温和		2		
	尊重产妇，重视与产妇的沟通		3		

（张　露）

实训二十九　会阴湿热敷

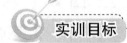

实训目标

1. 掌握会阴湿热敷的目的。
2. 掌握会阴湿热敷的常用药物和操作步骤。
3. 学会为产妇正确进行会阴湿热敷的操作。
4. 学会关心、爱护、体贴产妇。

一、目的

1. 促进血液循环，加速局部新陈代谢，增强白细胞的吞噬功能，刺激局部组织的生长和修复，从而达到消炎、消肿，促进伤口愈合的目的。常用于会阴水肿、陈旧性血肿、伤口硬结及早期感染等产妇。

2. 降低神经末梢的兴奋性，缓解局部疼痛。

二、评估

1. 询问产妇有无会阴肿胀、疼痛及行走困难等症状。
2. 检查会阴有无水肿、血肿，会阴伤口有无硬结及早期感染等征象。

三、准备

1. 助产士准备　着装规范，衣帽整洁，修剪指甲，清洁双手，戴口罩。
2. 产妇准备　排空膀胱。
3. 环境准备　环境整洁安静，空气新鲜，光线适宜，调节室温在22~24℃，湿度适宜。

请家属暂时离开病房,必要时屏风遮挡。

4. 物品准备　会阴侧切模型、推车、会阴擦洗盘1只、橡皮单1块、治疗巾或一次性会阴垫1块、棉垫1个、消毒纱布块若干、治疗碗1个、消毒弯盘2个、长镊子3把、碘伏棉球、凡士林纱布、50%硫酸镁或95%乙醇、热源、水温计、屏风等。

四、步骤

1. 操作准备　衣帽整洁,洗手,备齐用物,携至床旁。操作者站在产妇右侧。
2. 核对解释　核对产妇床号、姓名,解释操作目的和操作步骤,鼓励产妇积极配合。
3. 安置体位　产妇排空膀胱取屈膝仰卧位,暴露外阴,注意保暖。
4. 会阴擦洗　臀下垫橡皮单、治疗巾或一次性会阴垫,用长镊子夹取碘伏棉球按会阴消毒顺序擦洗会阴,一般擦洗3遍,清除会阴局部污垢。
5. 湿热敷　盖上凡士林纱布,将消毒纱布块在加热的溶液(一般为41~48℃)中浸湿,在对侧腕部试温,以不烫手为宜,用长镊子拧至不滴水后置于凡士林纱布外,再盖上棉布垫保温。每次热敷的面积为病灶范围的2倍。3~5分钟更换一次热敷垫,也可外放热水袋,延长更换时间。每次热敷15~30分钟,每日2~3次。
6. 操作后处理　热敷完毕,更换新的会阴垫,整理床单位,清洁双手,协助产妇取舒适卧位。

五、注意事项

1. 操作时态度认真,动作敏捷,程序清晰,严格遵守无菌操作,关心、尊重产妇。
2. 会阴湿热敷的温度不宜过高,以免烫伤,对休克、虚脱、昏迷及术后感觉不灵敏者尤应警惕。
3. 每次会阴湿热敷的面积为病灶范围的2倍。
4. 在热敷过程中,随时评价热敷效果,注意观察皮肤颜色,并为产妇提供一切生活护理。

六、自我评价

1. 是否明确会阴湿热敷的准备工作。
2. 会阴湿热敷的操作程序是否正确。
3. 操作过程中是否注意保暖,是否保护产妇的隐私。
4. 操作过程中是否注意与产妇交流,是否关心、体贴产妇。

七、思考题

1. 会阴湿热敷的目的是什么?
2. 会阴湿热敷的常用药物有哪些?
3. 会阴湿热敷药液的温度是多少?
4. 会阴湿热敷过程中热敷垫如何保温?
5. 会阴湿热敷的注意事项有哪些?

会阴湿热敷评分标准

班级：_____ 学号：_____ 姓名：_____ 得分：_____

项目	考核内容		分值 (共100分)	得分	备注
职业素养 (5分)	着装规范,仪表端庄		2		
	报告班级、姓名、操作项目		1		
	语言清晰,态度和蔼、语气温和		2		
操作步骤 (80分)	评估 (5分)	询问产妇有无会阴肿胀、疼痛及行走困难等症状	2		
		检查会阴有无水肿、血肿,会阴伤口有无硬结及早期感染等	3		
	准备 (5分)	助产士准备:着装规范、衣帽整洁、修剪指甲、洗手、戴口罩	1		
		环境准备:调节室温、光线适宜,屏风遮挡	1		
		用物准备:用物备齐、放置有序	2		
		产妇准备:排空膀胱	1		
	实施 (65分)	核对解释 (5分) 核对产妇床号和姓名,确保准确无误	2		
		解释操作目的和操作方法	3		
		安置体位 (5分) 操作者站在产妇右侧	2		
		产妇取屈膝仰卧位,暴露外阴	3		
		会阴擦洗 (10分) 臀下垫橡皮单、治疗巾或一次性会阴垫	2		
		用长镊子夹取碘伏棉球按会阴消毒顺序擦洗会阴	8		
		湿热敷 (40分) 盖上凡士林纱布	5		
		将纱布在加热的溶液中浸湿,温度一般为41～48℃,在对侧腕部试温,以不烫手为宜,用长镊子拧至不滴水后置于凡士林纱布外,再盖上棉垫保温,每次热敷的面积为病灶范围的2倍	15		
		每3～5分钟更换热敷垫一次,亦可将热水袋放在棉垫外,延长更换时间,一次热敷15～30分钟	15		
		在热敷过程中,随时评价热敷效果,观察皮肤的颜色,为产妇提供必要的生活护理	5		
		操作后处理 (5分) 更换新的会阴垫,整理床单位,清洁双手	3		
		协助产妇取舒适卧位	2		
	评价 (5分)	询问产妇感觉	3		
		征求产妇意见	2		
操作质量 (7分)	操作流程正确		2		
	操作认真、动作熟练		2		
	15分钟内完成操作		3		
人文关怀 (8分)	态度和蔼、语气温和		2		
	尊重产妇、重视与产妇的沟通		3		
	注意保暖,注意产妇的舒适与安全		3		

(李淑文)

实训三十　会阴红外线照射

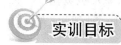

实训目标

1. 掌握会阴红外线照射的目的和操作步骤。
2. 能独立完成会阴红外线照射的物品准备。
3. 能按操作程序独立完成会阴红外线照射的操作。
4. 学会关心、爱护、体贴产妇。

一、目的

1. 利用红外线的热作用,使局部血管扩张、血液循环加快,加速炎性产物和血块的吸收及消散,具有局部抗感染、消肿的作用。常用于会阴水肿、陈旧性血肿、伤口硬结及早期感染等产妇。

2. 红外线热作用还可降低神经末梢的兴奋性,减轻局部疼痛。

二、评估

1. 询问产妇有无会阴肿胀、疼痛及行走困难等症状。
2. 检查会阴有无水肿、血肿,会阴伤口有无硬结及早期感染等征象。

三、准备

1. 助产士准备　着装规范,衣帽整洁,修剪指甲、清洁双手,戴口罩。
2. 产妇准备　排空膀胱。
3. 环境准备　环境整洁安静,空气新鲜,光线适宜,调节室温在22～24℃,湿度适宜。请家属暂时离开病房,必要时屏风遮挡。
4. 物品准备　会阴侧切模型、红外线烤灯1个、橡皮单1块、一次性会阴垫1块、腿套1副、屏风等。

四、步骤

1. 操作准备　衣帽整洁,洗手,备齐用物,携至床旁,操作者站在产妇右侧。
2. 核对解释　核对产妇床号、姓名,解释操作目的和操作步骤,鼓励产妇积极配合。
3. 安置体位　产妇排空膀胱取屈膝仰卧位,暴露外阴,臀下垫橡皮单或一次性会阴垫,为产妇套上腿套,注意保暖。
4. 调节照射距离　将灯头移至距离会阴部30～50cm处,打开开关,根据产妇感觉再次调节灯距。
5. 照射时间　每次照射时间为20～30分钟,每日照射2次。
6. 操作后处理　照射完毕后,撤去用物,更换新的会阴垫,整理床单位,清洁双手,协助产妇取舒适卧位,向产妇说明照射情况,交代注意事项。

五、注意事项

1. 照射治疗前,向产妇讲明注意事项,嘱产妇不要随意移动身体,以免发生烫伤。

2. 照射过程中,应加强巡视,注意产妇有无头晕、心悸等现象,会阴局部皮肤有无发红、水疱、灼痛等异常现象,必要时停止照射。

3. 严格掌握照射距离及照射时间,照射距离为 30~50cm,每次照射时间为 20~30 分钟,每日照射 2 次。

4. 随时评价会阴红外线照射的效果,并为产妇提供适当的生活护理。

六、自我评价

1. 是否明确会阴红外线照射的准备工作。

2. 会阴红外线照射的距离和时间是否正确。

3. 操作过程中是否注意保暖,是否保护产妇的隐私。

4. 操作过程中是否注意与产妇的交流,是否关心、体贴产妇。

七、思考题

1. 会阴红外线照射的目的是什么?

2. 会阴红外线照射的照射距离是多少?

3. 会阴红外线照射每次多长时间?

4. 会阴红外线照射的注意事项有哪些?

会阴红外线照射评分标准

班级:＿＿＿＿＿＿ 学号:＿＿＿＿＿＿ 姓名:＿＿＿＿＿＿ 得分:＿＿＿＿＿＿

项目	考核内容		分值(共100分)	得分	备注
职业素养(5分)	着装规范,仪表端庄		2		
	报告班级、姓名、操作项目		1		
	语言清晰,态度和蔼、语气温和		2		
操作步骤(80分)	评估(5分)	询问产妇有无会阴肿胀、疼痛及行走困难等症状	2		
		检查会阴有无水肿、血肿,会阴伤口有无硬结及早期感染等	3		
	准备(5分)	助产士准备:着装规范、衣帽整洁、修剪指甲、洗手、戴口罩	1		
		环境准备:调节室温、光线适宜,屏风遮挡	1		
		用物准备:用物备齐、放置有序	2		
		产妇准备:排空膀胱	1		
	实施(65分)	核对解释(5分) 核对产妇床号和姓名,确保准确无误	2		
		解释操作目的和操作方法	3		
		安置体位(5分) 操作者站在产妇右侧	2		
		产妇取屈膝仰卧位,暴露外阴	3		

续表

项目			考核内容	分值(共100分)	得分	备注
操作步骤(80分)	实施(65分)	照射前(10分)	给产妇臀下垫橡皮单或一次性会阴垫	2		
			给产妇套上腿套	4		
			向产妇讲明注意事项,嘱产妇不要随意移动身体,以免发生烫伤	4		
		照射(40分)	调节照射距离,将灯头移至距离会阴部30~50cm处,打开开关	10		
			根据产妇感觉再次调节灯距	5		
			每次照射时间为20~30分钟	5		
			照射过程中,加强巡视,注意产妇有无头晕、心悸等现象,有异常及时停止照射	10		
			照射过程中随时评价照射的效果,观察会阴局部皮肤有无发红、水疱、灼痛等异常现象,为产妇提供必要的生活护理	10		
		照射后(5分)	向产妇说明照射情况,交代注意事项	2		
			更换新的会阴垫,整理床单位,清洁双手	2		
			协助产妇取舒适卧位	1		
	评价(5分)		询问产妇感觉	3		
			征求产妇意见	2		
操作质量(7分)			操作流程正确	2		
			操作熟练	2		
			15分钟内完成操作	3		
人文关怀(8分)			态度和蔼、语气温和	2		
			尊重产妇、重视与产妇的沟通	3		
			注意保暖,注意产妇的舒适与安全	3		

(李淑文)

新生儿护理实训

实训三十一　　新生儿预防接种

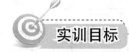

实训目标

1. 掌握新生儿预防接种的目的和意义。
2. 掌握新生儿预防接种的适应证和禁忌证。
3. 掌握新生儿预防接种的护理操作。

一、目的

1. 通过接种疫苗使新生儿获得相应传染病的免疫力,是传染病免疫预防的具体实施。
2. 通过给新生儿注射乙型肝炎疫苗和乙型肝炎免疫球蛋白,阻断 HBsAg 阳性母亲的母婴传播。

二、评估

1. 详细询问新生儿出生情况,评估新生儿的一般状况、体温、生命体征等。
2. 新生儿注射部位的皮肤状况,有无炎症、损伤、瘢痕、硬结、皮肤病等。
3. 备物环境按无菌操作要求进行,注射环境整洁安静,光线适宜。

三、准备

1. 助产士准备　着装规范,修剪指甲,清洁双手,戴口罩。
2. 新生儿准备　新生儿家属了解预防接种的目的、过程和注意事项,并了解如何配合操作。
3. 环境准备　整洁、安静,室温、湿度、光线适宜,符合无菌要求。
4. 物品准备　注射模型,注射盘,无菌持物镊罐,无菌纱布,无菌棉签,0.2% 碘伏,砂轮,弯盘,洗手消毒液,开瓶器,无菌手套,一次性注射器,药液(如结核菌素、乙型肝炎疫苗、乙型肝炎免疫球蛋白),注射本。

四、步骤

1. 操作准备　着装整齐,戴口罩,洗手,熟悉接种药物的用法及药理作用。备齐用物,嘱家属将新生儿抱至婴儿注射室。

2. 核对解释　核对床号、姓名、出生日期、住院号、出生体重,查看新生儿预防接种卡,确定疫苗的种类,排除接种禁忌证。向家属简要解释操作目的和步骤,取得家属的配合。

3. 将新生儿安放在婴儿注射床上。

4. 查看疫苗包装、生产日期、有效期;检查安瓿有无破裂;疫苗是否混浊污染;冻干疫苗有无菌苗溶解等现象;核对疫苗名称、剂型、剂量;检查一次性注射器的包装有无漏气、核对批号、生产日期和有效期等。抽好药液备用。

（一）卡介苗的接种（皮内注射法）

1. 接种时间　出生后 12~24 小时内。

2. 选择注射部位　左上臂三角肌下端外缘皮内。

3. 预防的疾病　结核病。

4. 用 75% 乙醇消毒皮肤,待干,再次查对已抽好药液的针筒并排尽空气。

5. 一手绷紧局部皮肤,一手平持注射器,针头斜面向上,与皮肤呈 5° 刺入皮内。待针头斜面完全进入皮内后,放平注射器,固定针栓,注入药液 0.1ml,使局部隆起呈半球状直径 2~3mm 的皮丘。注射完毕,迅速拔出针头。

6. 再次查对,安置新生儿。

7. 清理用物,洗手并记录。

8. 健康教育:新生儿出生后未能接种卡介苗者,可在 2 个月内补种。向其父母详细说明接种卡介苗的作用与接种后的反应。

(1)接种后正常反应:卡介苗接种后 2~3 周,局部出现红肿硬结,继之中间出现脓疱或溃疡,2~3 个月,待脓痂脱落后留下一永久性圆形瘢痕。

(2)接种后异常反应:卡介苗接种后局部出现红肿、脓疱、严重溃疡、腋下淋巴结肿大,甚至形成脓肿,应进一步检查。

（二）乙肝疫苗的接种（肌内注射法）

1. 主动免疫　HBsAg 阴性母亲所生的新生儿,于出生后 24 小时内、1 个月、6 个月各接种一次疫苗,每次剂量如用重组酵母乙型肝炎疫苗均为 $5\mu g$,如用中国仓鼠卵母细胞(CHO)乙型肝炎疫苗 $10\mu g$,共 3 次。

2. 联合免疫　HBsAg 阳性或 HBsAg/HBeAg 双阳性母亲所生的新生儿,联合应用特异性高效价免疫球蛋白 HBIG(乙型肝炎免疫球蛋白)和乙型肝炎疫苗,可使 95% 的 HBsAg/HBeAg 双阳性母亲所生的新生儿受到保护。目前推荐的方案有两个,可以任选一种。

(1)HBIG≥100IU 生后 12 小时内肌内注射,乙型肝炎疫苗用重组酵母乙型肝炎疫苗剂量为 $10\mu g$ 或用中国仓鼠卵母细胞(CHO)乙型肝炎疫苗 $20\mu g$,在生后 12 小时内另侧肌内注射,此后 1 个月和 6 个月时再各注射一次。这样可显著提高阻断母婴传播的效果。

(2)HBIG 注射同上,1 个月后再注射第 2 针 HBIG,并同时在不同部位接种一针重组酵母乙型肝炎疫苗剂量为 $10\mu g$ 或用中国仓鼠卵母细胞(CHO)乙型肝炎疫苗 $20\mu g$,间隔 1 个月和 6 个月分别接种第 2 针和第 3 针乙型肝炎疫苗(各 $10\mu g$ 重组酵母乙型肝炎疫苗或 $20\mu g$ CHO 乙型肝炎疫苗)。后者不如前者方便,但其保护率高于前者。

3. 选择注射部位　右上臂三角肌或大腿前部外侧肌肉内。

4. 戴手套,用 75% 乙醇消毒皮肤,待干,再次查对已抽好药液的针筒并排尽空气。

5. 一手绷紧局部皮肤,一手持注射器,示指固定针栓,针头斜面向上,与皮肤呈 $45°\sim60°$,快速将针体的 $1/2\sim2/3$ 刺入三角肌内。松开绷皮肤的手,抽动活塞,如无回血,缓慢推注药液。

6. 注射完毕,用干棉签轻压针刺处,快速拔针后按压片刻至不出血为止。

7. 再次查对,安置新生儿。清理用物,洗手并记录。

8. 健康教育

(1)新生儿在其出生 12 小时内注射 HBIG 和乙型肝炎疫苗后,可接受 HBsAg 阳性母亲哺乳。

(2)乙肝疫苗接种后一般没有反应,个别有局部轻度红肿、疼痛症状,很快会消退。

(3)在周岁时复查免疫情况,免疫成功者,$3\sim5$ 年加强;失败者应重复基础免疫。

五、注意事项

1. 严格执行查对制度和无菌操作原则,严格遵守消毒隔离原则。

2. 严格遵守无菌操作规程,接种用具须一人一针一筒,用毕后先消毒后清洁处理。

3. 同时接种 2 种疫苗时,应该分别接种于不同部位。卡介苗一般接种在左侧上臂。

4. 注射部位、剂量、操作方法等应做到准确无误。

5. 禁忌证:早产儿或难产儿、体温在 37.5℃以上或体重低于 2500g 的新生儿,以及有其他严重急慢性疾病待查者或湿疹等暂缓接种,对疑有先天性免疫缺陷的新生儿绝对禁忌接种疫苗。

6. 卡介苗应保存在阴凉处(2~8℃),接种前需先振荡菌苗使之均匀,安瓿打开应在半小时内用完,不可在阳光下接种,否则影响效果。

7. 卡介苗接种时忌用碘酊消毒,以免影响对局部反应的观察。

8. 卡介苗接种时注意进针的角度和深度,以针头斜面全部进入皮下即可,以免将药液注入皮下引起局部淋巴结肿胀及溃烂。

9. 卡介苗接种拔针后切勿按揉皮丘或揉擦局部以免引起菌苗漏出。

10. 卡介苗为低度毒性活结核分枝杆菌,多余的菌苗应焚烧处理,不可乱丢。

11. 卡介苗接种者年龄如在 2 个月以上,接种前应先做结核菌素试验(1:2000),阴性才能接种,只接种一次。

六、自我评价

1. 是否掌握新生儿预防接种的目的和注意事项。

2. 是否掌握新生儿预防接种的适应证和禁忌证。

3. 是否准确掌握新生儿预防接种的注射部位、剂量、操作方法。

4. 新生儿预防接种的操作程序是否正确。

5. 是否注意无菌操作,操作动作是否规范、熟练。

6. 操作后是否做好健康教育。

七、思考题

1. 新生儿疑有脐部感染,医嘱口服抗生素,这时可以进行预防接种吗?

2. 为了减轻注射局部的疼痛,利于药液的吸收,肌内注射还有其他技巧吗?

3. 卡介苗接种时如果进针角度过大会导致什么严重的后果?

新生儿预防接种评分标准

班级:_____ 学号:_____ 姓名:_____ 得分:_____

项目		考核内容		分值 (100分)	得分	备注
职业素养 (5分)		报告班级、姓名、操作项目		1		
		着装规范、仪表端庄		2		
		举止沉着、语言表达清晰		2		
操作 步骤 (80分)	评估 (3分)	环境是否符合操作要求		1		
		新生儿出生情况、身体状况;注射部位皮肤情况		2		
	准备 (5分)	助产士准备:着装规范、修剪指甲、清洁双手、戴口罩		1		
		环境准备:备物环境符合无菌要求,注射环境温度、光线适宜		2		
		用物准备:备齐用物,放置有序		2		
	实施 (70分)	核对解释 (5分)	核对床号、姓名、出生日期、住院号,查看新生儿预防接种卡,确定疫苗的种类,排除接种禁忌证	2		
			向新生儿父母简要解释预防接种的目的和意义,取得父母配合	3		
		将新生儿安放在婴儿注射床上		1		
		查看疫苗包装、生产日期、有效期、检查安瓿有无破裂、疫苗是否混浊污染。冻干疫苗有无菌苗溶解等现象,核对疫苗名称、剂型、剂量,检查一次性注射器的包装有无漏气、核对批号、生产日期和有效期等,抽好药液备用		2		
		卡介苗接种 (25分)	接种时间	5		注射方法 错误本项 不得分
			注射部位、预防的疾病	5		
			注射操作	5		
			再次查对、安置新生儿、清理用物等	5		
			健康教育	5		
		乙肝疫苗接种 (25分)	主动免疫	5		注射方法 错误本项 不得分
			联合免疫	5		
			注射部位	5		
			注射操作	5		
			健康教育	5		
		注意事项 (8分)	预防接种的注意事项	4		
			卡介苗接种的注意事项	4		
		操作后处理 (4分)	向新生儿父母说明接种情况,交代注意事项	3		
			整理用物,清洁双手	1		

续表

项目		考核内容	分值 (100分)	得分	备注
操作步骤 (80分)	评价 (2分)	婴儿反应情况	1		
		注射部位情况	1		
操作质量 (7分)		操作态度严肃认真,动作轻柔	2		
		操作程序正确	2		
		15分钟内完成操作	3		
人文关怀 (8分)		态度和蔼,语气温和	4		
		关心爱护新生儿	4		

(谢梅芳)

实训三十二　新生儿沐浴

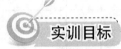

实训目标

1. 掌握新生儿沐浴的方法和注意事项。
2. 学会判断新生儿全身皮肤是否正常。
3. 学会正确护理新生儿脐部。

一、目的

1. 通过沐浴可为新生儿清洁皮肤、清除胎脂,促进舒适,预防感染。
2. 通过沐浴可活动新生儿四肢、促进血液循环,利于新生儿生长发育。
3. 通过沐浴利于观察新生儿的全身皮肤情况。

二、评估

1. 了解新生儿的出生情况、评估新生儿的生命体征、进食、大小便等一般状况。
2. 评估新生儿全身肢体活动、皮肤是否正常、脐部情况。

三、准备

1. 助产士准备　着装规范,修剪指甲,清洁双手,戴口罩、帽子,穿好橡皮围裙。
2. 新生儿准备　喂奶后1小时,或两次喂奶之间。
3. 环境准备　调节室内温度26~28℃,避免对流风,调节水温38~42℃,灯光柔和,播放轻音乐。

4. 物品准备

(1)新生儿模型、沐浴操作台、沐浴装置(车)或浴盆、无刺激性洗发沐浴液、大毛巾1条、小方巾2块、纸尿裤、干净衣服、包被。

(2)爽身粉、护臀霜、液状石蜡、安尔碘、2%碘酊、75%乙醇、消毒棉签、脐带卷(或一次性脐带包)等。

(3)新生儿电子称、记录本、笔,必要时备制霉菌素甘油、2%苏打水。

四、步骤

1. 操作准备　衣帽整洁,洗手,备齐用物,携至床旁,放置妥当。

2. 核对解释　核对母儿床号、姓名、标识牌和腕带,向母亲解释沐浴的目的和过程。

3. 铺开包被、摆好干净衣服、纸尿裤。

4. 脱衣观察　操作者站在新生儿的右侧

(1)松解包布,脱去衣服,核对胸部标识和腕带信息。观察全身皮肤情况。

(2)观察新生儿口腔、耳后、颈部皮肤是否有异常。

(3)解开尿布,有大小便异常立即报告医师。

(4)将脱下的新生儿衣服包裹腹部。

5. 用大毛巾包裹新生儿。

6. 擦洗面部　用右手手背试水温、将小方巾在水中浸湿后挤干,依次擦洗双眼(由内眦到外眦擦拭,用毛巾的一面擦拭一侧眼睛,换方巾的另一侧擦拭另一侧眼睛);然后擦洗面部,顺序是:从额部→鼻翼→面部→下颌;最后擦洗双耳,擦耳时由内向外。

7. 洗头部　左前臂环抱起新生儿,将新生儿双下肢挟于操作者左侧腋下,左手托着新生儿枕部,拇指和中指分别将新生儿双耳廓向前反折,堵住外耳道,防止水流入耳内。右手先用水弄湿头发,挤少许洗发液于手上揉搓均匀后涂在新生儿头部,清洗头、颈、耳后,然后用水洗掉泡沫、擦干头发。

8. 洗全身　解开大毛巾,去除尿布。右手试水温。将新生儿颈部枕于操作者左侧肘部,操作者左手握住新生儿左上臂,右手握住其双足,抱起婴儿放于沐浴垫上,用小方巾沾温水洗擦全身皮肤,挤少许沐浴露于手上揉搓均匀后依次洗颈部→腋下→上肢→手→胸→腹→下肢→脚→腹股沟→会阴;左右手交接使新生儿俯卧在操作者的右前臂,右手握住新生儿的左上臂,左手同法洗新生儿后项、背部、臀部。特别注意清洗皮肤皱褶处,观察肢体活动情况,注意全身皮肤有无异常情况。

9. 洗毕,用大毛巾包裹全身,吸干水分。胎脂用液状石蜡棉签轻拭,皮肤皱褶处均匀涂上少许爽身粉。

10. 脐部护理　用棉签沾安尔碘常规消毒脐部。脐部若潮湿、有分泌物时应用2%碘酊、75%乙醇涂脐部进行消毒处理,必要时报告医师。脐带未脱者用脐带卷包脐部。出生超过48小时脐带未脱落者予以剪脐,预防脐部感染;剪脐后需观察新生儿脐部伤口情况,如有渗血及时处理。

11. 棉签沾鞣酸软膏擦臀部,预防红臀。

12. 沐浴后处理

(1)为新生儿称体重。

(2)为新生儿垫上纸尿裤,穿好衣服,包好包布,注意核对新生儿胸部标识和手腕带信息。

(3)抱婴儿至母亲身边,再次核对无误后协助哺乳。

(4)向母亲说明沐浴情况,交代注意事项。

(5)整理沐浴用物,清洁双手。

(6)记录新生儿体重及大小便情况。

五、注意事项

1. 每日沐浴前应观察脐带残端是否干燥、有无分泌物,脐轮有无红肿。脐部有异常者不宜沐浴。

2. 新生儿出生后体温未稳定前不宜沐浴。

3. 沐浴应在喂奶后 1 小时进行,以防止哭闹或溢奶。

4. 为每个新生儿沐浴前后操作者均应洗手,避免交叉感染。

5. 动作稳重、轻快,勿滑脱,勿使水进入新生儿的眼、耳、口、鼻内。

6. 注意保暖,注意观察新生儿的反应及全身皮肤有无异常,尤其注意腋下、腹股沟、颈下皱褶处情况。

7. 注意室温和水温,以免着凉及皮肤烫伤。

8. 胎脂厚或结痂者不宜强行洗去,可涂植物油后次日再洗。

9. 洗面部时禁用肥皂水或沐浴液。颈下扑爽身粉时要用手掌遮盖婴儿口鼻,防止粉末吸入呼吸道。

10. 在沐浴室沐浴时认真做好查对制度,预防抱错婴儿。

11. 新生儿眼睛发红、肿胀、分泌物多应报告医生,必要时做涂片监测淋菌。

12. 新生儿口腔黏膜嫩,不宜擦洗,以免造成损伤引起感染,如有白色念珠菌感染,于新生儿哺乳后 4 小时涂制霉菌素甘油。

六、自我评价

1. 是否明确沐浴前的准备工作。

2. 沐浴的操作流程是否正确。

3. 沐浴操作的手法是否让新生儿有安全感。

4. 脐带护理的方法是否正确。

5. 是否注意保暖,减少暴露。

6. 是否通过语言和非语言方式与新生儿进行情感交流。

七、思考题

1. 沐浴的室温与水温分别是多少?

2. 新生儿喂奶后 1 小时进行沐浴的原因是什么?

3. 新生儿沐浴后应该如何护理脐带?

新生儿沐浴评分标准

班级：_____ 学号：_____ 姓名：_____ 得分：_____

项目	考核内容			分值 （共100分）	得分	备注
职业素养 （5分）	着装规范，仪表端庄			2		
	报告班级、姓名、操作项目			1		
	语言清晰，态度和蔼			2		
操作步骤 （80分）	评估 （5分）	了解新生儿出生情况以及生命体征		2		
		了解新生儿全身肢体活动及皮肤是否正常、脐带情况		2		
		环境是否符合操作要求		1		
	准备 （5分）	助产士准备：着装规范，修剪指甲，清洁双手，戴口罩、帽子，穿好橡皮围裙		1		
		新生儿准备：进食后1小时或两次喂奶之间		1		
		环境准备：安静，调节室内温度、调节水温，灯光柔和		2		
		用物准备：备齐用物、放置有序		1		
	实施 （65分）	核对解释 （5分）	与母亲核对标识和腕带，向母亲解释沐浴的目的和过程	5		
		铺开包被、摆好干净衣服、纸尿裤		5		
		操作者站在新生儿的右侧，脱衣观察		5		
		用大毛巾包裹新生儿		2		
		擦洗面部		5		
		洗头部		5		
		洗全身		8		
		洗毕，用大毛巾包裹全身，吸干水分，皮肤皱褶处涂爽身粉		5		
		脐部护理		5		
		沐浴后处理 （15分）	为新生儿称体重、垫上纸尿裤，穿好衣服，包好包布，注意核对新生儿胸部标识和手腕带信息	5		
			抱婴儿至母亲身边，再次核对无误后协助哺乳	3		
			向母亲说明沐浴情况，交代注意事项	2		
			整理沐浴用物，清洁双手	2		
			记录新生儿体重及大小便情况	3		
		沐浴注意事项		5		
	评价 （5分）	观察新生儿的反应		3		
		征求母亲意见		2		
操作质量 （7分）	操作流程正确			2		
	操作熟练			2		
	15分钟内完成操作			3		
人文关怀 （8分）	动作轻巧、语气柔和			2		
	尊重新生儿，通过语言和非语言方式与新生儿进行情感交流			3		
	注意保暖			3		

（张　平）

实训三十三　新生儿抚触

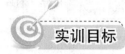　实训目标

1. 掌握新生儿抚触的方法和注意事项。
2. 学会为新生儿更换体位。
3. 学会为新生儿更换纸尿裤、穿脱衣服。

一、目的

1. 通过抚触能促进新生儿的血液循环和新陈代谢,增强机体的免疫力,提高应激能力。
2. 通过抚触能改善新生儿呼吸系统、循环系统、消化系统的功能,有利于生长发育。
3. 通过抚触能使新生儿情绪稳定,改善睡眠,并促进母子间情感交流,有助于母性的唤起。

二、评估

1. 了解新生儿出生情况和生命体征。
2. 了解新生儿进食、大小便状况、全身皮肤的完整性、健康状况。

三、准备

1. 助产士准备　着装规范,修剪指甲,脱去戒指等饰物,清洁并温暖双手。
2. 新生儿准备　出生1日后,午睡后或晚睡前,在两次喂奶之间,洗澡后。
3. 环境准备　清洁、温馨,灯光柔和,调节室内温度26～28℃,避免对流风,播放一些舒缓的音乐作背景。
4. 物品准备　处置台或处置车、新生儿模型、干毛巾、纸尿裤、更换的衣物、包布、婴儿润肤油、0.2%安尔碘、棉签、脐贴。

四、步骤

1. 操作准备　衣帽整洁,洗手,备齐用物,携至床旁。操作者位于新生儿足端。
2. 核对解释　核对母儿床号、姓名、标识牌和腕带,向母亲解释抚触的目的和过程。
3. 松解包布,脱去衣服,观察全身皮肤情况,必要时清洗臀部。
4. 抚触体位　一般是先仰卧后俯卧。
5. 抚触顺序　头面都→胸部→腹部→上肢→下肢→背部。每一个动作重复做4～6次。操作者在手掌中倒适量婴儿润肤油,将手搓热。
(1)头面部抚触:操作者两手拇指指腹从新生儿前额眉心沿眉骨向两侧推压;然后两手拇指从下颌部中央向两侧耳垂滑动,使上下唇形成微笑状;最后两手指腹从前额发际向上、向后抚向脑后,至后下发际,并停止于两耳后乳突部,用两中指分别在乳突部轻压一下。

（2）胸部抚触：双手放在新生儿的两侧外下肋缘，先是右手由新生儿的左侧肋缘向对侧上方滑向其右肩部，然后是左手同法由右侧肋缘滑向新生儿的左肩部，在胸部划成一个大的交叉。抚触时应避开乳头。

（3）腹部抚触：两手依次从新生儿的右下腹向上腹再向左下腹移动（呈顺时针方向划半圆），目的是把排泄物推向结肠。可做"I LOVE YOU"亲情体验：右手从婴儿腹部的右上侧滑向右下腹（似 I 型），然后从婴儿腹部的右上侧水平滑向左上腹，再滑向左下腹（似倒 L型），最后从婴儿腹部的右下侧以顺时针方向滑向左下腹（似倒 U 型），边操作边对婴儿说："I LOVE YOU"进行情感交流。

（4）上肢的抚触：双手先捏住婴儿的一只胳膊，从上臂到手腕轻轻挤捏，再按摩小手掌和每个小手指，活动关节。换婴儿的另一只手，方法同前。这个动作，可以增强手臂和手的灵活反应，增加运动协调功能。

（5）下肢的抚触：方法同手臂，从婴儿的大腿开始轻轻挤捏至膝、小腿，然后按摩脚踝、小脚及脚趾。这个动作是增强腿和脚的灵活反应，增加运动协调功能。

（6）背部抚触：将新生儿俯卧在床上，注意将其头偏向一侧，使其呼吸顺畅。以脊椎为中分线，用双手指尖轻轻从脊柱向两侧按摩，由上至下，然后双手轮流从婴儿头部开始沿颈顺着脊柱向下按摩至骶部、臀部。

6. 抚触后处理

（1）为新生儿垫上纸尿裤，穿好衣服，包好包布，注意核对新生儿胸部标识和手腕带信息。

（2）抱婴儿至母亲身边，再次核对无误后协助哺乳。

（3）向母亲说明抚触情况，交代注意事项。

（4）整理用物，清洁双手。

五、注意事项

1. 窒息抢救、观察期新生儿、颅内出血、皮下出血等有特殊情况的新生儿暂停抚触。

2. 进行抚触按摩时，应避开新生儿疲劳、饥饿或烦躁时，最好在沐浴后进行，应确保及抚触中不受外界干扰。

3. 动作轻巧连贯，抚触手法要轻，然后逐渐加力，让婴儿慢慢适应，以新生儿舒适为宜。

4. 抚触时间从 5 分钟开始，以后逐渐延长到 10～15 分钟，每日 1～3 次。抚触过程中观察新生儿的反应，如果哭闹、饥饿，应暂停或减少抚触时间。

5. 胸部抚触时避开双侧乳头，腹部抚触时避开脐部和膀胱，四肢抚触时，如果新生儿四肢弯曲，不要强迫其伸直，以免关节脱位。

6. 新生儿的脐痂未脱落时，腹部不要进行按摩，等脐痂脱落后再按摩。

7. 婴儿润肤油不能接触新生儿的眼睛，也不能直接倒在新生儿的身上，应倒在手中稍加揉搓后进行抚触。

六、自我评价

1. 是否明确抚触前的准备工作。

2. 抚触的操作流程是否正确。

3. 抚触的方法是否正确。

4. 是否注意保暖。

5. 是否心情愉悦,满怀爱意地去抚触新生儿。

6. 是否通过语言和非语言方式与新生儿进行情感交流。

七、思考题

1. 新生儿抚触的目的是什么?

2. 新生儿抚触应选择什么时机?

3. 新生儿抚触的注意事项有哪些?

新生儿抚触评分标准

班级:_____ 学号:_____ 姓名:_____ 得分:_____

项目	考核内容			分值 (共100分)	得分	备注
职业素养 (5分)	着装规范,仪表端庄			2		
	报告班级、姓名、操作项目			1		
	语言清晰,态度和蔼			2		
操作 步骤 (80分)	评估 (5分)	了解新生儿出生情况以及生命体征		2		
		了解新生儿进食、皮肤的完整性、健康情况		2		
		环境是否符合操作要求		1		
	准备 (5分)	助产士准备:着装规范,修剪指甲,脱去戒指等饰物,清洁并温暖双手		1		
		新生儿准备:出生1日后,在两次喂奶之间		1		
		环境准备:安静、温馨、调节室内温度,播放舒缓音乐		2		
		用物准备:备齐用物、放置有序		1		
	实施 (65分)	核对解释 (5分)	与母亲核对标识和腕带,向母亲解释抚触的目的和过程	5		
		松解包布、脱去衣服,观察全身皮肤情况;安置体位		5		
		抚触者位于新生儿的足底部		5		
		头面部抚触		5		
		胸部抚触		5		
		腹部抚触		5		
		上肢抚触		5		
		下肢抚触		5		
		背部抚触		5		
		为新生儿垫上纸尿裤,穿好衣服,包好包布		5		
	操作后处理 (15分)	为新生儿垫上纸尿裤,穿好衣服,包好包布,注意核对新生儿胸部标识和手腕带信息		5		
		抱婴儿至母亲身边,再次核对无误后协助哺乳		5		
		向母亲说明抚触情况,交代注意事项		3		
		整理用物,清洁双手		2		

项目		考核内容	分值 (共100分)	得分	备注
操作步骤 (80分)	评价 (5分)	观察新生儿的反应	3		
		征求母亲意见	2		
操作质量 (7分)		操作流程正确	2		
		操作熟练,动作轻柔	2		
		15分钟内完成操作	3		
人文关怀 (8分)		动作连贯、语气柔和	2		
		尊重新生儿,通过语言和非语言方式与新生儿进行情感交流	3		
		注意保暖	3		

(张　平)

附 外科手术基本操作

操作一　外科洗手法

一、目的

1. 清除指甲、手、前臂的污物和暂居菌。
2. 将长居菌减少到最低程度。
3. 抑制微生物的快速再生。

二、评估

1. 环境清洁,符合操作要求。
2. 洗手设备齐全:洗手池大小、高矮适宜,能防止洗手水溅出;水龙头开关应为脚踏式或感应式。
3. 手消毒剂和干毛巾等灭菌在有效期内。
4. 术者双手臂及双手皮肤完好无破损、皮疹等异常情况。

三、准备

1. 护士准备　换拖鞋、洗手衣裤,戴外科口罩及帽子;脱去手上饰物并修剪指甲。
2. 用物准备　灭菌刷、无菌小毛巾(置于无菌储物槽或感应器中);抗菌洗手液、外科手消毒液。

四、步骤

1. 清洁双手
(1)洗手前,将衣袖卷至上臂上 1/3 处。
(2)取 3~5ml 抗菌洗手液按"七步洗手法"揉擦双手及双手臂至干燥,搓洗时间不少于 15 秒。
2. 七步洗手法
(1)流动水下湿润双手,前臂至肘上 10cm。
(2)取适量抗菌洗手液,掌心相对,手指并拢,相互搓揉。
(3)手心对手背沿指缝相互搓揉,交换进行。
(4)掌心相对,双手交叉,指缝相互搓揉。
(5)弯曲手指使关节在另一手掌心旋转搓揉,交换进行。
(6)一手握另一手大拇指旋转搓揉,交换进行。

（7）将五指指尖并拢放在另一手掌心旋转搓揉,交换进行。

（8）螺旋式擦洗手腕部,前臂,至肘上 10cm,交换进行。

（9）流动水下彻底冲洗（保持手部高于肘部,避免污染）。

3. 刷手、冲手

（1）取第 1 把灭菌刷,蘸取消毒液 3～5ml。

（2）按以下顺序彻底刷洗:左手指尖、指甲下缘、指甲、甲沟→手指指掌、指内外侧、指间→指背→手掌→手背→手腕部→前臂→肘部→换至刷洗右手的指尖、指甲下缘、指甲、甲沟→手指指掌、指内外侧、指间→指背→手掌→手背→手腕部→前臂→肘部→肘上 10cm→左手的肘部→肘上 10cm。刷手应均匀一致,用力适当,从远向近,双手交替逐渐上行,不可留有空白区。每刷 1 遍用时 3 分钟左右。

（3）冲手:丢弃毛刷,用流水冲净手臂的肥皂泡沫。冲水时手高肘低位（双手抬高,手指朝上肘朝下）,让水从指尖流向肘部。注意肘部的水不可逆流回手部,并勿在肘后皮肤上遗留肥皂泡沫。

（4）再取两把无菌刷刷洗,方法同上。如此反复刷洗 3 遍,共约 10 分钟。

4. 擦干

（1）范围、顺序:擦时注意:应从手腕→肘→上臂,不可倒擦,抓巾的手不可接触小毛巾用过的部分。

（2）取消毒小毛巾 1 块。

（3）擦干双手后对折成三角形,置小毛巾于腕部并使三角行的底边朝上（近心端）,另一手抓住下垂两角拉紧、旋转,逐渐向上臂移动至肘上 10cm,再将小毛巾翻折,用同样的方法擦干另一手臂。

（4）丢掉小毛巾。

5. 速干手消毒剂擦手

（1）取 2ml 速干消毒剂于左手手掌心。

（2）右手指尖于左手掌心内擦洗。

（3）用消毒液均匀擦洗右手的手掌。

（4）擦洗右手臂至肘上 10cm。

（5）再取 2ml 速干消毒剂,同法重复（1）（2）（3）擦洗左手的指尖、手掌、手臂至肘上 10cm。

（6）最后再取 2ml 速干消毒剂:①掌心相对,手指并拢,相互搓揉;②手心对手背沿指缝相互搓揉,交换进行;③掌心相对双手交叉,指缝相互搓揉;④弯曲手指使关节在另一手掌心旋转搓揉,交换进行;⑤一手握另一手大拇指旋转搓揉,交换进行;⑥搓揉双手至腕部,直至消毒液干燥,再穿手术衣,戴无菌手套;⑦操作过程中,双手手臂半屈于胸前区,高不过肩,低不过腰,晾干。

五、注意事项

1. 不应戴假指甲,保持指甲和指甲周围组织的清洁。

2. 在整个手消毒过程中应保持双手位于胸前并高于肘部,使水由手部流向肘部。

3. 注意擦拭时间,消毒液擦拭一遍至少 3 分钟,擦拭要稍用力。

4. 手消毒完毕,曲肘至胸前,手指向上但不可超过肩部和触及其他有菌物品。

（谢梅芳）

操作二 穿、脱无菌手术衣和戴、脱无菌手套

手臂消毒后,只能消除皮肤表面的细菌,任何洗手法都不能完全消灭藏在皮肤深处的细菌,在手术过程中,这些细菌会逐渐移到皮肤表面。因而,在手臂消毒后,必须穿无菌手术衣和戴无菌手套,方可进行手术,以减少伤口污染。若连续进行第二次手术时,应更换手套和手术衣,并再次用消毒液消毒手及前臂。

一、步骤

(一)穿无菌手术衣(附图 2-1)

1. 手臂消毒后,取手术衣(从器械台上取出已消毒的手术衣,不得触及下面一件手术衣),退至宽敞处(远离手术台和其他人员),双手提起衣领两端,远离胸前,认清手术衣无菌面(正面),抖开手术衣,反面朝向自己。

2. 将手术衣略向空中轻抛,双手臂顺势插入衣袖内,并略向前伸。

3. 巡回护士在身后协助拉起衣领两角(使穿衣者将手向前伸出衣袖),注意避免接触手术衣外面,并系好背部衣带。

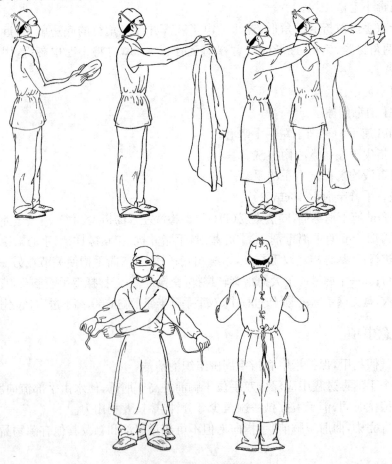

附图 2-1 穿无菌手术衣

4. 穿上手术衣后,稍弯腰,使腰带悬空(避免手指在提腰带时接触手术衣),双手交叉分别提起对侧腰带中段(腰带不交叉),双手(交叉状)稍向后,将腰带递于巡回护士。

5. 巡回护士从背后拎起腰带末端(手指避免接触穿衣者的手和手术衣正面),并在其背后系好腰带。

(二)戴无菌手套(高压蒸汽灭菌的干手套)(附图 2-2)

1. 取出手套夹内无菌滑石粉包,轻轻敷擦双手手掌、手背、指缝,使之干燥光滑。

2. 提起手套腕部翻折处,将手套取出,分辨清楚左右只,使手套两拇指掌心相对,先将一手插入手套内,对准手套内五指轻轻戴上。注意双手勿触及手套外面。

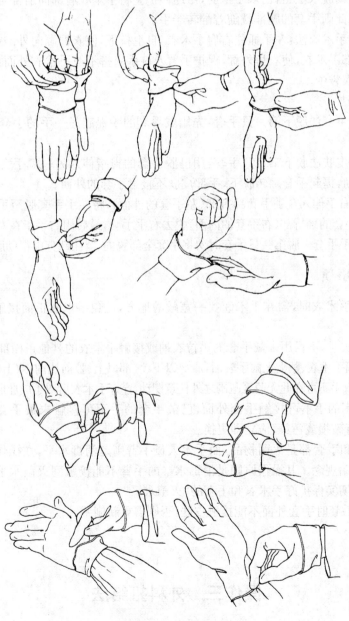

附图 2-2　戴无菌手套

3. 用已戴好手套的一手手指插入另一手手套的翻折部里面(注意大拇指外展避免接触后戴手套的手及其手套内面),协助后戴手套的手插入手套内,将手套轻轻戴上。

4. 将手术衣袖口折叠,再将手套翻折部翻回,盖住手术衣螺纹袖口。

5. 由巡回护士协助倒无菌盐水将手套上的滑石粉冲洗干净,以免滑石粉落入伤口。

(三)连接手术更换手术衣及手套法

手术完毕如需进行另一台手术时,必须更换手术衣及手套。术后洗净手套上血迹,先脱手术衣,后脱手套。由巡回护士解开背带及领口带。

1. 脱手术衣法

(1)他人帮助脱衣法:自己双手抱肘,由巡回护士将手术衣肩部向肘部翻转,然后再向手的方向扯脱,如此则手套的腕部就随着翻转于手上。

(2)个人脱手术衣法:左手抓住右肩手术衣,自上拉下,使衣袖翻向外。如法拉下左肩手术衣。脱下全部手术衣,使衣里外翻,保护手臂及洗手衣裤不被手术衣外面污染。最后脱下手术衣扔于污衣袋中。

2. 脱手套法

(1)手套对手套法脱下第一只手套:先用戴手套的手提起另一手的手套外面脱下手套,不使触及皮肤。

(2)皮肤对皮肤法脱下第二只手套:用已脱手套的拇指伸入另一戴手套的手掌以下,并用其他各指协助,提起手套翻转脱下,手部皮肤不接触手套的外面。

(3)亦可用右手伸入左手手套翻折部(左手套的外面),将左手手套脱至手掌部,再以左手拇指插入右手手套的翻折部(右手套的内面)脱去右手手套,最后用右手指在左手掌部(左手套的内面)推下左手手套。脱第一只手套时勿将手套全部脱去,留住部分以帮助脱另一只手套。

二、注意事项

1. 穿无菌手术衣时,需在手术间找一宽敞的地方,避免手术衣正面接触物品或其他人员而被污染。

2. 穿手术衣时,不得用未戴手套的手拉衣袖或接触手术衣的其他正面部位,以免污染。

3. 穿上无菌手术衣、戴上无菌手套后,肩部以下、腰部以上、腋前线前、双上肢为无菌区。此时,手术人员的双手不可在此无菌区范围之外任意摆动,穿好手术衣后双手应屈肘举在胸前。

4. 未戴手套的手不可接触手套外面,已戴手套的手不可接触未戴手套的手和非无菌物。术中手套有破损或污染,应立即更换。

5. 手术衣和手套都是灭菌物品,而手术人员手臂则是消毒水平,在操作时要严格按流程进行,注意无菌观念。其操作原则是消毒水平的手臂不能接触到灭菌水平的手术衣正面和手套外面,要切实保护好手术衣和手套的"灭菌水平"。

6. 注意脱手套时手套外面不能接触皮肤,否则需重新刷手。

(谢梅芳)

操作三 外科打结法

打结的方法可分为单手打结法、双手打结法及器械打结法三种。本节主要介绍应用广泛的单手打结法和器械打结法。

（一）徒手单手打结法（附图 3-1）

简单、迅速，左右两手均可进行，应用广泛，但操作不当易成滑结。打结时，一手持线，另

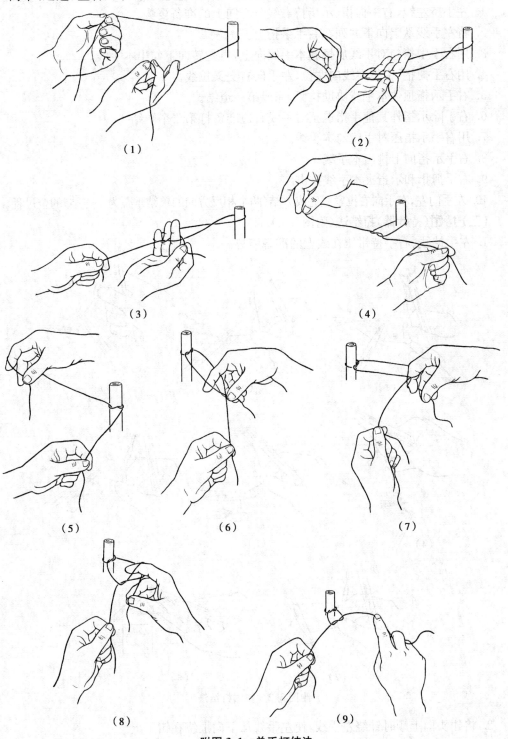

（1）　　　　　　　　　（2）

（3）　　　　　　　　　（4）

（5）　　　　　　（6）　　　　　　（7）

（8）　　　　　　　　（9）

附图 3-1　单手打结法

一手动打结,主要动作为拇、示、中三指。凡"持线"、"挑线"、"钩线"等动作必须运用手指末节近指端处,才能做到迅速有效。拉线作结时要注意线的方向。如用右手打结,右手所持的线要短些。

1. 左手持左线,右手拇指、示指持右线掌心向上的准备姿势。

2. 将左手线从上向下并列在右手手指上。

3. 用右手中指勾对手线后挑起本手线向上,再翻转向下勾出本手线。

4. 用右手拇指、中指夹线向左拉,左手向右交叉拉线。

5. 右手示指顶住本手线协助拉紧,完成第一道结。

6. 右手除示指外其他手指退至对手线右边准备打第二个半结。

7. 用右手示指压对手线勾本手线。

8. 右手示指向上挑出本手线。

9. 右手拇指和示指夹本手线拉出。

10. 左手向左,右手向右拉紧线完成方结(两个相反方向的单结重叠为一方结)的全过程。

(二) 持钳(持针器)**打结法**(附图3-2)

1. 左手持线、右手持钳压在线上的准备姿势。

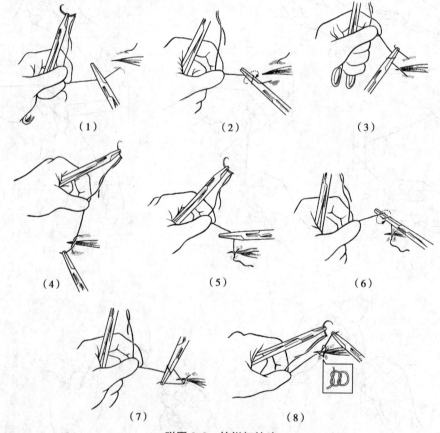

附图3-2 持钳打结法

2. 将钳头向上顺时针绕左手线,使左手线从下向上绕在钳子上。

3. 用钳子去夹线的另一头末端。

4. 两手分别向上下(左手向上,右手持钳向下)把线拉紧完成第一道结。

5. 右手持钳放在左手线下准备打第二道结。

6. 将钳头向上逆时针绕左手线,使左手线从上向下绕在钳子上。

7. 用钳去夹线的短头末端。

8. 左手转向下,右手转向上,两手分别向上下把线拉紧完成方结的全过程。

(三)持钳打结法拉紧组织的方法

在临床上,实际应用持钳打结法的过程中,第一道结打完后,常要在两线完全放松的情况下打第二道结。这样往往因组织张力作用,不易拉紧组织(附图3-3)。可以采用两种方法使第一道结不松弛。

1. 如为两人操作,可请另一术者以器械夹住第一道结,待第二道线拉紧后再放松。但这种配合有一定困难,不如下面的方法。

2. 结袢法拉紧组织(附图3-4)。先打一道方结,拉紧长头,使短头袢在长线上,靠组织的张力将两线紧固在一起(附图3-5)。这种形式也称为"滑结"。但在这种情况下滑结产生了特殊的功效。继后再打两个一般方结加固之,形成袢、方二重结(附图3-6)和袢、方、方三叠结(附图3-7)。这种结袢法可以防止第一道结松弛。

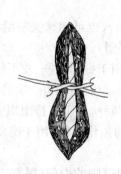 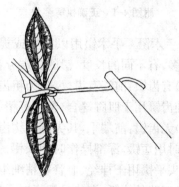

附图3-3　组织张力致第一道结松弛　　　　附图3-4　结袢法拉紧组织

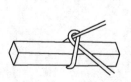 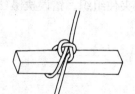 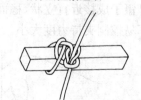

附图3-5　袢结(滑结)　　　附图3-6　袢、方二重结　　　附图3-7　袢、方、方三重结

(谢梅芳)

操作四　常用缝合方法、剪线、拆线

一、常用手术器械的使用方法

1. 手术剪

(1)组织剪:刀薄、锐利。主要用于剪开组织(包括脐带)。会阴切开剪是组织剪的一种,

127

刀刃向上弯曲,与刀柄成一定角度,便于剪切会阴操作。

(2)线剪:多为直剪,又分剪线剪和拆线剪,前者用于剪断缝线、敷料、引流物等,后者用于拆除缝线。结构上组织剪的刃较薄,线剪的刃较钝厚,使用时不能用组织剪代替线剪,以免损坏刀刃,缩短剪刀的使用寿命。拆线剪的结构特点是一页钝凹,一页尖而直。

(3)正确的执剪:为拇指和无名指分别扣入剪刀柄的两环,中指放在无名指的剪刀柄上,示指压在轴节处起稳定和导向作用(附图4-1)。初学者执剪常犯错误是将中指扣入柄环(附图4-2),而这种错误的执剪方法不具有良好的三角形稳定作用,从而直接影响动作的稳定性。

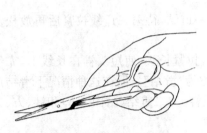 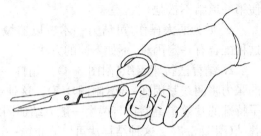

附图4-1 正确执剪姿势　　　　　　　　　　附图4-2 错误执剪姿势

2. 手术镊 手术镊用以夹持或提取组织,便于缝合,也可用来夹持缝针或敷料等。其种类较多,有不同的长度,镊的尖端分为有齿和无齿(平镊)。

(1)有齿镊:前端有齿,齿分为粗齿与细齿,粗齿镊用于提起皮肤、皮下组织、筋膜等坚韧组织;细齿镊用于肌腱缝合、整形等精细手术,夹持牢固,但对组织有一定的损伤作用。

(2)无齿镊:前端平,其尖端无钩齿,分尖头和平头两种,用于夹持组织、脏器及敷料。浅部操作时用短镊,深部操作时用长镊。无齿镊对组织的损伤较轻,用于脆弱组织、脏器的夹持。尖头平镊用于神经、血管等精细组织的夹持。

(3)正确的执镊:姿势是拇指对示指与中指,把持两镊脚的中部(附图4-3),借助虎口作用让镊子成接近直立状,稳而适度地夹住组织。错误执镊(附图4-4),既影响操作的灵活性,又不易控制夹持力度大小。

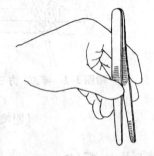 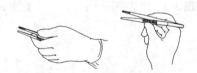

附图4-3 正确执镊姿势　　　　　　　　　　附图4-4 错误执镊姿势

3. 血管钳 也称止血钳,主要用于止血、钳夹脐带结扎用,还可用于牵引缝线,拔出缝针或代镊使用。代镊使用时不宜夹持皮肤、脏器及较脆弱的组织,切不可扣紧钳柄上的轮齿,以免损伤组织。临床上血管钳种类很多,其结构特点是前端平滑。

(1)直血管钳:用于夹持皮下及浅层组织出血;钳夹脐带、气门芯套扎脐带;协助拔针等。

（2）弯血管钳：用于夹持深部组织、血管出血。

（3）血管钳的正确执法：同手术剪。

4. 持针钳 持针钳也叫持针器（附图4-5），主要用于夹持缝合针来缝合组织、器械打结，其基本结构与血管钳类似。持针器的前端齿槽床部短，柄长，钳叶内有交叉齿纹，使夹持缝针稳定，不易滑脱。使用时将持针器的尖端2～3mm处夹住缝针的中、后1/3交界处，并将缝线重叠部分也放于内侧针嘴内（附图4-6）。

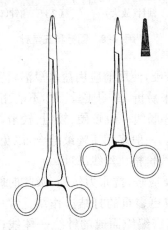

附图4-5 持针钳

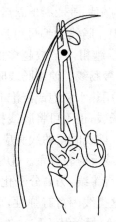

附图4-6 持针钳夹针手法

持针钳的执握方法（附图4-7）：①把抓式：也叫掌握式，即用手掌握拿持针钳，钳环紧贴大鱼际肌上，拇指、中指、无名指及小指分别压在钳柄上，示指压在持针钳中部近轴节处。利用拇指及大鱼际肌和掌指关节活动推展、张开持针钳柄环上的齿扣。②指扣式：为传统执法，用拇指、无名指套入钳环内，以手指活动力量来控制持针钳关闭，并控制其张开与合拢时的动作范围。③单扣式：也叫掌指法，拇指套入钳环内，示指压在钳的前半部作支撑引导，其余三指压钳环固定手掌中，拇指可上下开闭活动，控制持针钳的张开与合拢。

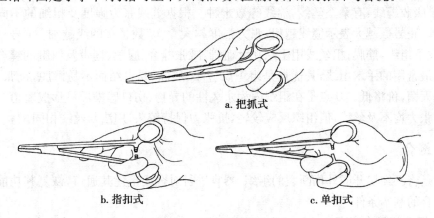

a. 把抓式

b. 指扣式   c. 单扣式

附图4-7 持针钳执握方法

5. 缝针 缝针是用于各种组织缝合的器械，它由针尖、针体和针尾3个基本部分组成。一般根据针体前半部分为圆形或三角形分为圆针和三角针（附图4-8），后半部分为扁形，以便于持针钳牢固夹紧。针尾的针眼是供引线所用的孔。①圆针：针尖及针体的截面均为圆形,用于缝合一般软组织,如宫颈、阴道黏膜、肌肉等。②三角针:针尖前面呈三角形(三菱形),能穿透较坚硬的组织,用于缝合皮肤。目前临床上也有采用针线一体的无损伤缝针,其针尾嵌有与针体粗细相似的线,这种针线对组织所造成的损伤较小,并可防止在缝合时缝线脱针。

6. 缝线 用于缝合组织和结扎血管。有可吸收缝线和不吸收缝线,可吸收缝线主要为肠线和合成纤维类。

(1)铬制肠线:于 2～3 周后开始吸收,用于缝合深部组织。肠线的编号可反映线的粗细,正号数越大的线越粗,"0"数越多的线越细。一般

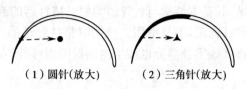

（1）圆针(放大) （2）三角针(放大)

附图 4-8 圆针和三角针

多用 4/0～2 号肠线。使用肠线时应注意:①肠线质地较硬,使用前应用盐水浸泡,待变软后再用,但不可用热水浸泡或浸泡时间过长,以免肠线肿胀易折,影响质量。②不能用持针钳或血管钳夹肠线,也不可将肠线扭断,以致扯裂易断。③肠线一般较硬、较粗、较滑,结扎时需要三重结。剪线时留的线头应长一些,否则线结易脱。一般多用于连续缝合,以免线结太多,致术后异物反应较严重。④尽量选用细肠线。⑤肠线价格比丝线昂贵。

(2)合成纤维线:为高分子化合物,其优点有:组织反应轻,抗张力较强,吸收时间长,有抗菌作用。这类线因富有弹性,而要求打结时以四重或更多重的打结法作结。常用的有:①Dexon(PGA,聚羟基乙酸),外观呈绿白相间,多股紧密编织而成的针线一体线;粗细从6/0到 2 号,抗张力强度高,不易拉断,柔软平顺,易打结,操作手感好;水解后产生的羟基乙酸有抑菌作用,60～90 天完全吸收,3/0 线适合于胃肠、泌尿科、眼科及妇产科手术等。②保护薇乔特点是可通过水解能在 56～70 天内完全吸收,材质植入很少,缝线周围组织反应极小,无异物残留;体内张力强度很高,可支持伤口 28～35 天;操作和打结方便;涂层纤维消除了缝线的粗糙边缘,对组织的拖带和损伤很小。③快薇乔是吸收最快的人工合成缝线。其特点是术后第 14 天时张力强度迅速消失,初始强度与丝线和肠线相仿,组织反应极小,合二为一的圆体角针对肌肉和黏膜损伤较小,特别适合于浅表皮肤和黏膜的缝合。

(3)不吸收缝线:有桑蚕丝线、棉线等数十种。根据缝线张力强度及粗细的不同亦分为不同型号。正号数越大表示缝线越粗,张力强度越大。"0"数越多的线越细。1 号线用于缝合皮肤,皮下组织,筋膜,粗丝线用于结扎大血管,减张缝合,腹膜、韧带及肌腱的缝合。丝线是临床上最常用的手术用线,其优点是组织反应小,质软,易打结而不易滑脱,抗张力较强,能耐高温灭菌,价格低。缺点是在组织内为永久性的异物,伤口感染后易形成窦道。棉线的用处和抗张力均不及丝线,但组织反应较轻,抗张力保持较久,用法与丝线相同。

二、缝合

缝合是将已经切开或外伤断裂的组织、器官进行对合或重建其通道,恢复其功能。是保证良好愈合的基本条件。

(一)缝合的基本步骤

以皮肤间断缝合为例说明缝合的步骤。

1. 进针 缝合时左手执有齿镊,提起皮肤边缘,右手执持针钳,刺入组织时,注意针尖要与组织表面垂直,然后根据针的弧度,用手指和手腕的运动,以旋转推进的力量进针,经皮下从对侧切口皮缘穿出(附图 4-9a)。

2. 推针　可用有齿镊沿针前端顺针的弧度外拔,同时持针器从针后部顺势前推(附图4-9b)。

3. 夹针、拔针、出针　当针要完全拔出时,阻力已很小,可松开持针器,单用镊子夹针,持针器迅速转位再夹针体(附图4-9c),将针完全拔出(附图4-9d、附图4-9e),用持针器进行打结,助手剪线,完成缝合步骤。

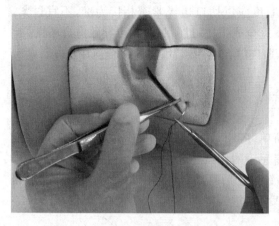

附图4-9a　进针

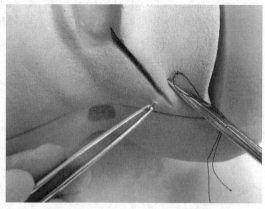

附图4-9b　推针

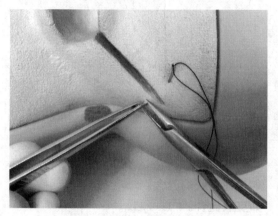

附图4-9c　夹针

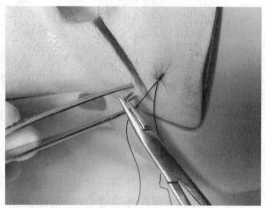

附图4-9d　拔针

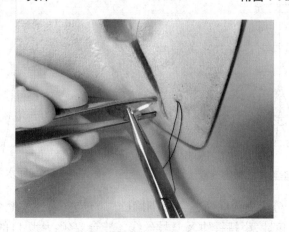

附图4-9e　出针

（二）缝合的基本原则

1. 要保证缝合创面或伤口的良好对合。缝合应分层进行，按组织的解剖层次进行缝合，使组织层次严密，不要卷入或缝入其他组织，不要留残腔，防止积液、积血及感染。缝合的创缘距及针间距必须均匀一致，这样看起来美观，更重要的是，受力及分担的张力一致并且缝合严密。

2. 注意缝合处的张力。结扎缝合线的松紧度应以切口边缘紧密相接为准，不宜过紧，换言之，切口愈合的早晚、好坏并不与紧密程度完全成正比，过紧过松均可导致愈合不良。

3. 缝合线和缝合针的选择要适宜。黏膜、肌肉缝合应用圆针，皮肤缝合应用三角针。

（三）常用缝合方法

单纯缝合法是使切口创缘的两侧直接对合的一类缝合方法，如皮肤缝合。会阴、阴道常用的缝合方法有：

1. 单纯间断缝合法（附图 4-10）　操作简单，应用最多，每缝一针单独打结，多用在皮肤、皮下组织、肌肉、腱膜的缝合，尤其适用于有感染的创口缝合。

2. 单纯连续缝合法（附图 4-11）　在第一针缝合后打结，继而用该缝线缝合整个创口，结束前的一针，将重线尾拉出留在对侧，形成双线与重线尾打结。

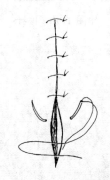

附图 4-10　单纯间断缝合法

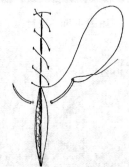

附图 4-11　单纯连续缝合法

3. 间断垂直褥式外翻缝合法（附图 4-12）　如松弛皮肤的缝合。

4. 间断水平褥式外翻缝合法（附图 4-13）　如皮肤缝合。

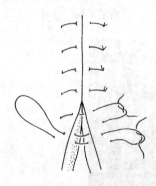

附图 4-12　间断垂直褥式外翻缝合法

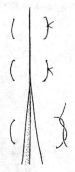

附图 4-13　间断水平褥式外翻缝合法

5. 皮内缝合法　分为皮内间断缝合法（附图 4-14）及皮内连续缝合法（附图 4-15）。皮内缝合应用眼科小三角针、小持针钳及 0 号丝线。缝合要领：从切口的一端进针，然后交替经过两侧切口边缘的皮内穿过，一直缝到切口的另一端穿出，最后抽紧，两端可做蝴蝶结或纱布小球垫。常用于外露皮肤切口的缝合,其缝合的好坏与皮下组织缝合的密度、层次对合有关。如切口张力大,皮下缝合对拢欠佳,不应采用此法。此法缝合的优点是对合好,拆线早,愈合瘢痕小,美观。

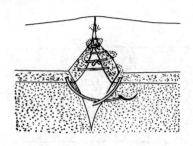 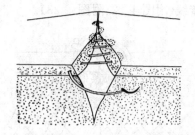

附图 4-14 皮内间断缝合法　　　　　　　附图 4-15 皮内连续缝合法

(四) 注意事项

1. 皮肤缝合一般不做连续缝合。因这种方法会使皮肤对合不良。缝合过紧,则影响血运。当切口有局限性感染时,很难处理,如拆开一处缝线会使全部切口缝线松脱。皮肤缝合的线结要打在一侧,可便于拆线。缝合完毕后,用有齿镊对合皮肤,同时再次检查是否对合严密。

2. 各种不正确的缝合方法都应避免:①皮肤缝线的结扎要松紧适度,过紧则缝线下皮肤有压痕,针孔因缝线切割作用而扩大(附图 4-16),过松则易形成皮肤对合不严密(附图 4-17);②两侧深浅不一(附图 4-18);③缝合过浅,留有空腔(附图 4-19);④外翻重叠(附图 4-20);⑤内翻卷曲(附图 4-21)。

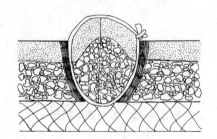 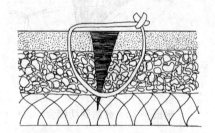

附图 4-16 皮肤缝线结扎过紧　　　　　　附图 4-17 皮肤缝线结扎过松

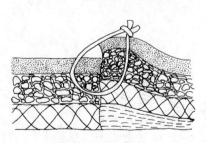 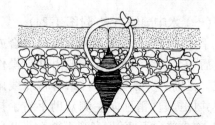

附图 4-18 两侧深浅不一　　　　　　　　附图 4-19 缝合过浅留有空腔

3. 黏膜具有分泌功能,含致密结缔组织少,血运丰富,无菌环境差,容易发生感染,同时拆线困难。因而黏膜的缝合常选用可吸收缝线。①根据不同部位的黏膜选择不同粗细的肠线,如阴道黏膜用 1/0 或 2/0 肠线,直肠黏膜用 3/0 肠线。②缝合时不要过深将肌肉组织一同缝入，以防形成瘢痕。③缝合的密度，以能保持边缘接触即可。过密不仅增加损伤和异物反应，而且还影响局部的血液循环。④黏膜的缝合应遵循由深到浅，由内向外的步骤，不应留有残腔。⑤一侧会阴侧切创口的缝合过程：阴道黏膜处用可吸收缝线，在会阴皮肤处用不吸收缝线（附图4-22、附图4-23）。

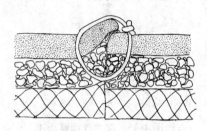

附图4-20　外翻重叠

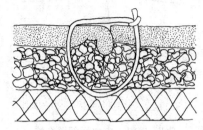

附图4-21　内翻卷曲

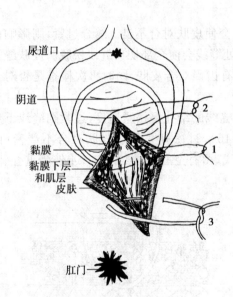

附图4-22　会阴侧切缝合

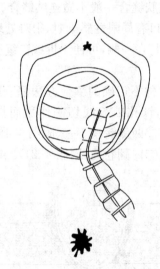

附图4-23　会阴侧切缝合后

三、剪线与拆线

（一）术中剪线方法（附图4-24）

手术进行过程中的剪线就是将缝合或结扎后残余的缝线剪除，一般由助手操作完成。正确的剪钱方法，打结者将双线尾同时并拢提起（稍偏向左侧），助手右手持剪刀，剪尖略向下倾斜，直视下微微张开剪刀尖端，一般张开距离为0.5cm左右。如张开过大，用剪口中部剪线易造成尖端误伤组织。将张开的剪尖右侧刀刃沿拉紧的缝线向下滑至线结的上缘，再将剪刀向上

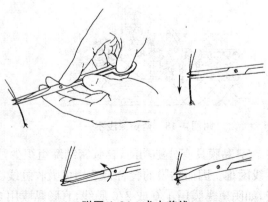

附图4-24　术中剪线

倾斜(顺时针转)适当的角度,然后将缝线剪断。倾斜的角度越大,遗留的线头越长;角度越小,遗留的线头越短。一般来说,倾斜45°左右剪线,遗留的线头是较为适中的(2~3mm)。剪断缝线后应检查一下保留的线头长短是否合适,以防失误。保留线头的长短,常根据缝线的粗细、缝线的材料及结扎的部位而定。通常丝线保留2~3mm,肠线保留5mm为宜。线头过短易于滑脱,而过长就会导致组织对线头的异物反应。皮膜缝合使用不可吸收缝线,一般在5~10天内拆除,所以剪线时线头应保留0.5~1.0cm,线结打在一侧,便于拆除。

(二)拆线

留在皮肤外的缝线,当创口愈合经过一段时间后,组织修复已经过了结缔组织形成阶段,应及时拆线。拆线的具体时间应根据不同的部位,不同的缝合方法,以及创口愈合的情况决定。一般会阴缝合可在术后3~5日拆线。这样可减少缝线对组织的刺激,减少瘢痕,又不致使创口裂开。如患者恶病质、营养不良、创口水肿,愈合的时间会延长,拆线时间亦应延长数日。此外,术后应注意有否切口感染。必要时以探针伸入切口炎症明显处的皮下或肌层(也可用注射器试穿),如有渗血或溢脓,应拆除部分缝线,及时引流。

拆线的方法:术者将敷料移去后,依次用碘酒、酒精消毒创口。术者左手执镊子将线结轻轻提起,右手执剪,将微微张开的线剪尖端插入线结与皮肤之间的间隙,平贴针眼处的皮肤剪断缝线,也就是将埋藏在组织内的缝线剪断,以防外露部分经组织内拉出,造成组织孔道污染(附图4-25),然后快速轻巧地将缝线朝剪断侧拉出,这样可以避免拉开切口致患者不适。若剪刀在露在皮肤外面的缝线处剪断缝线属于错误拆线方法。拆除缝线后,局部再用酒精消毒一次,然后盖以无菌敷料。

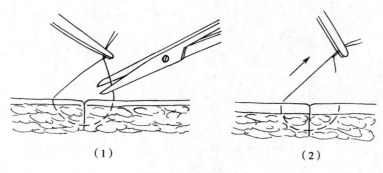

（1）　　　　　　　　　　　（2）

附图4-25　拆线方法

（谢梅芳）

第二部分　学习指导与同步练习

第一章｜女性生殖系统解剖

【学习目标】

1. 掌握女性骨盆的特点、结构、平面及径线,骨盆底组织在产科中的功能及会阴的解剖特点与分娩的关系,内、外生殖器的解剖及功能。
2. 熟悉内、外生殖器与邻近器官的关系。
3. 了解生殖系统的血管、淋巴及神经。
4. 学会辨认女性骨盆及骨盆底的解剖结构和内、外生殖器的解剖特点。

【重点提示】

第一节　骨　　盆

骨盆可人为分成 3 个假想平面,包括骨盆入口平面、中骨盆平面和骨盆出口平面,每个平面都有特殊的形态和不同径线。骨盆入口平面呈横椭圆形,该平面有 4 条径线,其中入口横径正常值平均为 11cm,与分娩机制关系密切;中骨盆平面呈纵椭圆形,为骨盆最小平面,该平面有 2 条径线,其横径又称坐骨棘间径,为评估胎头下降的重要径线,正常值平均为 10cm;骨盆出口平面由两个在不同平面的三角形所组成,有 4 条径线,三角形的共同底边为出口横径,又称坐骨结节间径,正常值平均为 9cm,若出口横径稍短而出口横径与出口后矢状径之和大于 15cm 时,正常大小的胎头仍可通过后三角区经阴道娩出。

第二节　骨　盆　底

骨盆底由多层肌肉和筋膜组成,支持盆腔脏器并使之保持正常位置。其间有尿道、阴道和直肠贯穿。分娩时盆底肌肉伸展而成为软产道的一部分,能协助调节胎儿先露在产道中转动和前进。骨盆底由外向内可分为三层:外层为盆底的浅层,在分娩过程中行会阴切开术缝合时应注意对合;中层为泌尿生殖隔,此层损伤易导致尿失禁及尿道膨出;内层为盆隔,是骨盆最坚韧的一层,此层若损伤可引起膀胱、阴道壁和(或)直肠脱垂膨出。会阴是阴道口至肛门间的软组织,分娩时会阴体伸展变薄,助产时应保护此区域以避免发生会阴裂伤。

第三节 外生殖器

女性外生殖器指生殖器官外露部分,包括阴阜、大阴唇、小阴唇、阴蒂和阴道前庭等。

第四节 内生殖器

女性内生殖器包括阴道、子宫、输卵管及卵巢。阴道是性交器官、月经血排出及胎儿娩出的通道,阴道壁伸展性大,有利于分娩时胎儿通过。子宫位于盆腔中央,是有腔、壁厚的肌性器官,其由圆韧带、阔韧带、主韧带和子宫骶韧带等 4 条子宫韧带维持正常位置;子宫内膜在青春期后受性激素影响发生周期性改变并产生月经;性交后子宫是精子到达输卵管的通道;孕期则为胎儿发育、成长的部位;宫颈外口柱状上皮与鳞状上皮交界处为子宫颈癌的好发部位。输卵管为一对细长而弯曲的肌性管道,由内向外可分为 4 个部分,依次为间质部、峡部、壶腹部和伞部。卵巢为一对扁椭圆形的性腺,具有生殖和内分泌功能,能产生和排出卵细胞及分泌性激素。

第五节 生殖系统的血管、淋巴及神经

女性生殖系统的血液供应主要来自卵巢动脉、子宫动脉、阴道动脉和阴部内动脉。其淋巴系统是内外生殖器官发生感染和恶性肿瘤扩散的重要途径,主要分为外生殖器淋巴与盆腔淋巴两组。外生殖器的神经支配主要由阴部神经支配,内生殖器的神经支配主要由交感神经与副交感神经所支配。

第六节 内生殖器官的邻近器官

女性生殖器官的邻近器官包括尿道、膀胱、输尿管、直肠和阑尾。生殖器官与盆腔其他器官不仅在位置上互相邻接,血管、淋巴及神经系统相互也有密切联系。当某一器官有病变时都易累及邻近器官。

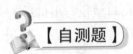

【自测题】

一、选择题

A1 型题

1. 在骨盆的各平面中最小的平面是

A. 骨盆入口平面   B. 真骨盆平面   C. 中骨盆平面

D. 假骨盆平面   E. 骨盆出口平面

2. 下列可间接估计骨盆入口前后径长度的径线是

A. 髂棘间径   B. 髂嵴间径   C. 骶耻外径

D. 出口前矢状径　　　　　　　　　E. 出口后矢状径

3. 正常女性骨盆入口平面前后径平均值为

A. 10cm　　　　　　　　　B. 11cm　　　　　　　　　C. 12cm

D. 13cm　　　　　　　　　E. 14cm

4. 正常女性中骨盆平面横径平均值为

A. 10cm　　　　　　　　　B. 11cm　　　　　　　　　C. 12cm

D. 13cm　　　　　　　　　E. 14cm

5. 骨盆出口横径又称为

A. 耻骨间径　　　　　　　　　B. 坐骨棘间径　　　　　　　　　C. 坐骨结节间径

D. 骶耻外径　　　　　　　　　E. 髂棘间径

6. 女性骨盆最小平面中横径是指

A. 入口前后径　　　　　　　　　B. 入口横径　　　　　　　　　C. 出口前后径

D. 坐骨结节间径　　　　　　　　　E. 坐骨棘间径

7. 正常女性骨盆出口横径平均为

A. 11.5cm　　　　　　　　　B. 11cm　　　　　　　　　C. 10cm

D. 9cm　　　　　　　　　E. 7cm

8. 中骨盆平面的范围,前面是耻骨联合下缘,两侧为坐骨棘,后方为

A. 第4~5骶椎间　　　　　　　　　B. 第1~2骶椎间　　　　　　　　　C. 骶岬

D. 尾骨　　　　　　　　　E. 骶骨下端

9. 关于骨盆错误的是

A. 骨盆入口平面呈横椭圆形　　　　　　　　　B. 中骨盆平面两侧为坐骨棘

C. 骨盆出口前后径大于横径　　　　　　　　　D. 中骨盆平面呈纵椭圆形

E. 骨盆入口前后径大于横径

10. 关于骨盆出口平面,以下描述不正确的是

A. 出口横径正常平均约为9cm

B. 出口后矢状径正常平均值为8.5cm

C. 骨盆出口由两个不在同平面的三角形构成

D. 耻骨联合下缘至骶尾关节之间的距离约为11.5cm

E. 出口横径与前矢状径之和>18cm时,正常胎头可经阴道分娩

11. 正常女性直立时骨盆的倾斜度约为

A. 40°　　　　　　　　　B. 60°　　　　　　　　　C. 80°

D. 90°　　　　　　　　　E. 110°

12. 我国最常见的女性骨盆类型是

A. 男型　　　　　　　　　B. 扁平型　　　　　　　　　C. 类人猿型

D. 女型　　　　　　　　　E. 椭圆型

13. 骨盆底中层又称泌尿生殖隔,下列属于该层的肌肉组织是

A. 肛门外括约肌　　　　　　　　　B. 肛提肌　　　　　　　　　C. 坐骨海绵体肌

D. 球状海绵体肌　　　　　　　　　E. 会阴深横肌

14. 小阴唇后端与大阴唇后端相会于正中线形成一条横皱襞,称为

A. 阴蒂系带   B. 阴蒂   C. 阴道前庭

D. 阴阜   E. 前庭后联合

15. 关于阴道的描述不准确的是

A. 性交器官   B. 经血排出通道   C. 黏膜有丰富皱襞

D. 产生性激素   E. 胎儿娩出的通道

16. 成年女性子宫体与子宫颈的比例为

A. 2∶1   B. 3∶1   C. 1∶3

D. 1∶2   E. 1∶1

17. 成年女性非妊娠期子宫峡部长

A. 7～8cm   B. 3～5cm   C. 2～3cm

D. 1～2cm   E. 1cm

18. 成年女性非妊娠期子宫容量为

A. 10～15ml   B. 5～10ml   C. 3～5ml

D. 1～2ml   E. 1ml

19. 与阴道后穹隆紧密相邻的盆腔最低部位为

A. 直肠子宫陷凹   B. 膀胱子宫陷凹   C. 直肠膀胱陷凹

D. 腹膜隐窝陷凹   E. 腹膜直肠陷凹

20. 起自子宫颈,向两侧绕过直肠到达第 2、3 骶椎前的筋膜至骨盆壁的韧带是

A. 阔韧带   B. 子宫骶韧带   C. 卵巢固有韧带

D. 主韧带   E. 子宫圆韧带

21. 关于子宫峡部,下列正确的是

A. 下端是解剖学内口   B. 非孕时长约 7cm   C. 上端是组织学内口

D. 临产后达 12cm   E. 妊娠时形成子宫下段

22. 分支出右卵巢动脉的是

A. 阴道动脉   B. 肾动脉   C. 腹主动脉

D. 髂外动脉   E. 髂总动脉

A2 型题

23. 许女士,26 岁,孕 1 产 0,左枕前位,助产士在该产妇临产后通过阴道检查了解胎头下降程度的骨性标志是

A. 骶岬   B. 耻骨联合后面   C. 坐骨棘

D. 坐骨结节   E. 坐骨切迹

24. 陈女士,30 岁,孕 24 周,在行产前检查时想了解女性骨产道,下述正确的是

A. 骨盆入口前后径大于横径

B. 骨盆入口平面为骶岬上缘、髂耻线与耻骨联合上缘

C. 骨盆由髂骨、耻骨和尾骨组成

D. 骨盆出口平面前方为耻骨联合下缘,两侧坐骨棘,后方为骶尾关节

E. 中骨盆呈横椭圆形

25. 王女士,31 岁,体检 B 超提示子宫前倾前屈位,保持其子宫前倾的主要韧带是

A. 圆韧带   B. 阔韧带   C. 卵巢固有韧带

D. 骶棘韧带   E. 主韧带

26. 余女士,32岁,孕2产0,分娩时由于会阴体条件不佳,需行会阴侧切术协助分娩,在行该术式时会伤及的盆底肌肉有
    A. 坐骨海绵体肌、会阴深横肌、坐骨尾骨肌
    B. 会阴深横肌、球海绵体肌、耻骨尾骨肌
    C. 会阴深横肌、尿生殖隔下筋膜、髂骨尾骨肌
    D. 坐骨海绵体肌、会阴深横肌、耻骨尾骨肌
    E. 坐骨海绵体肌、会阴浅横肌、坐骨尾骨肌

27. 谢女士,28岁,因"外阴部触及包块10天,两天前增大伴疼痛1天"需行前庭大腺囊肿切开引流术,告知患者前庭大腺的功能为
    A. 分泌性激素   B. 免疫器官   C. 形成白带
    D. 保护阴唇   E. 分泌黏液润滑阴道

28. 常女士,29岁,于5年前经阴道自然分娩一健康女婴,现进行体检,妇科查体子宫颈正常,其子宫口形状应该是
    A. 横椭圆形   B. 扁平形   C. 不规则形
    D. 纵椭圆形   E. 横裂状

A3 型题

(29~31题共用题干)

廖女士,38岁,临床诊断为"异位妊娠"。

29. 卵巢排出卵子后,正常在输卵管的受精部位是
    A. 间质部   B. 峡部   C. 壶腹部
    D. 伞部   E. 壶腹部与峡部连接处

30. 正常妊娠发生的部位应在
    A. 子宫底   B. 子宫角   C. 子宫颈
    D. 子宫体   E. 输卵管

31. 异位妊娠最常发生的部位为
    A. 腹腔   B. 子宫角   C. 子宫颈
    D. 卵巢   E. 输卵管

A4 型题

(32~35题共用题干)

蔡女士,26岁,孕1产0,因"宫内妊娠39^{+4}周,腹痛2小时,右枕前位"入院待产,助产士检查产妇骨盆情况。

32. 与胎先露衔接的重要径线为
    A. 入口斜径   B. 入口前后径   C. 入口横径
    D. 中骨盆前后径   E. 坐骨棘间径

33. 在检查时判断胎先露下降程度的骨盆平面是
    A. 骨盆入口平面   B. 中骨盆平面   C. 骨盆出口平面
    D. 真骨盆平面   E. 假骨盆平面

34. 如果该产妇的出口横径略短,应进一步测量的径线是

A. 出口前矢状径   B. 出口后矢状径   C. 坐骨结节间径

D. 入口前后径   E. 坐骨棘间径

35. 如果保证正常大小的胎头通过骨产道，则该产妇出口横径与此条径线相加应大于

A. 10cm   B. 12cm   C. 15cm

D. 17cm   E. 18cm

B 型题

（36～39 题共用备选答案）

A. 主韧带   B. 阔韧带   C. 圆韧带

D. 宫骶韧带   E. 骶结节韧带

36. 起自宫颈侧后方，终止于第 2、3 骶椎前的韧带是

37. 起自子宫角前面，终止于大阴唇前端的韧带是

38. 横行于宫颈两侧和骨盆侧壁之间的韧带是

39. 起自子宫侧缘，终止于骨盆壁的韧带是

（40～43 题共用备选答案）

A. 会阴深横肌   B. 会阴浅横肌   C. 坐骨海绵体肌

D. 球海绵体肌   E. 肛提肌

40. 从两侧坐骨结节内侧面中线向中心腱会合的肌肉为

41. 起于坐骨结节内侧，沿坐骨升支及耻骨降支前行，向上止于阴蒂海绵体的肌肉为

42. 覆盖前庭球及前庭大腺，向后与肛门外括约肌互相交叉而混合的肌肉为

43. 位于骨盆底的成对扁阔肌构成骨盆底的大部分的肌肉为

二、名词解释

1. 女性骨盆

2. 中骨盆平面

3. 会阴

三、填空题

1. 真骨盆的标记有_____、_____和_____。

2. 骨盆入口平面前方为_____，两侧为_____，后方为_____。

3. 阴道前庭为两小阴唇之间的菱形裂隙，其包括_____、_____、_____、_____及_____。

4. 环绕宫颈周围的部分称阴道穹隆，其中_____与_____紧密相邻，为盆腔最低部位。

四、简答题

女性骨盆由哪些骨骼构成？

五、案例分析

1. 廖女士，53 岁，孕 5 产 4，因"子宫脱垂"行子宫全切及阴道前后壁修补术，试从子宫韧带和骨盆底组织的解剖学作用解释子宫脱垂发生的可能原因。

2. 王女士，32 岁，孕 3 产 1，因"输卵管妊娠"行患侧输卵管根治术，试从输卵管解剖学特点解释异位妊娠中输卵管妊娠的发病原因。

3. 于女士，26 岁，孕 1 产 0，因"宫内妊娠 39^{+4} 周，腹痛 2 小时，右枕前位"入院待产，请

问在检查时依据骨盆的哪个平面来判断胎先露下降的程度?

【参考答案】

一、选择题

1. C　2. C　3. D　4. A　5. C　6. E　7. D　8. E　9. A　10. E　11. B　12. D　13. E
14. A　15. D　16. A　17. E　18. B　19. A　20. B　21. E　22. C　23. C　24. B　25. A
26. B　27. E　28. E　29. E　30. D　31. B　32. C　33. B　34. C　35. C　36. D　37. C
38. A　39. B　40. B　41. C　42. D　43. E

二、名词解释

1. 是胎儿自阴道娩出时必经的骨性产道,为躯干和下肢之间的骨性连接,具有支持躯干和保护盆腔脏器的重要作用。其大小、形状对分娩过程有直接影响。

2. 为骨盆最小平面,呈前后径长的纵椭圆形,其前方为耻骨联合下缘,两侧为坐骨棘,后方为骶骨下端,该平面在产科临床有重要意义。

3. 是指阴道口肛门之间的软组织,由外向内包括皮肤、皮下组织、筋膜和部分肛提肌与会阴中心腱,也称为会阴体。

三、填空题

1. 骶骨岬　坐骨棘　耻骨弓
2. 耻骨联合上缘　髂耻缘　骶岬上缘
3. 前庭球　前庭大腺　尿道口　阴道口　处女膜
4. 阴道后穹隆最深　子宫直肠陷凹

四、简答题

由左右两块髋骨、一块骶骨和一块尾骨共同组成。其中每块髋骨又由髂骨、耻骨和坐骨融合而成;骶骨由5~6块骶椎融合而成,呈楔形、内凹外凸,第一骶椎向前突出称为骶岬;尾骨由4~5块尾椎组成。

五、案例分析

1. 子宫韧带和骨盆底组织都具有支托盆腔脏器特别是子宫并使之保持正常位置的作用。任何能造成子宫韧带和骨盆底组织松弛甚至损伤的因素都有可能造成子宫的位置发生变化,从而发生子宫脱垂。子宫脱垂最常见的原因是分娩损伤,高龄女性多次妊娠分娩后也可能造成骨盆底组织和子宫韧带松弛受损从而导致子宫脱垂的发生。

2. 输卵管可分为间质部、峡部、壶腹部和伞部。其肌肉的蠕动功能和内壁上纤毛细胞的纤毛摆动都有助于运送卵子和受精卵;如果输卵管过长、肌层发育差、内壁纤毛缺如、输卵管功能异常等都可能影响受精卵的运送。此外,若输卵管黏膜慢性炎症使输卵管管腔变窄甚至堵塞,也可影响受精卵的正常运送,这是导致输卵管妊娠的最主要原因。

3. 骨盆可人为分为骨盆入口平面、中骨盆平面和骨盆出口平面3个假想平面,其中中骨盆平面对于分娩意义重大,该平面横径即坐骨棘间径在临床上常作为判断胎先露下降程度的重要标志。

（郑　琼）

第二章 | 女性生殖系统的生理

【学习目标】

1. 掌握卵巢、子宫内膜的周期性变化和月经及月经期的临床表现。
2. 熟悉其他生殖器官的周期性变化。
3. 了解女性一生各时期的生理特点和下丘脑-垂体-卵巢轴的相互关系。
4. 学会解释卵巢、子宫内膜的周期性变化及相互关系。
5. 具有良好的人文素养和职业道德。尊重与关爱妇女,工作严谨,责任心强。

【重点提示】

第一节　女性一生各时期的生理特点

女性从出生至衰老是一个渐进的生理过程,也是下丘脑-垂体-卵巢轴功能发育、成熟和衰退的过程。根据女性一生的生理特点,可按年龄将女性一生分为 6 个阶段,即新生儿期、幼女期、青春期、性成熟期、围绝经期、绝经后期。其中青春期和围绝经期这两个阶段体内激素水平变化最大,需加强心理支持。

第二节　卵巢的周期性变化及其功能

卵巢的功能为生殖功能及分泌性激素(雌激素、孕激素和少量雄激素)。卵巢周期性变化:卵泡的发育及成熟→排卵→黄体形成及退化。

第三节　月经及月经期的临床表现

子宫内膜随卵巢周期性变化而发生周期性脱落及出血,称为月经。月经期一般无特殊症状,但经期由于盆腔充血及前列腺素的作用,有些妇女下腹与腰骶部下坠不适或子宫收缩痛,并出现腹泻等胃肠功能紊乱症状。少数妇女可有头痛、失眠、精神忧郁、易于激动等轻度神经系统症状,一般不影响生活和工作。

第四节　子宫内膜及其他生殖器官的周期性变化

子宫内膜历经增生期、分泌期、月经期三期的变化。增生期是月经周期第 5~14 天;分泌期是月经周期第 15～28 天;月经期是月经周期第 1～4 天。

第五节　月经周期的调节

　　月经周期的调节是一个非常复杂的过程,主要受下丘脑-垂体-卵巢轴的影响。子宫内膜变化受卵巢激素的影响,卵巢功能受垂体的控制,垂体的活动又受下丘脑的调节,而下丘脑接受大脑皮层的支配。任何内、外因素的刺激均可影响下丘脑-垂体-卵巢轴的调节而引起月经的变化。其中卵巢分泌的激素又通过正、负反馈,影响下丘脑与垂体的功能。

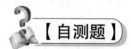

【自测题】

一、选择题

A1 型题

1. 女性青春期开始最重要的标志是

A. 腋毛阴毛开始生长　　　　B. 声音变得高尖　　　　C. 骨盆变大

D. 乳房发育　　　　E. 月经初潮

2. 排卵大多在下次月经来潮前

A. 5 天左右　　　　B. 7 天左右　　　　C. 14 天左右

D. 21 天左右　　　　E. 24 天左右

3. 属于雌激素的生理作用是

A. 降低妊娠子宫对缩宫素的敏感性

B. 使子宫颈黏液减少、变稠

C. 使阴道上皮细胞脱落、加快

D. 使子宫内膜呈增生期变化

E. 通过中枢神经系统有升温作用

4. 宫颈黏液羊齿状结晶最典型出现在正常月经周期中的

A. 增生早期　　　　B. 增生中期　　　　C. 排卵期

D. 分泌早期　　　　E. 分泌中期

5. 女子各阶段的生理特点,错误的是

A. 新生儿一直受着胎盘性激素的影响

B. 儿童期生殖器官处于幼稚阶段

C. 青春期最重要的一个标志是月经来潮

D. 更年期卵巢功能逐渐减退

E. 老年期生殖器官萎缩

6. 关于月经的描述,不正确的是

A. 每次月经量约 80ml　　　　B. 初潮的早迟受多因素的影响

C. 月经血不凝固　　　　D. 第一次月经来潮称为初潮

E. 经期一般为 3～7 天

7. 妇女生育期持续

A. 20 年 B. 25 年 C. 30 年

D. 35 年 E. 40 年

A2 型题

8. 余女士,30 岁,平素月经周期为 34 天,其排卵时间可能在月经周期

A. 第 10～11 天 B. 第 12～13 天 C. 第 14～15 天

D. 第 16～17 天 E. 第 20～21 天

9. 宏女士,欲确切了解自己子宫内膜的周期性变化,她应选下列

A. 血清雌二醇测定 B. 血清雌、孕激素测定

C. 宫颈黏液检查 D. 基础体温测定

E. 取子宫内膜组织病理学检查

10. 方女士来院就诊,问诊后发现子宫内膜正处于增生期,影响其子宫内膜变化的主要激素是

A. 孕激素 B. 雌激素 C. 雄激素

D. 促卵泡素 E. 黄体生成激素

A3 型题

(11～13 题共用题干)

金女士,30 岁,欲了解女性保健相关知识,其月经来潮 16 年,月经周期 28～30 天,经期 4～7 天,本次月经来潮时间为 9 月 16 日,就诊时为 9 月 26 日。

11. 其该次月经后排卵时间可能发生在

A. 9 月 26 日 B. 9 月 28 日 C. 10 月 2 日

D. 10 月 4 日 E. 10 月 6 日

12. 目前她的子宫内膜变化正处于

A. 月经期 B. 分泌期 C. 增生中期

D. 增生前期 E. 增生晚期

13. 目前在其体内性激素的变化应该是

A. 孕激素水平升高

B. 孕激素水平降低

C. 雌激素水平升高

D. 孕激素、雌激素水平均升高

E. 孕激素、雌激素水平均降低

B 型题

(14～16 题共用备选答案)

A. 月经周期的 1～4 天 B. 月经周期的 1～10 天

C. 月经周期的 5～14 天 D. 月经周期的 11～25 天

E. 月经周期的 15～28 天

14. 月经期是

15. 子宫内膜增生期是

16. 子宫内膜分泌期是

二、名词解释

1. 月经

2. 月经周期

3. 青春期

三、填空题

1. 卵巢分泌性激素包括_____、_____、_____。

2. 排卵多数发生在_____之间,月经规律的妇女排卵约在下次月经来潮前的_____天左右。

3. 青春期的标志是_____。

四、简答题

1. 简述卵巢的功能及周期性变化。

2. 简述月经期的临床表现。

3. 简述子宫内膜的周期性变化。

五、案例分析

1. 小华,女,14 岁。于 13 岁月经初潮,现月经周期为 20～50 天,月经期为 6～12 天,量时多时少,基础体温呈单相型体温。请问:

小华月经周期正常吗?为什么?

2. 小雪,女,28 岁,婚后两年未曾受孕,既往月经规律,各项检查均正常,其丈夫身体检查正常。现渴望生个小宝宝,对妊娠相关知识缺乏认识,来院咨询。请问:

作为一名助产士,你如何进行知识宣教?

【**参考答案**】

一、选择题

1. E　2. C　3. D　4. C　5. A　6. A　7. C　8. E　9. E　10. B　11. C　12. C　13. C　14. A　15. C　16. E

二、名词解释

1. 子宫内膜随卵巢周期性变化而发生周期性脱落及出血,称为月经。

2. 出血的第 1 天为月经周期的开始,两次月经第 1 天间隔的时间称月经周期。

3. 从月经初潮到生殖器官逐渐发育成熟的时期为青春期。一般在 12～18 岁之间。

三、填空题

1. 雌激素　孕激素　雄激素

2. 2 次月经　14

3. 月经初潮

四、简答题

1. 卵巢的功能:生殖功能及分泌的性激素(雌激素、孕激素和少量雄激素)。周期性变化:卵泡的发育及成熟→排卵→黄体形成及退化。

2. 月经期一般无特殊症状,但经期由于盆腔充血及前列腺素的作用,有些妇女下腹与腰骶部下坠不适或子宫收缩痛,并出现腹泻等胃肠功能紊乱症状。少数妇女可有头痛、失眠、忧郁、易于激动等轻度神经系统症状，一般不影响生活和工作。

3. 子宫内膜历经增生期、分泌期、月经期三期的变化。增生期是月经周期第 5～14 天；分泌期是月经周期第 15～28 天；月经期是月经周期第 1～4 天。

五、案例分析

1. 小华月经周期紊乱，属于正常现象。因为小华处于青春期，由于此期卵巢功能尚未完善，月经周期常不规律。

2. 作为一名助产士，应向小雪介绍卵巢的功能及卵巢周期性变化：卵泡的发育及成熟→排卵→黄体形成及退化。帮助小雪确定排卵日期，以提高受孕概率。

（尹文清　郑　琼）

第三章 妊娠生理

【学习目标】

1. 掌握胎儿附属物的功能、胎头结构特点及其临床意义;掌握妊娠期母体生殖系统、乳房和循环及血液系统的生理变化。

2. 熟悉不同孕周胎儿的发育特征。

3. 了解受精及受精卵输送与着床、胎儿附属物的形成及胎儿的生理特点;了解妊娠期母体呼吸系统、消化系统、泌尿系统、内分泌系统的生理变化及心理变化。

4. 学会描述妊娠期母体生殖系统、乳房和循环及血液系统的生理变化。

【重点提示】

妊娠是胚胎和胎儿在母体内发育成长的过程。卵子受精是新生命的开始,胎儿及其附属物自母体排出是妊娠的终止。临床上常以末次月经的第1天作为妊娠的开始,妊娠全过程约280天,即10个妊娠月或称40孕周。

第一节　受精及受精卵的发育、输送与着床

卵子多在输卵管壶腹部受精形成受精卵。受精卵进入宫腔并着床,发育形成胎儿及其附属物。着床后子宫内膜发生蜕膜样改变,依其与受精卵着床部位的关系分为三部分:底蜕膜、包蜕膜、真蜕膜。

第二节　胎儿附属物的形成及其功能

胎儿附属物包括胎盘、胎膜、脐带和羊水。

胎盘由羊膜、叶状绒毛膜和底蜕膜构成。胎盘有母体和胎儿两套血液循环,互不相混,两者之间隔着胎盘屏障,靠渗透、扩散及细胞的选择力进行物质交接。胎盘的功能:①气体交换;②供给营养;③排泄废物;④防御功能;⑤合成功能:胎盘能合成多种激素和酶。激素有蛋白激素(如人绒毛膜促性腺激素和人胎盘生乳素等)和甾体激素(如雌激素和孕激素等)两大类。其中人绒毛膜促性腺激素在受精后10日左右可用放射免疫法自母体血清中测出,成为诊断早孕的敏感方法之一,其主要的生理功能是刺激月经黄体继续发育成妊娠黄体,增加甾体激素的分泌以维持妊娠。

完整胎膜可防止细菌进入宫腔,故胎膜早破容易引起感染。

脐带是胎儿与母体之间的循环通道,一旦受压,血运受阻,可危及胎儿生命。

羊水是充满在羊膜腔内的液体。羊水量随妊娠周数逐渐增加,足月时约 1000ml,此后羊水量逐渐减少。羊水呈弱碱性。妊娠足月羊水略浑浊、不透明。羊水的功能有保护母儿的功能,穿刺抽取羊水,进行细胞染色体检查或测定羊水中某些物质的含量,有助于早期诊断某些先天性疾病。

第三节　胎儿发育及其特征

以 4 周为一个孕龄单位描述胚胎、胎儿的发育特征,受精前 8 周为胚胎期,是主要器官分化的时期。第 9 周起为胎儿期,是其各器官进一步发育成熟的时期。

胎头对衡量胎儿的发育状况有重要的作用,也与分娩过程关系密切。胎儿头颅的颅缝与囟门使胎头具有一定的可塑性,有利于胎头娩出。胎头主要有 4 条径线:①枕下前囟径:胎头俯屈后以此径通过产道,妊娠足月时平均 9.5cm;②枕额径:胎头以此径衔接,妊娠足月时平均 11.3cm;③枕颏径:妊娠足月时平均 13.3cm;④双顶径:是胎头最大横径,足月时平均 9.3cm,B 超测定双顶径可协助判断胎儿成长发育状况。

第四节　妊娠期母体的生理变化

为满足胎儿生长发育和分娩的需要,同时为产后哺乳做好准备,母体各系统发生了一系列适应性的解剖与生理变化。主要包括生殖系统、乳房、循环及血液系统、呼吸系统、泌尿系统、消化系统、内分泌系统、新陈代谢、皮肤、骨及韧带等方面的变化。

子宫是妊娠期变化最大的器官,宫体逐渐增大变软,12 周超越盆腔,晚期右旋。子宫峡部临产后伸展变薄形成子宫下段。宫颈肥大,变软,呈紫蓝色。宫颈黏液分泌量增多形成黏液栓,防止细菌侵入宫腔。卵巢略增大,停止排卵。阴道壁黏膜着色、增厚,皱褶增多,伸展性增加,分泌物增多呈糊状,阴道 pH 值降低,对防止感染有一定的作用。外阴色素沉着,组织变松软,伸展度增加。

乳房逐渐增大,乳头、乳晕着色,乳晕周围皮脂腺呈结节状隆起,称为蒙氏结节。妊娠晚期可挤出少量黄色液体,称初乳。

多数孕妇心尖区可闻及Ⅰ~Ⅱ级柔和吹风样收缩期杂音,产后逐渐消失。血容量于妊娠 32~34 周达高峰。孕妇易发生下肢及外阴静脉曲张或痔。孕中晚期、孕妇长时间仰卧位时,可引起仰卧位低血压综合征。由于血液相对稀释,出现生理性贫血。妊娠期血液处于高凝状态,为分娩后胎盘剥离面迅速止血提供保障。

第五节　妊娠期母体的心理变化

孕妇及家庭成员的心理随着妊娠的进展而有不同的变化。孕妇常见的心理反应有:惊讶和震惊、矛盾、接受、内省、情绪波动。美国心理学家鲁宾(Rubin,1984)认为,妊娠期孕妇为接受新生命的诞生,维持其自身及家庭的功能完整性,必须完成 4 项孕期母性心理发展任务:①确保自己和胎儿顺利、安全地度过妊娠、分娩期;②接受孩子;③学会奉献;④融为一体。

【自测题】

一、选择题

A1 型题

1. 不属于胎盘分泌的激素是

A. 雌激素　　　　　　　B. 雄激素　　　　　　　C. 孕激素

D. 绒毛膜促性腺激素　　E. 胎盘生乳素

2. 正常足月妊娠时，羊水量约为

A. 350ml　　　　　　　B. 500ml　　　　　　　C. 1000ml

D. 2000ml　　　　　　E. 250ml

3. 妊娠期母体变化不准确的是

A. 妊娠 32～34 周血容量增加达高峰

B. 妊娠晚期易发生外阴及下肢静脉曲张

C. 子宫峡部在妊娠后期形成子宫下段

D. 妊娠末期孕妇血液处于低凝状态

E. 妊娠后卵巢不排卵

4. 下述不属于胎儿附属物的是

A. 胎盘　　　　　　　　B. 子宫肌壁　　　　　　C. 羊水

D. 脐带　　　　　　　　E. 胎膜

5. 妊娠期血容量增加达高峰是在

A. 24～26 周　　　　　B. 27～28 周　　　　　C. 29～30 周

D. 32～34 周　　　　　E. 36～40 周

6. 胎盘的形成是在妊娠后

A. 12 周末　　　　　　B. 14 周末　　　　　　C. 16 周末

D. 18 周末　　　　　　E. 20 周末

7. 妊娠前 5 个月胎儿身长(cm)计算公式为

A. 月数×5　　　　　　B. 月数×4　　　　　　C. 月数×3

D. 月数×2　　　　　　E. 月数平方

8. 孕早期与胎儿致畸无关的因素是

A. 吸烟及饮酒　　　　　B. 喷洒农药　　　　　　C. 补充乳酸钙

D. 口服甲硝唑　　　　　E. 患病毒感染性疾病

9. 关于胎盘功能，错误的为

A. 供给营养物质及排泄作用

B. 能替代胎儿呼吸功能

C. IgG 可通过胎盘使胎儿获得抗体

D. 能防御细菌、病毒及药物通过

E. 能合成激素和酶

10. 妊娠后心血管系统发生变化不会出现的是

A. 心排血量增加   B. 心率加快   C. 大血管扭曲

D. 心尖部可闻及舒张期杂音 E. 膈肌上抬,心脏移位

11. 关于卵子受精植入错误的是

A. 受精后卵子称为孕卵   B. 精子和卵子各有 23 条染色体

C. 性染色体男性为 XY   D. 由三胚层进一步发育成囊胚

E. 受精后 3~4 天形成桑椹胚

12. 正常孕卵植入部位

A. 输卵管   B. 子宫下部   C. 子宫角部

D. 子宫体上部   E. 峡部

13. 临床判断胎儿月份可依据

A. 皮下脂肪   B. 哭声   C. 皮肤颜色

D. 身长   E. 吸吮反射

14. 下述有关妊娠各周胎儿发育特征的描述异常的是

A. 孕 8 周末 B 超检查有胎心搏动

B. 孕 16 周末超声波检查可辨胎儿性别

C. 20 周末木质胎心听筒可听到胎心

D. 36 周末生活能力差,娩出不能存活

E. 40 周发育成熟,具备成熟儿各种特点

15. 正常妊娠满 28 周的胎儿体重大致为

A. 500g   B. 1000g   C. 1500g

D. 2000g   E. 2500g

16. 孕卵开始着床是在受精后

A. 第 1 天   B. 第 2~3 天   C. 第 4~5 天

D. 第 6~7 天   E. 第 9~10 天

17. 由胎盘产生的激素是

A. 黄体生成素   B. 绒毛膜促性腺激素   C. 促卵泡素

D. 甲状腺素   E. 肾上腺皮质激素

18. 真蜕膜指

A. 覆盖在孕卵上的蜕膜   B. 孕卵着床处的蜕膜

C. 子宫颈处内膜   D. 子宫体部的内膜

E. 除包蜕膜及底脱膜以外的子宫腔表面内膜

19. 胎盘是由

A. 滑泽绒毛膜+包蜕膜+羊膜组成

B. 滑泽绒毛膜+底蜕膜+包蜕膜组成

C. 叶状绒毛膜+底蜕膜+羊膜组成

D. 叶状绒毛膜+底蜕膜+包蜕膜组成

E. 滑泽绒毛膜+叶状绒毛膜+包蜕膜组成

20. 妊娠后子宫峡部变化不正确的是

A. 非孕期峡部仅长 1cm   B. 妊娠 12 周后逐渐伸长变宽

C. 妊娠后期形成子宫下段   D. 临产时可达 15～20cm

E. 分娩时成为软产道的一部分

21. 妊娠后卵巢、输卵管及外阴变化不正确的是

A. 输卵管明显充血   B. 输卵管系膜血管增多

C. 卵巢略增大   D. 外阴色素沉着,组织变松软

E. 妊娠后卵巢仍有排卵

22. 妊娠期母体变化不正确的是

A. 孕晚期子宫向右旋   B. 宫颈着紫蓝色

C. 阴道酸度增高   D. 血容量增加,红细胞增加多于血浆

E. 妊娠早期增大子宫压迫膀胱可引起尿频

23. 妊娠早期孕妇可能出现的临床表现是

A. 尿潴留   B. 尿失禁   C. 尿急

D. 尿频   E. 尿痛

24. 关于受精卵着床必备的条件,不包括

A. 受精后足够的时间   B. 孕妇体内有足够数量的孕酮

C. 透明带消失   D. 囊胚和子宫内膜同步发育并相互配合

E. 囊胚细胞滋养细胞分化出合体滋养细胞

25. 关于足月胎儿脐带的说法,错误的是

A. 长 30～70cm   B. 有 2 条脐静脉和 1 条脐动脉

C. 表面由羊膜覆盖   D. 与母体进行营养和代谢物的交换

E. 周围有结缔组织保护

26. 一般临床上能听到胎心音的时间是

A. 16 周末   B. 18 周末   C. 20 周末

D. 22 周末   E. 24 周末

27. 孕 40 周末,双顶径平均为

A. 8.2cm   B. 8.4cm   C. 8.6cm

D. 8.8cm   E. 9.3cm

28. 关于孕妇泌尿系统变化的描述,正确的是

A. 泌尿系统肌张力降低   B. 输尿管蠕动增加

C. 孕妇易发生左侧肾盂肾炎   D. 夜尿量少于日尿量

E. 肾小管对葡萄糖再吸收能力相应增加

29. 关于孕妇血容量变化的描述,正确的是

A. 自妊娠 12 周血容量开始增加   B. 妊娠 32～34 周达高峰

C. 34 周后缓慢增加至足月   D. 红细胞增加多于血浆增加

E. 孕中期血液处于浓缩状态

30. 妊娠后半期羊水的主要来源是

A. 胎儿体液经未角化皮肤的漏出

B. 母体血清经胎膜进入羊膜腔的透析液

C. 胎儿尿液

D. 胎儿体液经呼吸道黏膜的透析液

E. 母体血清经华通胶的透析液

31. 关于正常妊娠的生理改变，下列正确的是

A. 皮质醇降低　　　　　　　B. 醛固酮降低　　　　　　C. 甲状腺激素降低

D. 血浆蛋白降低　　　　　　E. 促性腺激素增加

32. 妊娠期泌尿系统变化，正确的是

A. 代谢产物尿素、肌酐等因排泄增多，孕妇血中浓度高于非孕妇女

B. 肾小球滤过率与肾小管重吸收能力同时增加

C. 孕妇仰卧位时因子宫压迫，尿量减少

D. 受雌激素影响，泌尿系统平滑肌张力降低

E. 胎儿代谢物亦由母体肾脏排出

33. 妊娠期母体心脏的变化，错误的是

A. 心脏容量至孕末期约增加10%

B. 心率每分钟增加10～15次

C. 心尖部闻及柔和吹风样收缩期杂音

D. 心电图可出现轴右偏

E. 心脏向左向下前移位

A2 型题

34. 张女士，忘记末次月经，现引产出一胎儿，身长为30cm，皮肤呈皱褶状。根据上述情况此产妇妊娠月份是

A. 3个月　　　　　　　　　B. 4个月　　　　　　　　C. 5个月

D. 6个月　　　　　　　　　E. 7个月

35. 肖女士，孕36周，爬坡、上楼时心悸气促就诊，脉搏82次/分，呼吸21次/分，叩诊心稍向左扩大，听诊心尖区及肺动脉瓣区均有Ⅱ级收缩期吹风样杂音，左肺基底部偶有啰音，下肢水肿（＋）。可能的诊断是

A. 风湿性心脏病，二尖瓣关闭不全

B. 风湿性心脏病，心衰Ⅰ级

C. 正常妊娠改变

D. 心肌炎

E. 妊娠高血压性心脏病

36. 李女士，28岁产妇，顺产一男婴，检查胎盘和脐带时，正常的情况是

A. 2条脐静脉和1条脐动脉

B. 1条脐静脉和2条脐动脉

C. 1条脐静脉和1条脐动脉

D. 2条脐静脉和2条脐动脉

E. 以上都不是

37. 刘女士，正常妊娠后期子宫增长速度最慢的部分是

A. 子宫底部　　　　　　　　B. 子宫体部　　　　　　　C. 子宫下段

D. 子宫颈　　　　　　　　　E. 子宫各部的增长速度基本相同

A3 型题

（38～40 题共用题干）

李女士,28 岁,停经 11 周,1 个月前自测尿妊娠试验阳性,恶心、呕吐 3 周,近 1 周加重,做 B 超示宫内早孕。

38. 孕妇出现恶心呕吐等早孕反应,相关激素是

A. 雌二醇   B. 雌三醇   C. 孕激素

D. 前列腺素   E. 绒毛膜促性腺激素

39. 绒毛膜促性腺激素的分泌量达高峰的时间是

A. 停经 11～15 天   B. 妊娠 10～12 周   C. 妊娠 16 周

D. 妊娠 32～34 周   E. 临产时

40. 绒毛膜促性腺激素的产生来自于

A. 底蜕膜   B. 羊膜

C. 滋养层朗格汉斯细胞   D. 合体滋养细胞

E. 以上都不是

A4 型题

（41～43 题共用题干）

左女士现孕 30 周,咨询孕期保健知识。

41. 护士嘱其不宜长时间采取的体位是

A. 抬高下肢   B. 端坐位   C. 左侧卧位

D. 半坐卧位   E. 仰卧位

42. 如其长时间仰卧后,出现血压下降表现。主要原因是

A. 脉率增快   B. 脉压增大   C. 脉压减少

D. 回心血量增加   E. 回心血量减少

43. 上述情况,处理措施应该是

A. 给氧气输入   B. 半卧位,两腿下垂

C. 给 50% 葡萄糖 60ml,静脉注射   D. 注射呼吸兴奋剂

E. 左侧卧位

（44～45 题共用题干）

徐女士妊娠 23 周,2 天前渐出现右腰疼痛,来院检查,尿常规示尿中白细胞增多,B 超示右侧肾盂扩张。

44. 导致该孕妇腰痛原因最可能的疾病是

A. 先兆流产   B. 胎盘早剥   C. 肾盂肾炎

D. 腰椎病   E. 阑尾炎

45. 孕妇易患上述疾病是因为

A. 泌尿系统肌张力降低,输尿管受子宫压迫

B. 孕期尿量减少

C. 孕妇尿中葡萄糖含量增高

D. 孕期夜尿量多于日尿量

E. 孕期血容量增加

B 型题

(46~48 题共用备选答案)

A. 16 周   B. 20 周   C. 28 周

D. 36 周   E. 40 周

46. 胎儿出生后,身长达到 50cm 的是

47. 出生后如加强护理可能存活的是

48. 身长达到 45cm,出生后生活力良好的是

二、名词解释

1. 妊娠

2. 受精

3. 着床

三、填空题

1. 着床后子宫内膜发生蜕膜样改变,依其与受精卵着床部位的关系分为 3 部分:_____、_____ 及_____。

2. 胎儿附属物包括_____、_____、_____ 及_____。

3. 羊水是充满在_____ 内的液体。妊娠早期的羊水主要来自_____。妊娠中期以后,_____ 成为羊水的主要来源。羊水量随妊娠周数逐渐增加,足月时约_____。

4. 子宫峡部非孕时长约_____。妊娠 12 周后,子宫峡部逐渐伸展拉长变薄,扩展成宫腔一部分,临产后伸展至_____,成为产道一部分,此时称为_____。

5. 心率于妊娠晚期休息时每分钟增加_____次。心脏移位使大血管轻度扭曲,加之血流量增加及血流速度加快,心尖区可听及柔和吹风样_____杂音。

6. 孕妇血容量于妊娠_____ 开始增加,至妊娠_____ 达高峰,血浆增加_____红细胞增加,使血液_____。

7. 妊娠中晚期,若孕妇长时间_____ 时,_____ 压迫_____,使_____ 和_____ 减少,可引起仰卧位低血压综合征。

8. 由于孕妇和胎儿代谢产物增多,肾脏负担加重。_____较孕前增加,但肾小管对葡萄糖再吸收能力不能相应增加,故孕妇饭后可出现_____。

9. 孕妇的心理随着妊娠的进展而有不同的变化,其常见的心理反应有:_____、_____、_____、_____。

10. 心理学家鲁宾(Rubin,1984)认为,妊娠期孕妇为接受新生命的诞生,维持其自身及家庭的功能完整性,必须完成 4 项孕期母性心理发展任务:_____、_____、_____ 及_____。

四、简答题

1. 简述胎盘的主要结构和功能。

2. 简述人绒毛膜促性腺激素(HCG)的分泌及主要的生理功能。

3. 试述足月胎头的结构和主要径线及正常值。

五、案例分析

1. 方女士引产一胎儿,其身长 30cm,各脏器均已发育完全。

(1)请估计该孕妇妊娠多少周?

(2)请比较妊娠 8 周末、16 周末、20 周末、28 周末、40 周末胎儿的发育特征。

2. 王女士,26 岁,孕 1 产 0,妊娠 38 周,爬坡、上楼感心悸、气短来院就诊。检查血压 120/80mmHg,脉搏 87 次/分,呼吸 18 次/分。叩诊心浊音界稍向左扩大,心尖部闻及Ⅱ级柔和吹风样收缩期杂音,听诊无异常发现,踝部轻微水肿。

(1)该孕妇最可能的诊断是什么?

(2)请描述妊娠期母体生殖系统、乳房和循环及血液系统主要的生理变化。

【参考答案】

一、选择题

1. B　2. C　3. D　4. B　5. D　6. A　7. E　8. C　9. D　10. D　11. D　12. D　13. D　14. D　15. B　16. D　17. B　18. E　19. C　20. D　21. C　22. D　23. C　24. A　25. B　26. C　27. E　28. A　29. B　30. C　31. D　32. C　33. E　34. D　35. C　36. B　37. D　38. E　39. B　40. D　41. E　42. E　43. E　44. C　45. A　46. E　47. C　48. D

二、名词解释

1. 是胚胎和胎儿在母体内发育成长的过程。

2. 获能后的成熟精子与卵子相遇并结合形成受精卵的过程,称为受精。

3. 是晚期胚泡逐渐侵入处于分泌期子宫内膜的过程,称受精卵着床或植入。

三、填空题

1. 底蜕膜　包蜕膜　真蜕膜

2. 胎盘　胎膜　脐带　羊水

3. 羊膜腔　母体血清的透析液　胎儿尿液　800ml

4. 1cm　7~10cm　子宫下段

5. 10~15 次　收缩期

6. 6~8 周　32~34 周　多于　稀释

7. 仰卧位　妊娠子宫　下腔静脉　回心血量　心排血量

8. 肾小球的滤过率　妊娠生理性糖尿

9. 惊讶和震惊　矛盾　接受　内省　情绪波动

10. 确保安全　接受孩子　学会奉献　融为一体

四、简答题

1. 胎盘由羊膜、叶状绒毛膜和底蜕膜构成。胎盘具有:①气体交换;②供给营养;③排泄废物;④防御功能;⑤合成功能,能合成多种激素:绒毛膜促性腺激素、胎盘生乳素、雌激素、孕激素等。

2. 胚泡一经着床,合体滋养细胞就开始分泌 HCG,HCG 为水溶性,易被吸收入母血,在受精后 10 日左右可用放射免疫法自母体血清中测出,成为诊断早孕的敏感方法之一。HCG 的分泌量至妊娠第 8~10 周达到高峰,一般产后 2 周内消失。

HCG 主要的生理功能是刺激月经黄体继续发育成妊娠黄体,增加甾体激素的分泌以维持妊娠。

3. 足月胎头由两块顶骨、两块额骨、两块颞骨、一块枕骨构成。胎头主要径线有:①枕下前囟径:妊娠足月时平均 9.5cm;②枕额径:妊娠足月时平均 11.3cm;③枕颏径:又称大斜径,妊娠足月时平均 13.3cm;④双顶径:妊娠足月时平均 9.3cm。

五、案例分析

1. (1)估计该孕妇妊娠 24 周。

(2)各时期主要的发育特征如下:

8 周末:胚胎初具人形,超声显像可见心脏形成且有搏动。

16 周末:从外生殖器可确认胎儿性别,胎儿已开始出现呼吸运动,部分经产妇已能自觉胎动。

20 周末:胎儿全身覆盖毳毛。检查孕妇时能听到胎心音。

28 周末:胎儿身长约 35cm,体重约 1000g。皮下脂肪沉积不多。娩出后能吞咽、啼哭,此时出生如加强护理,可以存活。

40 周末:胎儿发育成熟,身长约 50cm,体重约 3400g。胎头双顶径值>9.0cm。外观体形丰满,皮下脂肪多,皮肤粉红色。出生后哭声响亮,吸吮能力强,具有成熟儿各项特征,能很好存活。

2. (1)正常妊娠改变。

(2)生殖系统:子宫体变化最明显,逐渐增大变软,12 周超越盆腔,晚期右旋。子宫峡部临产后伸展变薄形成子宫下段。宫颈肥大,变软,呈紫蓝色。宫颈黏液分泌量增多形成黏液栓,防止细菌侵入宫腔。卵巢略增大,停止排卵。阴道壁黏膜着色、增厚,皱褶增多,伸展性增加,分泌物增多呈糊状,阴道 pH 值降低,对防止感染有一定的作用。外阴色素沉着,组织变松软,伸展度增加。

乳房:乳房逐渐增大,乳头、乳晕着色,乳晕周围皮脂腺呈结节状隆起,称为蒙氏结节。妊娠晚期可挤出少量黄色液体,称初乳。

循环及血液系统:多数孕妇心尖区可听及Ⅰ~Ⅱ级柔和吹风样收缩期杂音,产后逐渐消失。血容量于妊娠 32~34 周达高峰。孕妇易发生下肢及外阴静脉曲张或痔。孕中晚期、孕妇长时间仰卧位时,可引起仰卧位低血压综合征。由于血液相对稀释,出现生理性贫血。妊娠期血液处于高凝状态,为分娩后胎盘剥离面迅速止血提供保障。

(陈顺萍)

第四章 妊娠诊断及孕期管理

【学习目标】

1. 掌握早、中、晚期妊娠的诊断和孕期检查。
2. 熟悉胎产式、胎先露、胎方位的概念及胎位的判断。
3. 了解妊娠期常见症状及处理。
4. 学会识别正常与异常胎位,能进行骨盆外测量和对孕期常见症状实施护理。
5. 具有良好亲和力及沟通能力,稳定的工作情绪,关爱母儿的健康。

【重点提示】

第一节 妊 娠 诊 断

妊娠分为 3 个时期:早期妊娠、中期妊娠、晚期妊娠。早期妊娠的临床表现有:停经、早孕反应、尿频、乳房增大且出现蒙氏结节;检查宫颈着色,宫体增大、黑加征。辅助检查:尿妊娠试验是最常用,B 超检查最准确。中晚期妊娠的临床表现:有早孕的经过,子宫增大,胎动、胎心出现,腹壁触到胎体;B 超检查可了解胎儿发育情况。

描述胎儿位置的 3 个重要概念:胎体纵轴与母体纵轴之间的关系,称胎产式,纵产式最常见。最先进入母体骨盆入口的胎儿部分,称为胎先露,枕先露最常见。胎儿先露部指示点与母体骨盆的关系称胎方位,简称胎位。

第二节 孕 期 管 理

产前检查从确诊早孕开始,妊娠 6～13^{+6} 周、14～19^{+6} 周各检查 1 次,从妊娠 20 周起进行产前系统检查,妊娠 20～36 周期间,每 4 周检查 1 次,妊娠 37 周起每周检查 1 次。

围生期的标准有 4 种:①围生期Ⅰ:从妊娠满 28 周(即胎儿体重≥1000g 或身长≥35cm)至产后 1 周;②围生期Ⅱ:从妊娠满 20 周(即胎儿体重≥500g 或身长≥25cm)至产后 4 周;③围生期Ⅲ:从妊娠满 28 周至产后 4 周;④围生期Ⅳ:从胚胎形成至产后 1 周。目前,我国采用围生期Ⅰ统计围生期死亡率,以此评估产科质量。

首次产前检查:推算预产期的方法是从末次月经第 1 天算起,月份加 9 或减 3,日期加 7(农历者加 15,也可换算为公历后再推算预产期)。产科检查有腹部四步触诊(胎头手感为圆、硬、有浮球感,胎臀手感为宽、软、形状不规则,平坦饱满者为胎背,高低不平甚至活动者为胎儿四肢)、胎心听诊、宫高、腹围测量和骨盆测量,骨盆外测量 4 条径线,髂棘间径(23～

26cm)、髂嵴间径(25～28cm)、骶耻外径(18～20cm)和坐骨结节间径(8.5～9.5cm)。

复诊产前检查：了解前次产前检查后有无不适，妊娠进展是否正常，及时指导。

第三节　妊娠期常见症状及处理

妊娠期常见四大系统症状：消化系统症状有恶心呕吐、便秘和痔，泌尿生殖系统症状有尿频和阴道分泌物增加，血液循环系统症状有下肢及外阴静脉曲张、贫血、仰卧位低血压综合征，运动系统症状有下肢肌肉痉挛、腰背痛、下肢水肿，注意识别生理性及病理性症状的差异，恰当处理。

第四节　妊娠期健康指导

妊娠期健康指导应从日常生活、营养指导、促胎儿健康、乳房护理、用药指导等几方面进行。

第五节　分娩准备

知识准备：给孕产妇及家人介绍分娩先兆、分娩过程以及应对分娩不适的技巧。心理准备：让孕妇获得相关知识，解除疑虑，获得心理支持。物品准备：包括母亲和新生儿的物品准备。分娩地点和家庭护理人员的准备。

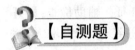【自测题】

一、选择题

A1 型题

1. 妊娠 12 周后，孕妇尿频症状消失的原因为

　A. 进行抗菌药物治疗　　　　　B. 孕妇控制饮水

　C. 增大的子宫超出盆腔　　　　D. 水钠潴留

　E. 胎儿位置改变

2. 月经周期正常的已婚育龄妇女，妊娠最早、最重要的症状是

　A. 尿频　　　　　　　B. 早孕反应　　　　　　C. 停经

　D. 子宫增大　　　　　E. 胎动

3. 正常妊娠时，子宫增大超出盆腔的孕周为

　A. 5 周后　　　　　　B. 7 周后　　　　　　　C. 9 周后

　D. 12 周后　　　　　E. 14 周后

4. 早期妊娠查体发现的黑加征是指

　A. 子宫增大变软呈球形　　　　B. 子宫峡部极软，宫颈和宫体似不相连

　C. 宫颈充血变软，呈紫蓝色改变　D. 宫底在耻骨联合上可触及

　E. 妊娠期乳头乳晕着色

5. 下述诊断早期妊娠最可靠的是

A. 早孕反应　　　　　　　　B. 停经　　　　　　　　　C. 乳房增大

D. B 超见宫内原始胎心搏动　E. 子宫增大

6. 妊娠 32 周时自我胎动计数,正常的是

A. 1～2 次/小时　　　　　　B. 3～5 次/小时　　　　　C. 6～8 次/小时

D. 9～10 次/小时　　　　　　E. 15 次/小时以上

7. 我国采用的围生期标准是

A. 从妊娠前 4 周到产后 1 周　　B. 从妊娠 28 周到产后 1 周

C. 从妊娠 20 周到产后 4 周　　　D. 从妊娠 28 周到产后 4 周

E. 从胚胎形成到产后 4 周

8. 最常见的胎先露是

A. 枕先露　　　　　　　　　B. 肩先露　　　　　　　　C. 前囟先露

D. 臀先露　　　　　　　　　E. 面先露

9. 下列不属于孕期常见症状的是

A. 便秘　　　　　　　　　　B. 阴道流血　　　　　　　C. 恶心、呕吐

D. 仰卧位低血压综合征　　　E. 下肢静脉曲张

A2 型题

10. 张女士,27 岁,孕 2 产 0,忘记末次月经时间,今到产科检查时发现子宫底在脐下一横指,胎心音正常,估计妊娠孕周为

A. 12 周末　　　　　　　　　B. 16 周末　　　　　　　　C. 20 周末

D. 24 周末　　　　　　　　　E. 28 周末

11. 李女士,妊娠 36 周,出现双侧膝关节以下凹陷性水肿,正确的护理指导是

A. 严格限制盐的摄入　　　　B. 严格限制水的摄入

C. 适当限制水的摄入　　　　D. 适当限制盐的摄入

E. 可不做任何限制,监测血压的变化

12. 王女士,29 岁,平素月经规律,末次月经 2013 年 4 月 8 日(公历),推算预产期是

A. 2014 年 1 月 5 日　　　　B. 2014 年 1 月 15 日　　　C. 2014 年 2 月 2 日

D. 2014 年 4 月 15 日　　　　E. 2014 年 2 月 7 日

13. 刘女士,26 岁,孕 2 产 1,现妊娠 35 周,在脐下左侧处听诊胎心音最清楚,胎位可能为

A. 枕右前位　　　　　　　　B. 骶左前位　　　　　　　C. 骶右前位

D. 横位　　　　　　　　　　E. 枕左前位

14. 徐女士,24 岁,平素月经规律,末次月经 2013 年 6 月 8 日(农历),推算预产期(农历)是

A. 2014 年 3 月 15 日　　　　B. 2014 年 4 月 15 日　　　C. 2014 年 3 月 23 日

D. 2014 年 4 月 23 日　　　　E. 2014 年 3 月 8 日

A3 型题

(15～16 题共用题干)

陈女士,23 岁,末次月经不详,孕期无不适,今至医院产前检查,四步触诊:宫底在脐与剑突之间,触及胎儿部分为宽、软且形态不规则,左侧感细小、凹凸不平,右侧感平坦,耻骨联

合上方感圆、硬。

15. 估计孕龄为

A. 32 周　　　　　　　　B. 28 周　　　　　　　　C. 24 周

D. 20 周　　　　　　　　E. 16 周

16. 护士在孕妇腹部听诊胎心最清楚的位置是

A. 脐上偏右　　　　　　B. 脐上偏左　　　　　　C. 脐下偏右

D. 脐下偏左　　　　　　E. 脐部稍下方

A4 型题

(17～19 题共用题干)

左女士,25 岁,妊娠 37 周,胎方位 LOA,孕期进展顺利,自述近 3 天在仰卧后出现头晕、心悸、呼吸困难的现象。

17. 该孕妇出现这些症状的原因最大可能是

A. 贫血　　　　　　　　　B. 妊娠期高血压疾病

C. 妊娠合并低血压　　　　D. 低血糖

E. 仰卧位低血压综合征

18. 应指导孕妇采取相应的措施以改善症状的是

A. 左侧卧位　　　　　　B. 右侧卧位　　　　　　C. 增强营养

D. 口服葡萄糖　　　　　E. 予以升压药

19. 如无异常表现,应指导该孕妇复查间隔时间是

A. 3 天　　　　　　　　B. 5 天　　　　　　　　C. 1 周

D. 2 周　　　　　　　　E. 4 周

B 型题

(20～22 题共用备选答案)

A. 孕 8 周末　　　　　　B. 孕 16 周末　　　　　C. 孕 20 周末

D. 孕 24 周末　　　　　E. 孕 28 周末

20. 初具人形,B 超见胎心,孕周是

21. 可确定胎儿性别的孕周是

22. 临床用木质听筒经孕妇腹壁听到胎心音,孕周是

(23～25 题共用备选答案)

A. 最先进入骨盆入口的胎儿部分

B. 胎儿先露部的指示点与母体骨盆的关系

C. 胎体纵轴与母体纵轴的关系

D. 胎儿在母体子宫内的姿势

E. 胎儿身体各部分的关系

23. 胎先露

24. 胎方位

25. 胎产式

(26～29 题共用备选答案)

A. 耻骨联合上 2～3 横指　　B. 脐耻之间　　　　C. 脐下一横指

D. 脐上一横指　　　　　　　　E. 脐上三横指

26. 妊娠 12 周末宫底高度
27. 妊娠 16 周末宫底高度
28. 妊娠 24 周末宫底高度
29. 妊娠 28 周末宫底高度

二、名词解释

1. 仰卧位低血压综合征
2. 胎产式
3. 胎先露
4. 胎方位

三、填空题

1. 孕妇腹部检查包括_____诊、_____诊及_____诊。
2. 常用的骨盆外测量 4 条径线是_____、_____、_____、_____。
3. 经孕妇腹部胎心听诊时,可能听到的声音有_____、_____、_____和_____。
4. 骨盆内测量的径线是_____、_____、_____。

四、简答题

1. 简述复诊产前检查的内容。
2. 简述早期妊娠的诊断。
3. 如孕妇末次月经不详,如何判断其预产期?
4. 妊娠期健康指导中,哪些情况下不能做乳房按摩及刺激乳头?
5. 分娩准备应从哪些方面进行?

五、案例分析

1. 李女士,25 岁,已婚,平时身体健康,月经规律,现停经 48 天,恶心无呕吐 4 天,尿频,能正常工作。请问:

(1)该女士目前最可能的诊断是什么?

(2)可做什么检查确诊?

(3)确诊后,怎样护理?

2. 田女士,27 岁,初孕妇,妊娠 22 周,感到胎动 4 周,双下肢无水肿。检查:胎心音 138 次/分。骨盆外测量:髂棘间径 24cm,髂嵴间径 26cm,骶耻外径 19cm,坐骨结节间径 9cm。请问:

(1)该孕妇产程目前处于妊娠哪个时期?

(2)该孕妇的骨盆正常吗?

(3)可能在什么位置听到胎心音?

3. 陈女士,30 岁,初孕妇,平时月经不规律,且末次月经记不清。产科检查:生命体征正常,双下肢无水肿。胎心率 144 次/分,宫底脐上 3 横指,四步触诊,宫底部感宽、软、不规则的胎儿部分,右侧腹部感高低不平,左侧腹部感平坦、宽,耻骨联合上方感圆、硬、浮球感。骨盆外测量:髂棘间径 23cm,髂嵴间径 28cm,骶耻外径 18cm,坐骨结节间径 9cm。请问:

(1)该孕妇现在可能妊娠多少周?

(2)目前的胎方位是什么?

(3)该如何对她进行健康指导?

【参考答案】

一、选择题

1. C 2. C 3. D 4. B 5. D 6. B 7. B 8. A 9. B 10. C 11. E 12. B 13. E 14. C 15. A 16. C 17. E 18. A 19. C 20. A 21. B 22. C 23. A 24. B 25. C 26. A 27. B 28. D 29. E

二、名词解释

1. 妊娠晚期,孕妇较长时间取仰卧位时,增大的子宫压迫下腔静脉,使回心血量及心排血量减少,发生低血压。

2. 胎体纵轴与母体纵轴之间的关系。

3. 最先进入母体骨盆入口的胎儿部分。

4. 胎儿先露部指示点与母体骨盆的关系。

三、填空题

1. 视 触 听

2. 髂棘间径 髂嵴间径 骶耻外径 坐骨结节间径

3. 胎心音 子宫杂音 腹主动脉音 脐带杂音

4. 对角径 坐骨棘间径 坐骨切迹宽度 骶骨弧度

四、简答题

1. ①询问前次产前检查后有无异常症状,如腹痛、阴道流血、头痛、眼花、下肢水肿及胎动异常等。②测量体重及血压,检查有无水肿及程度,必要时尿蛋白定量检查。③孕妇腹部检查,测宫高、腹围,复查胎位,听胎心;了解胎儿生长发育情况,与孕周是否相符;有无羊水量异常等。④根据情况进行胎儿成熟度检查和胎盘功能检查。⑤进行妊娠期健康指导。记载检查结果,预约下次复查时间。

2. 早期妊娠的诊断依据:病史和症状有停经、早孕反应、尿频、乳房增大或胀痛,出现蒙氏结节。体征有子宫颈着色、子宫增大变软、宫颈和宫体似不相连。辅助检查主要有尿妊娠试验协助诊断,B超可确诊。

3. 末次月经不详,可依据早孕反应时间、胎动出现时间、经腹壁能听诊胎心时间、B超检查结果等来判断预产期。

4. 如先兆流产、前置胎盘和早产等禁止做乳房按摩以及刺激乳头。

5. 知识准备、心理准备、物品准备、分娩地点和家庭护理人员准备。

五、案例分析

1. (1)早孕。

(2)B超。

(3)解释目前属于正常的早孕反应,正常情况下,到妊娠12周左右会自行消失,不需担心。观察症状有无加重,如加重,即到医院就诊,如无异常,20周时到医院随访。

2. (1)中期妊娠。

(2)正常。

(3)脐下正中线上。

3. (1)28周。

(2)枕左前位。

(3)定期产前检查,目前4周检查1次;加强营养;出现异常及时就诊。

(蒋　莉)

第五章 正常分娩

第一节 分娩动因

有关分娩发动机制,至今仍无统一的结论和满意解释,目前公认有以下 3 种理论:①机械性理论;②内分泌控制理论(母体方面和胎儿方面);③神经介质理论。

第二节 影响分娩的因素

产力、产道、胎儿及精神心理因素是决定分娩的四大因素。产力包括子宫收缩力和腹肌、膈肌及肛提肌收缩力。子宫收缩力是贯穿于整个分娩过程,临产后正常子宫收缩具有节律性、对称性、极性和缩复作用。产道分为骨产道和软产道。骨产道即骨盆,有 4 个假想平面,中骨盆平面是骨盆的最小平面。软产道是由子宫下段、子宫颈、阴道及盆底软组织构成的弯曲管道。子宫下段由子宫峡部形成。初产妇宫颈管先缩短,后消失,再扩张。经产妇宫颈管消失与扩张同步进行,故经产妇产程短。随着产程进展,胎先露部下降直接压迫并扩张阴道及骨盆底,会阴体由厚变薄,此时,会阴体承受一定压力,若保护不当,易造成裂伤。胎儿的大小、胎位、胎儿发育有无异常均与能否正常分娩有关。

第三节 枕先露分娩机制

分娩机制是胎儿先露部为了适应产道的形状与大小被动地进行一系列适应性转动,以其最小径线通过产道的全过程。包括衔接、下降、俯屈、内旋转、仰伸、复位及外旋转。

胎头双顶径进入骨盆入口平面,胎头颅骨最低点接近或达到坐骨棘水平,称为衔接。初产妇多在预产期前 1～2 周内胎头衔接,经产妇多在分娩开始后衔接。下降贯穿于分娩全过程,与其他动作相伴随。俯屈使胎头衔接时的枕额径俯屈为枕下前囟径,以最小径线适应产道。胎头于第一产程末完成内旋转动作。胎头仰伸后,顶、额、鼻、口、颏相继娩出。胎头娩出后,胎头与胎肩恢复正常关系,称为复位。之后,阴道外胎头则随胎肩的内旋转而继续旋转,称为外旋转。胎头完成外旋转后,胎儿前肩在耻骨弓下首先娩出,继之后肩娩出,胎儿躯干、臀部及下肢以侧屈姿势相继娩出,完成分娩全过程。

第四节　先兆临产、临产与产程分期

分娩发动前孕妇常出现一些预示不久将临产的症状,称先兆临产。常见有:①轻松感或胎儿下降感;②假宫缩;③见红。见红多在分娩前 24～48 小时出现,是即将临产较可靠的征象。

临产的标志是指出现规律性的子宫收缩,同时伴有进行性宫颈管消失、宫颈口扩张和胎先露部下降。

总产程是指出现规律宫缩开始至胎儿、胎盘娩出为止。总产程时间最长不能超过 24 小时,最短不能少于 3 小时。它又分为:

第一产程又称宫颈扩张期,是从规律宫缩开始至宫口开全为止。初产妇需 11～12 小时。经产妇需 6～8 小时。

第二产程又称胎儿娩出期,是从宫口开全开始至胎儿娩出为止。初产妇需 1～2 小时。经产妇数分钟即可完成,一般不超过 1 小时。

第三产程又称胎盘娩出期,是从胎儿娩出开始至胎盘娩出为止。需 5～15 分钟,不超过 30 分钟。

第五节　第一产程的临床经过及处理

主要临床经过是规律宫缩、宫口扩张、胎头下降和胎膜破裂。胎膜一般在第一产程末和第二产程初自然破裂。此期的护理重点是监测胎心、严密观察产程进展、定时肛查或阴检,判断胎先露下降程度,正确描绘产程图。

第六节　第二产程的临床经过及处理

主要临床经过是规律宫缩加强,产妇出现不自主的屏气,胎头拨露和着冠,直至胎儿娩出。此期护理重点是做好接生准备,正确保护会阴并娩出胎儿。

第七节　第三产程的临床经过及处理

主要临床经过是胎盘剥离。此期护理重点是正确处理新生儿,并进行 Apgar 评分。确定胎盘剥离后,及时娩出胎盘。

【自测题】

一、选择题

A1 型题

1. 关于枕前位分娩机制,下列正确的是

A. 胎头进入骨盆入口时呈俯屈状态

B. 下降动作贯穿在整个分娩过程中

C. 下降动作呈连续性

D. 初产妇胎头衔接发生在分娩开始后

E. 俯屈动作完成后,胎头以枕额径通过产道

2. 正常骨产道的特点是

A. 最短的前后径是中骨盆前后径

B. 对角径等于入口前后径

C. 最短的横径是骨盆入口平面横径

D. 站立时骨盆入口平面与地面平行

E. 骨盆轴的上段向下向后,中段向下,下段向下向前

3. 关于临产后宫缩特点,正确的是

A. 有节律的阵发性收缩,由弱到强并维持一定时间

B. 自子宫两侧角开始,以每分钟 2cm 速度向子宫底扩展

C. 宫缩的极性是指底部最弱,下段最强

D. 子宫体部肌纤维收缩时变短变宽,松弛时恢复原状

E. 第二产程宫缩高峰时子宫内压力可达 25～30mmHg

4. 关于产程分期,正确的是

A. 第一产程初产妇需 11～12 小时

B. 第一产程经产妇需 8～10 小时

C. 第二产程初产妇需 2～3 小时

D. 第二产程经产妇需 1～2 小时

E. 第三产程初产妇与经产妇均需 40 分钟

5. 临产开始的重要标志,错误的是

A. 规律性宫缩,持续 30 秒以上,间歇 5～6 分钟

B. 进行性子宫颈管展平消失

C. 宫颈扩张

D. 阴道排出血性黏液

E. 胎先露下降

6. 下列不是胎盘剥离征象的是

A. 子宫体变硬呈球形   B. 子宫缩小,子宫底下降

C. 阴道口外露脐带自行延长   D. 阴道少量出血

E. 轻压耻骨联合上方,外露脐带不再回缩

7. 分娩的主要力量是指

A. 子宫收缩力　　　　　　B. 腹肌收缩力　　　　　　C. 肛提肌收缩力

D. 膈肌收缩力　　　　　　E. 肋间肌收缩力

8. 胎头完成衔接的标志

A. 胎头最低点达坐骨棘水平

B. 双顶径进入骨盆入口平面,胎头颅骨最低点达坐骨棘水平

C. 阴道口见到胎发

D. 先露部已达到坐骨棘水平

E. 胎头进入骨盆入口平面并接近或达到坐骨棘水平

9. 分娩即将开始的可靠征象是

A. 不规则宫缩　　　　　　　B. 阴道流出少量血性分泌物

C. 胎动活跃　　　　　　　　D. 子宫底下降

E. 孕妇腹痛难忍

10. 临产的主要标志是

A. 见红、规律性子宫收缩、胎头下降

B. 规律性子宫收缩、破膜、胎头下降

C. 见红、破膜、宫口扩张

D. 规律性子宫收缩、宫口扩张、胎头下降

E. 规律性子宫收缩、阵发性疼痛逐渐加剧、宫口扩张

11. 胎头下降程度是以

A. 骨盆入口平面作标志　　　　B. 两坐骨棘连线水平作标志

C. 骨盆出口平面作标志　　　　D. 两坐骨结节连线作标志

E. 子宫底高度作标记

12. 正常枕前位分娩机制胎头入盆的径线是

A. 枕额径　　　　　　　　B. 双顶径　　　　　　　　C. 枕下前囟径

D. 枕颏径　　　　　　　　E. 双颞径

13. 肛检或阴道检查胎头下降程度为"+1"是指

A. 胎儿头皮在坐骨棘平面下 1cm

B. 胎儿颅骨在坐骨棘平面下 1cm

C. 胎儿头皮在坐骨结节上 1cm

D. 胎儿颅骨在坐骨棘平面上 1cm

E. 胎儿头皮在坐骨结节下 1cm

14. 枕左前位分娩,当胎头进入中骨盆时的动作是

A. 内旋转　　　　　　　　B. 外旋转　　　　　　　　C. 衔接

D. 仰伸　　　　　　　　　E. 俯屈

15. 关于枕右前位分娩机制,正确的是

A. 胎头矢状缝衔接在骨盆入口的右斜径上

B. 俯屈动作在胎头降至中骨盆时已完成

C. 内旋转动作是胎头逆时针(盆底观)方向旋转 45°

D. 仰伸动作发生在胎头降至阴道外口时

E. 外旋转动作是在胎肩衔接时完成

16. 正常分娩的临床表现是

A. 第二产程初产妇 1～2 小时　　　　B. 第三产程一般＞30 分钟

C. 临产的主要标志是见红　　　　　　D. 一般出血约 400ml

E. 胎盘以母体面剥离为常见

17. 判断产程进展,最重要的根据是

A. 子宫收缩强度及频率　　　　　　　B. 胎心率

C. 是否破膜　　　　　　　　　　　　D. 胎头下降程度及宫口扩张程度

E. 产妇是否向下屏气

18. 正常胎盘剥离的征象,正确的是

A. 子宫底降低　　　　　　　　　　　B. 阴道出血量多

C. 子宫有压痛　　　　　　　　　　　D. 阴道口外露的脐带向下延伸

E. 子宫松弛、变软

19. 枕左前位分娩机制,胎头完成俯屈后通过骨盆各平面的径线是

A. 双顶径　　　　　　　　B. 枕下前囟径　　　　　　C. 双颞径

D. 枕额径　　　　　　　　E. 枕颏径

20. 正常分娩中第一产程的临床表现不包括

A. 规律宫缩　　　　　　　B. 宫口扩张　　　　　　　C. 胎先露下降

D. 胎膜破裂　　　　　　　E. 胎头着冠

21. 下列不是正常宫缩的特征的是

A. 节律性　　　　　　　　B. 对称性　　　　　　　　C. 极性

D. 持续性　　　　　　　　E. 缩复作用

22. 关于接生过程,下述错误的是

A. 宫缩时,左手按压枕部,帮助胎头俯屈

B. 胎头俯屈后由枕下前囟径变为枕额径

C. 应让胎头在宫缩间歇期娩出

D. 胎头娩出后仍应保护会阴

E. 宫缩时,用手掌托住会阴,间歇时手放松

23. 下述可以肯定进入第二产程的征象是

A. 宫缩时产妇向下屏气用力　　　　　B. 胎膜破裂

C. 先露最低点达坐骨棘水平　　　　　D. 宫口开全

E. 宫缩频而强

24. 正常分娩第二产程处理错误的是

A. 勤听胎心音　　　　　　　　　　　B. 指导产妇正确运用腹压

C. 胎头着冠时开始保护会阴　　　　　D. 可协助胎头外旋转

E. 胎头仰伸后,立即清除口腔中的黏液及羊水

25. 第二产程最确切的征象是

A. 产妇不自主的屏气   B. 胎儿头发在阴道口

C. 宫口开全   D. 肛门括约肌松弛

E. 宫缩减弱

26. 下列不符合分娩先兆征象的是

A. 子宫底下降   B. 不规则宫缩

C. 宫颈口开大   D. 见红

E. 胎先露下降

27. 关于临产后宫缩的特点,错误的是

A. 有节律的阵发性收缩由弱到强

B. 自子宫两角开始,先向宫底中部集中再向下扩展

C. 体部肌纤维收缩变短变宽、松弛时完全恢复原状

D. 宫缩高峰时、子宫体变硬

E. 宫缩持续时间逐渐延长,间歇时间逐渐缩短

28. 初产妇枕先露分娩,以下正确的是

A. 枕左前位是分娩中最常见的胎方位

B. 胎头拨露时避免运用腹压

C. 破膜多发生在第一产程初期

D. 胎儿娩出后,应立即按摩挤压宫底,促使胎盘娩出

E. 胎头着冠时及时运用腹压

29. 下列不是肛查/阴检的内容的是

A. 胎位及胎先露高低   B. 宫口扩张情况

C. 是否破膜   D. 膀胱充盈情况

E. 骨盆有无异常

30. 应准备接生的情况是

A. 初产妇宫口开大 7~8cm   B. 初产妇宫口开全

C. 胎膜破裂之后   D. 产妇肛门括约肌松弛

E. 产妇有便意感时

A2 型题

31. 张女士,25 岁,初孕妇,妊娠 38 周,规律宫缩 7 小时,宫口开大 3cm,未破膜,枕左前位,估计胎儿体重 2530g,胎心 145 次/分,骨盆外测量未见异常。此时恰当处理应是

A. 人工破膜加速产程进展

B. 静脉滴注催产素

C. 给予宫缩抑制剂,使其维持至妊娠 40 周

D. 等待自然分娩

E. 行剖宫产术

32. 李女士,初产妇,孕 39 周,有规律宫缩 5 小时,阴道流水 6 小时,宫口开大 5cm,双顶径处在坐骨棘水平,阴道分泌物 pH 值为 7,胎心正常,正确的处理是

A. 因胎膜早破,抬高床尾   B. 灌肠,以促进宫缩

C. 等待自然分娩   D. 静脉滴注缩宫素引产

E. 立即剖宫产

33. 王女士,初产妇,正常宫缩 13 小时后自然分娩一活男婴,现胎儿已娩出 5 分钟,胎盘尚未娩出,此时正确的处理是

A. 向宫底注射缩宫素,加强宫缩

B. 等待并观察有胎盘剥离征象时协助胎盘娩出

C. 立即手取胎盘

D. 牵拉脐带,助胎盘娩出

E. 行刮宫术

34. 刘女士,初产妇,孕 40 周临产,规律宫缩 10 小时,未破膜。肛查:宫口开大 4cm,胎先露 S－1,此时诊断恰当的是

A. 正常潜伏期　　　　　　B. 潜伏期延长　　　　　　C. 正常活跃期

D. 活跃期停滞　　　　　　E. 滞产

35. 徐女士,初产妇,26 岁,孕 40 周,规律性腹痛 8 小时入院,无阴道流水,入院检查,胎心率 140 次/分,LOA。肛查:宫口开 5cm,胎先露 S＝0,正确的护理措施是

A. 每日测体温 1 次　　　　　　B. 每 6～8 小时在宫缩时测血压 1 次

C. 嘱咐产妇卧床休息　　　　　　D. 每 30 分钟于宫缩时听 1 次胎心

E. 鼓励产妇每 2～4 小时排尿 1 次

36. 陈女士,足月妊娠,规律宫缩 11 小时,宫口开大 5cm,先露 S＋1,大囟门在 11 点,小囟门在 5 点,其胎位是

A. LOA　　　　　　B. LOT　　　　　　C. LOP

D. ROP　　　　　　E. ROA

37. 左女士,初产妇,24 岁,孕 40 周,于第二产程因胎心改变,行阴道产钳助产,新生儿娩出后 1 分钟内情况是:心率 92 次/分,无呼吸,四肢稍屈,有喉反射但无咳嗽,躯干红,四肢紫,新生儿 Apgar 评分为

A. 8 分　　　　　　B. 6 分　　　　　　C. 5 分

D. 4 分　　　　　　E. 9 分

38. 王女士,29 岁,孕 1 产 0,足月妊娠,因腹痛 5 小时入院。入院检查:骨盆外测量正常,胎位 LOA,胎心 136 次/分。目前宫缩持续 1 分钟,间歇 1～2 分钟,宫口开大 8cm,其正确护理为

A. 每隔 15～30 分钟听胎心 1 次,每 4 小时测血压 1 次

B. 每隔 1～2 小时听胎心 1 次,2～4 小时测血压 1 次

C. 每隔 2～4 小时肛查 1 次

D. 冲洗外阴,准备接生

E. 继续观察,不必处理

39. 张女士,初产妇,30 岁,孕 40 周临产入院。检查:骨盆外测量正常,胎位 LOA,胎心 136 次/分,8 小时后宫口开全,当胎头娩出后发现脐带绕颈 2 周较紧,胎儿面色发紫,正确处理是

A. 迅速娩出胎头

B. 立即给氧气吸入

C. 将胎头顺时针(盆底观)方向旋转 90°迅速结束分娩

D. 立即断脐放松脐带娩出胎儿

E. 立即剖宫产

40. 李女士,初产妇,25 岁,妊娠 40 周于宫缩开始后自然破膜,待产过程中胎心 136～152 次/分,规律有效宫缩 12 小时宫口开全,下列判断正确的是

A. 潜伏期延长   B. 活跃期延长   C. 胎膜早破

D. 正常产程   E. 产程停滞

41. 张女士,初产妇,28 岁,足月妊娠,规律宫缩 15 小时后娩出一男婴,5 分钟后胎盘尚未娩出,无阴道流血,此时正确的处理方法是

A. 牵拉脐带   B. 肌内注射缩宫素

C. 立即按压宫底   D. 指导产妇屏气用力

E. 出现胎盘剥离的征象后,助娩胎盘

42. 左女士,初产妇,24 岁,孕 39 周,阴道少量出血,腹痛 3 小时入院。入院检查:腹围 88cm,宫高 28cm,LOP,胎心 140 次/分,当前产妇宫口开大 5cm,先露 S－1,突然破膜,首要的护理是

A. 立即通知医生   B. 更换患者床单   C. 检查先露下降情况

D. 立即听胎心   E. 立即抽血化验

43. 林女士,30 岁,宫内妊娠 39 周,孕 3 产 2,无难产史,3 小时前开始规律性宫缩。急诊入院检查:宫缩持续 45 秒,间歇 3 分钟,胎心 140 次/分,头位,宫口开大 4cm,羊膜囊明显膨出,骨盆内诊正常,此时正确的处理是

A. 急诊室留观   B. 破膜后住院   C. 立即住院待产

D. 送产房消毒接生   E. 灌肠以促进产程,减少污染

A3 型题

(44～46 题共用备选答案)

王女士,初产妇,30 岁,孕 39 周,当晚感觉腹部一阵阵发紧,每半小时 1 次,每次持续 3～5 秒,第 2 天早上孕妇感觉腹部疼痛,每 5～6 分钟 1 次,每次持续 30 秒左右,并自觉阴道流水,请问

44. 当晚孕妇的情况属于

A. 孕妇紧张造成   B. 假临产   C. 先兆临产

D. 已临产   E. 进入第一产程

45. 第 2 天早上孕妇的情况属于

A. 假临产   B. 临产先兆   C. 已临产

D. 胎膜早破   E. 进入第二产程

46. 此时,孕妇不可能出现的心态是

A. 紧张   B. 焦虑   C. 兴奋

D. 抑郁   E. 矛盾

(47～49 题共用备选答案)

杨女士,26 岁,孕 1 产 0,妊娠 41 周,腹痛 5 小时入院。入院检查:骨盆外测量正常,腹围 91cm,宫高 20cm,胎位 ROA,胎心 136 次/分,宫缩持续 30 秒,间歇 5 分钟,宫口开 2cm,

胎膜未破。

47. 该产妇属于

A. 假临产　　　　　　　　B. 正临产　　　　　　　　C. 潜伏期

D. 活跃期早期　　　　　　E. 活跃期晚期

48. 此时护理措施正确的是

A. 嘱产妇卧床休息　　　　B. 嘱产妇2小时排尿1次

C. 每1～2小时听1次胎心　　D. 第2小时测1次血压

E. 每2小时做1次肛查

49. 该产妇突然报告阴道大量流水,首要的护理措施是

A. 立即氧气吸入　　　　　B. 抬高床尾,左侧卧位

C. 立即阴道检查　　　　　D. 立即听胎心

E. 立即报告医生

(50～53题共用备选答案)

张女士,初产妇,27岁,孕1产0,妊娠39周,于宫缩开始后自然破膜。入院检查:胎位LOA,待产过程中胎心良好,130～140次/分,产程进展顺利,规律宫缩12小时宫口开全。

50. 此时接生者应做的工作是

A. 准备产包　　　　　　　B. 给产妇备皮　　　　　　C. 听胎心

D. 洗手、消毒准备接生　　　E. 报告产妇家属

51. 开始保护会阴的正确时间是

A. 胎头着冠时　　　　　　B. 胎头着冠以后

C. 看见胎头以后　　　　　D. 胎头拨露后联合紧张时

E. 产程一开始就保护会阴

52. 胎头仰伸后,接生者首要的护理是

A. 协助胎头顺时针旋转90°　　B. 协助胎头逆时针旋转90°

C. 清理胎儿鼻口腔分泌物　　　D. 嘱产妇向下屏气

E. 嘱产妇张口哈气

53. 胎儿胎盘娩出后接生者无需做的护理是

A. 检查胎盘胎膜是否完整　　　B. 检查脐带长度

C. 臀下放置聚血盆　　　　　　D. 检查宫颈有无裂伤

E. 检查会阴、阴道有无裂伤

A4型题

(54～61题共用备选答案)

徐女士,初产妇,28岁,孕2产0,足月妊娠,规律性腹痛10小时,阴道流水1小时。检查,宫口开6cm,胎先露S+1,胎膜已破,胎心率130次/分,宫缩持续40秒,间歇3分钟。

54. 该产妇处于

A. 潜伏期　　　　　　　　B. 活跃加速期　　　　　　C. 最大加速期

D. 活跃减速期　　　　　　E. 第二产程

55. 4小时后即上午9:00宫口开全,此时产妇宫缩乏力,胎心率140次/分,此时护士督促产妇排尿,其目的是

A. 防止产妇疲劳　　　　　B. 防止宫缩乏力　　　　　C. 防止尿路感染

D. 防止发生 DIC　　　　　E. 防止压迫膀胱

56. 上午 9:30 检查:产妇宫缩仍乏力,胎心率 120 次/分,此时不恰当的护理措施是

A. 让产妇取半卧位　　　　B. 氧气吸入

C. 静脉注射三联合剂　　　D. 合谷注射缩宫素

E. 立即阴道助产

57. 此期首要的护理诊断是

A. 疼痛　　　　　　　　　B. 有母体受伤的危险

C. 有胎儿受伤的危险　　　D. 紧张

E. 知识缺乏

58. 行胎头吸引术助娩出一女婴,重 2700g,出生后 1 分钟心率 100 次/分,呼吸浅而不规则,四肢稍屈,有喉反射,但无恶心,躯干红润,四肢青紫,Apgar 评分

A. 4 分　　　　　　　　　B. 5 分　　　　　　　　　C. 6 分

D. 7 分　　　　　　　　　E. 9 分

59. 对新生儿首要的处理是

A. 氧气吸入　　　　　　　B. 保暖　　　　　　　　　C. 结扎脐带

D. 清理呼吸道　　　　　　E. 呼吸兴奋剂

60. 对产妇护理措施不需要的是

A. 按摩腹部促进子宫收缩　B. 给产妇热饮料

C. 给产妇保暖　　　　　　D. 给产妇导尿

E. 检查产道损伤情况

61. 产后 2 小时,主要护理措施是

A. 给产妇更换床单　　　　B. 测量产妇体温

C. 按摩子宫,观察阴道恶露情况　D. 按摩乳房,刺激乳汁分娩

E. 协助产妇给新生儿哺乳

B 型题

(62～66 题共用备选答案)

A. 耻骨联合上缘中点至骶岬上缘中点间的距离

B. 右骶髂关节至左髂耻隆突间的距离

C. 两侧坐骨棘间的距离

D. 骶骨尖端至坐骨结节中点间的距离

E. 两侧坐骨结节内缘间的距离

62. 骨盆出口横径

63. 中骨盆横径

64. 真结合径

65. 骨盆入口右斜径

66. 骨盆出口后矢状径

二、名词解释

1. 分娩

2. 足月产

3. 衔接

4. 分娩机制

5. 总产程

6. 见红

7. 拨露

8. 着冠

三、填空题

1. 影响分娩的因素有_____、_____、_____及_____。

2. 产道可分为_____和_____两部分,软产道由_____、_____、_____及_____组成。

3. 分娩机制的动作包括:衔接、_____、_____、_____、复位、外旋转和_____。

4. 产程中肛诊/阴检的目的是:了解宫颈_____、_____,宫口_____;确定_____及_____下降程度;查清前羊水囊_____;了解骨盆腔_____。

5. 接产要领是,保护会阴,协助胎头_____,让胎头以_____径线,在宫缩_____期缓慢通过阴道口。

6. Apgar 评分法,是以新生儿出生后的_____、_____、_____、_____及_____等五项为标准,正确为_____分。如评_____分,为轻度窒息,_____分以下为重度窒息。

四、简答题

1. 如何区别 3 个产程? 各产程的平均时间为多少?

2. 简述产妇入院的护理。

3. 胎盘剥离的征兆有哪些?

4. 产后 2 小时应重点做好哪些护理?

五、案例分析

1. 陈女士,孕 1 产 0,足月妊娠,规律性宫缩 10 小时,宫缩持续时间 40～50 秒,间歇 2～3 分钟,宫口扩张 5cm,胎先露 S＝0。请问:

(1)陈女士处于产程中的哪个阶段?

(2)列出主要的护理诊断/问题。

(3)制订相应的护理措施。

2. 林女士,30 岁,孕 3 产 2,宫内妊娠 39 周,无难产史,3 小前开始规律宫缩。急诊入院。产科检查:宫缩持续 45 秒,间歇 3 分钟,胎心 140 次/分,LOA,宫口开大 4cm,羊膜囊明显膨出,骨盆内诊无明显异常。请问:

(1)目前该产妇的护理诊断/问题是什么?

(2)该产妇入院后首要的护理措施是什么?

(3)如何实施护理?

3. 王女士,孕 1 产 0,妊娠 38 周,产程进展 13 小时,阴道流水 3 小时,阴道检查:宫口开大 9cm,胎头"S＋2"位。请问:

(1)王女士处于产程中的哪个阶段?

(2)估计多少时间能够分娩?

(3)目前的主要护理措施是什么?

【参考答案】

一、选择题

1. B 2. E 3. A 4. A 5. D 6. B 7. A 8. B 9. B 10. D 11. B 12. A 13. B
14. A 15. B 16. A 17. D 18. D 19. B 20. E 21. D 22. B 23. D 24. C 25. C
26. C 27. C 28. A 29. D 30. B 31. C 32. C 33. B 34. C 35. E 36. C 37. D
38. A 39. D 40. D 41. E 42. D 43. D 44. C 45. C 46. D 47. D 48. C 49. D
50. D 51. D 52. C 53. C 54. C 55. B 56. A 57. C 58. C 59. D 60. D 61. C
62. E 63. C 64. A 65. B 66. D

二、名词解释

1. 妊娠满 28 周及以后,胎儿及其附属物从母体全部娩出的过程。

2. 妊娠满 37 周至不满 42 足周(259~293 日)间分娩。

3. 枕先露时胎头双顶径进入骨盆入口平面,胎头颅骨最低点接近或达到坐骨棘水平。

4. 是指胎儿先露部通过产道时,为了适应产道的形状与大小被动地进行一系列适应性转动,以其最小径线通过产道的全过程。

5. 从出现规律宫缩开始至胎儿、胎盘娩出为止。

6. 分娩开始前 24~48 小时内,阴道排出带血的黏液性分泌物称"见红"。

7. 第二产程,当宫缩时胎头露出,宫缩过后胎头又退回阴道内这种现象叫胎头"拨露"。

8. 第二产程中,当胎头双顶径越过骨盆出口后不再回缩称为"着冠"。

三、填空题

1. 产力 产道 胎儿 精神心理因素

2. 骨产道 软产道 子宫下段 子宫颈 阴道 盆底组织

3. 下降 俯屈 内旋转 仰伸 胎儿娩出

4. 软硬度 厚薄 扩张程度 胎位 胎先露 破裂与否 形状与大小

5. 俯屈 最小 间歇

6. 心率 呼吸动作 肌肉张力 喉反射 皮肤颜色 7~10 4~6 4

四、简答题

1. 第一产程:从有规律宫缩开始到宫口开全。初产妇 12~16 小时,经产妇 6~8 小时。第二产程:从宫口开全到胎儿娩出。初产妇 1~2 小时,经产妇 1 小时或几分钟。第三产程:从胎儿娩出到胎盘娩出。5~15 分钟,不超过 30 分钟。

2. 产妇入院后应着重做以下护理:①查阅产前检查及各种检查记录,询问以往病史、分娩史及有无妊娠合并症。②一般检查,包括腹部四步手法检查,听胎心音,测 BP、T、P、R。③会阴皮肤准备,肛查或阴检,了解宫颈扩张及胎先露下降程度,判断是否已破膜。④提供良好的环境,鼓励产妇在宫缩间歇期少量多餐,可取自由体位,每 2~4 小时排尿 1 次,保持外阴部清洁卫生。提供心理护理。

3. ①子宫底呈球形上升,②阴道有少量流血,③露于阴道口外的脐带自行下降、变长,

④压耻骨联合上方,外露脐带不回缩。

4. 产后 2 小时,产妇应继续留在产房观察。①重点观察子宫收缩情况、阴道出血量、外阴、阴道有无血肿、膀胱是否充盈以及 T、P、R、BP 生命体征。②帮助产妇补充水分,进易消化、营养丰富的食物。③提供清洁、舒适的环境,夏季防中暑,冬季应保暖。④提供心理护理。

五、案例分析

1.(1)处于产程活跃期。

(2)疼痛、舒适的改变和焦虑。

(3)每 4～6 小时观察生命体征 1 次。观察宫缩情况,用触诊法或胎儿监护仪进行监测。用胎心听诊器或多普勒仪监测胎心。行肛查或阴道检查了解宫口扩张和胎先露下降程度,判断是否已破膜。提供良好的环境,鼓励产妇在宫缩间歇期少量多餐,可在室内活动,每 2～4 小时排尿 1 次,保持外阴部清洁卫生。提供心理护理。

2.(1)有受伤的危险:母体会阴裂伤,新生儿窒息;潜在并发症:来不及消毒而感染,产后出血。

(2)立即送进产房,给予会阴备皮消毒,听胎心,做好接生准备。

(3)经产妇,宫缩强,产程短,应立即进行会阴皮肤消毒,做好接生准备,保护会阴,避免裂伤,同时要做好抢救新生儿窒息的准备,胎盘娩出后应认真检查有无胎盘胎膜残留,检查阴道及会阴有无裂伤,有裂伤按解剖层次进行缝合。按摩子宫,促进子宫收缩,预防产后出血。

3.(1)处于产程活跃期阶段的减速期。

(2)估计 30 分钟宫口开全,1 小时左右胎儿娩出。

(3)目前的主要护理是送产妇到产床,给予外阴部擦洗、消毒,继续严密观察产程和监测胎心,接生者按无菌操作常规洗手、戴手套、穿接生衣、打开产包、铺好消毒巾准备接产。

(魏碧蓉)

第六章 | 正 常 产 褥

【学习目标】

1. 掌握产褥期、子宫复旧、恶露等的概念,以及产褥期母体生殖系统、血液循环系统、乳房的生理变化和产褥期妇女的心理调适。
2. 熟悉产褥期妇女的临床表现。
3. 了解产褥期母体泌尿系统、消化系统的生理变化及母体心理变化。
4. 学会产后子宫复旧的检查方法、恶露的观察、会阴及伤口恢复情况的观察、产后会阴的清洁消毒、乳房的护理及产后观察记录的填写。
5. 具有与产妇换位思考的意识,尊重产妇,关爱母儿的健康。

【重点提示】

产褥期是指从胎盘娩出至产妇全身各器官除乳腺外恢复或接近正常未孕状态所需的一段时期,一般为 6 周。

第一节　产褥期妇女的生理恢复

胎盘娩出后子宫逐渐恢复至未孕状态的过程,称为子宫复旧。胎盘娩出后,子宫圆而硬,宫底在脐下一指。产后第 1 日略上升至脐平,以后每日下降 1～2cm,产后 10 日子宫降入骨盆腔,此时腹部检查于耻骨联合上方扪不到宫底。产后 6 周子宫大小及子宫内膜完全恢复到非孕期状态。产后 1 周,宫颈内口关闭,宫颈管复原。产后 4 周,子宫颈完全恢复至非孕时形态。

乳房的主要变化是泌乳。影响乳汁分泌的因素很多,吸吮是保持不断泌乳的关键,乳汁分泌还与产妇的营养、睡眠、情绪和健康状况密切相关。

妊娠期血容量增加,于产后 2～3 周恢复至未孕状态。但在产后最初 3 日内,特别是产后 24 小时,心脏负担明显加重。产褥早期血液仍处于高凝状态,白细胞总数于产褥早期仍较高,血小板数增多。红细胞沉降率于产后 3～4 周降至正常。

妊娠期胃肠肌张力及蠕动力均减弱,胃液中盐酸分泌减少,产后需 1～2 周逐渐恢复。产褥期间卧床时间长,缺少运动,肠蠕动减弱,加之腹肌及盆底肌松弛,容易便秘。

妊娠期体内潴留的多量水分主要经肾排出,故产后 1 周尿量增多。妊娠期发生的肾盂及输尿管扩张,产后需 2～8 周恢复正常。在分娩过程中,膀胱受压致使黏膜水肿、充血及肌张力降低,以及会阴伤口疼痛、不习惯卧床排尿等原因,均可增加尿潴留的发生,尤其在产后 24 小时内。

分娩后,雌激素及孕激素水平急剧下降,至产后 1 周时已降至未孕时水平。胎盘生乳素于产后 6 小时已不能测出。月经复潮及排卵时间受哺乳影响,不哺乳产妇通常在产后 6~10 周月经复潮,平均在产后 10 周左右恢复排卵。哺乳产妇的月经复潮延迟,有的在哺乳期月经一直不来潮,平均在产后 4~6 个月恢复排卵。产后较晚恢复月经者,首次月经来潮前多有排卵,故哺乳产妇未见月经来潮却有受孕的可能。

妊娠期出现的下腹正中线色素沉着,在产褥期逐渐消退。产后腹壁明显松弛,腹壁紧张度需在产后 6~8 周恢复。

第二节 产褥期妇女的心理调适

根据鲁宾研究结果,产褥期妇女的心理调适过程一般经历 3 个时期:

1. 依赖期 产后前 3 日。表现为产妇的很多需要是通过别人来满足,同时产妇喜欢用语言表达对孩子的关心,较多地谈论自己妊娠和分娩的感受。在依赖期,丈夫及家人的关心帮助,医务人员的悉心指导是极为重要的。

2. 依赖-独立期 产后 3~14 日。产妇表现出较为独立的行为,开始注意周围的人际关系,主动参与活动,学习和练习护理自己的孩子,亲自喂奶而不需要帮助。但这一时期容易产生压抑。应及时提供护理、指导和帮助,促使产妇纠正这种消极情绪。

3. 独立期 产后 2 周至 1 个月。此期,新家庭形成并正常运作。产妇、家人和婴儿已成为一个完整的系统,形成新的生活形态。在这一时期,产妇及其丈夫会承受更多的压力,如兴趣与需要、事业与家庭间的矛盾,哺育孩子、承担家务及维持夫妻关系中各种角色的矛盾等。

第三节 产褥期的临床表现

产后的体温多数在正常范围内。若产程延长致过度疲劳时,体温可在产后 24 小时内略升高,一般不超过 38℃。产后 3~4 日因乳房血管、淋巴管极度充盈,乳房胀大,伴 37.8~39℃发热,称为泌乳热,一般持续 4~16 小时,体温即下降,不属病态。产后脉搏略缓慢,60~70 次/分,于产后 1 周恢复正常。腹式呼吸,呼吸深慢,14~16 次/分。正常产妇血压无明显变化。妊娠期高血压疾病产妇,产后血压明显降低。

胎盘娩出后,子宫圆而硬,宫底在脐下一指。产后第 1 日略上升至脐平,以后每日下降 1~2cm,产后 10 日子宫降入骨盆腔,此时腹部检查于耻骨联合上方扪不到宫底。

产后随子宫蜕膜的脱落,含有血液及坏死的蜕膜组织经阴道排出,称为恶露。根据其颜色、内容物及时间不同,恶露分为血性恶露、浆液恶露、白色恶露 3 种。血性恶露持续 3~4 日,浆液恶露持续 10 日左右,白色恶露约持续 3 周干净。正常恶露有血腥味,但无臭味,持续 4~6 周,总量为 250~500ml。

在产褥早期因子宫收缩引起下腹部阵发性剧烈疼痛,称为产后宫缩痛。于产后 1~2 日出现,持续 2~3 日自然消失。哺乳时加重,不需特殊用药。

产妇会感到疲乏、褥汗,出现排尿困难、便秘等。

第四节　产褥期护理与保健

一、产褥期护理

一般管理:提供良好的环境;加强生命体征的观察;保证产妇有足够的营养和睡眠;保持大小便通畅,特别是产后 4 小时内要鼓励产妇排尿;进行适当活动。

产后 2 小时内极易发生严重并发症,故应在产房严密观察生命体征、子宫收缩情况及阴道流血量,并注意宫底高度及膀胱是否充盈等。若产后 2 小时一切正常,将产妇连同新生儿送回病房,仍需勤巡视。

产后认真评估子宫复旧和恶露性状。每日在同一时间手测宫底高度,以了解子宫复旧情况。如发现异常,应及时排空膀胱、按摩腹部(子宫部位)、按医嘱给予宫缩剂。如恶露有异味,常提示有感染的可能,配合做好血及组织培养标本的收集及抗生素应用。产后当天禁用热水袋外敷止痛,以避免子宫肌肉松弛造成出血过多。

每日 2~3 次冲洗会阴及会阴伤口,如发现异常应及时对症处理。

乳房一般护理:应保持清洁、干净,经常擦洗。每次哺乳前产妇应洗净双手,然后用清水洗净乳头和乳晕,并柔和地按摩乳房,刺激排乳反射,切忌用肥皂或酒精之类擦洗;乳头处如有痂垢,先用油脂浸软后,再用温水洗净;每次哺乳时应让新生儿吸空乳汁;如乳汁充足,孩子吸不完时,应用手法挤奶或用吸乳器将剩乳吸出;如吸吮不成功,则指导产妇将母乳挤出后喂养;哺乳期使用适当的胸罩,避免过松或过紧。

做好母乳喂养和出院后喂养指导。

二、产褥期保健

产后应尽早适当活动。经阴道自然分娩的产妇,产后 6~12 小时内即可起床轻微活动,于产后第 2 日可在室内随意走动,再按时做产后健身操。行会阴后-侧切开或行剖宫产的产妇,可适当推迟活动时间。

产后健身操应该根据产妇的情况,运动量由小到大、由弱到强循序渐进地练习。一般在产后第 2 日开始,每 1~2 日增加一节,每节做 8~16 次。出院后继续做健身操直至产后 6 周。6 周后应选择新的锻炼方式坚持锻炼。

产褥期内禁忌性交。根据产后检查情况,恢复正常性生活,并指导产妇选择适当的避孕措施,原则是哺乳者以工具避孕为宜,不哺乳者可选用药物避孕。

产后检查包括产后访视和产后健康检查。①产后访视至少 3 次,第 1 次在产妇出院后 3 日内,第 2 次在产后 14 日,第 3 次在产后 28 日,社区医疗保健人员通过产后访视可了解产妇及新生儿健康状况。②产后健康检查:嘱产妇携带婴儿于产后 42 日(6 周)到医院进行一次全面检查,及时了解母体全身情况,特别是生殖器官的恢复情况和新生儿的生长发育情况。

【自测题】

一、选择题

A1 型题

1. 关于产褥期子宫复旧的描述,下列正确的是

A. 宫体恢复到非孕大小需 4 周

B. 于产后 10 日,腹部检查扪不到宫底

C. 于产后 2 周宫颈完全恢复至正常未孕状态

D. 于产后 4 周,宫腔表面均由新生的内膜修复

E. 宫颈外口于产后 3 日恢复到未孕状态

2. 产后子宫缩小至妊娠 12 周大小,需要的时间为

A. 1 周   B. 2 周   C. 3 周

D. 4 周   E. 5 周

3. 产后胎盘附着部的子宫内膜全部修复约需时间

A. 2 周   B. 3 周   C. 4 周

D. 5 周   E. 6 周

4. 有关产褥期激素变化的描述,错误的是

A. 雌激素水平下降   B. 孕激素水平下降

C. 胎盘生乳素下降   D. 垂体催乳素上升

E. 垂体催乳素下降

5. 有关正常产褥的描述,正确的是

A. 脉搏加快   B. 呼吸深慢,以胸式呼吸为主

C. 血压变化大   D. 宫底每日下降 1～2cm

E. 24 小时内体温升高,可达 38℃

6. 关于产褥期内分泌变化,错误的是

A. 哺乳产妇月经复潮延迟

B. 不哺乳产妇通常在产后 6～10 周月经复潮

C. 分娩后雌激素和孕激素于产后 1 周降至未孕水平

D. 哺乳产妇如无月经来潮,无受孕的可能

E. 胎盘生乳素于产后 6 小时不能测出

7. 有关恶露的描述,正确的是

A. 正常恶露含有血液及细菌,并有血腥味和臭味

B. 正常恶露总量为 600ml

C. 血性恶露持续 7 天逐渐转为浆液恶露

D. 产后子宫内膜脱落,含有血液、坏死蜕膜经阴道排出为恶露

E. 正常恶露持续 4～8 周

8. 母乳喂养指导中不妥的是

A. 乳汁过多不能吸尽时应将余乳挤出

B. 勤吸吮有助于乳汁分泌

C. 待下奶后立即哺乳

D. 按需哺乳,哺乳期以1年为宜

E. 哺乳后竖抱婴儿轻拍背部1～2分钟,排出胃内空气

9. 产褥期生理变化中不正确的是

A. 肠蠕动减弱,易发生便秘　　　B. 尿量减少

C. 常发生排尿不畅或尿潴留　　　D. 出汗较多

E. 白细胞可暂时升高

10. 对产后出院产妇进行有关产褥期保健内容指导,错误的是

A. 产后42天做产后健康检查　　　B. 产褥期禁止性生活

C. 产后访视至少3次　　　　　　　D. 产褥期后应做好计划生育

E. 产后访视至少2次

A2型题

11. 王女士,初产妇,无妊娠合并症和并发症,因骨盆狭窄行剖宫产手术,现术后第2日,护士对其进行身体评估,正确的是

A. 脉搏＞90次/分　　　　　　　B. 呼吸深慢,以胸式呼吸为主

C. 血压140/90mmHg　　　　　　D. 宫底在脐下两指

E. 体温升高,可达38℃

12. 李女士,妊娠39周,阴道自然分娩一女婴,体重3800g,产房护士对该产妇的护理正确的是

A. 分娩后产妇要留置导尿管

B. 产后2小时阴道流血量不多,排除宫缩不良

C. 产后2小时严密观察阴道流血情况

D. 产后1小时内在产房观察,若正常送回病室

E. 产后1小时可进普通饮食

13. 刘女士,28岁,妊娠39周,于5时30分正常分娩,9时40分产妇主诉下腹胀痛。视诊:下腹膀胱区隆起,叩诊:耻骨联合上呈浊音,产妇存在的健康问题是

A. 分娩后疼痛　　　　　B. 体液过多　　　　　C. 排尿异常

D. 尿潴留　　　　　　　E. 有子宫内膜感染的可能

14. 方女士,产后2日,下腹阵痛,宫底脐下3指,无压痛,阴道流血不多,无恶心呕吐,正确的处理方法是

A. 抗生素预防感染　　　　B. 给予止痛药物　　　　C. 一般不需处理

D. 排除肠梗阻　　　　　　E. 按摩子宫

15. 徐女士,剖宫产术后9日,母乳喂养,乳房不胀,新生儿吸双乳后仍哭闹而加代乳品,对该产妇处理错误的是

A. 用吸奶器吸乳刺激　　　　B. 增加新生儿吸吮次数

C. 提供充足睡眠　　　　　　D. 饮用催乳剂

E. 调节饮食

183

A3 型题

（16～17 题共用题干）

周女士,经产妇,经阴道顺产一女婴,诉说下腹部阵痛,乳房胀痛。查体:乳房胀,无红肿,子宫硬,脐下 2 指,阴道流血不多。

16. 缓解乳房胀痛,首选的护理措施是

A. 生麦芽煎汤喝　　　　　B. 让新生儿多吸吮　　　　C. 芒硝外敷乳房

D. 多喝汤水　　　　　　　E. 用吸奶器吸乳

17. 针对下腹阵痛的症状,对产妇的解释是

A. 正常产后宫缩痛　　　　B. 属于异常疼痛　　　　　C. 用止痛药物

D. 1 周后消失　　　　　　E. 用宫缩剂

（18～19 题共用题干）

张女士,会阴侧切术后 4 日,阴道出血不多,自觉会阴胀痛、发热。查体:局部红肿、硬结,体温 38℃。

18. 可能的问题是

A. 会阴切口血肿　　　　　B. 阴道壁血肿　　　　　　C. 子宫内膜炎

D. 会阴切口感染　　　　　E. 呼吸道感染

19. 针对上述原因,错误的处理是

A. 局部切口拆线　　　　　B. 延期拆线的时间

C. 保持会阴部清洁干燥　　D. 局部理疗

E. 抗生素治疗

A4 型题

（20～24 题共用题干）

李女士,初产妇,28 岁,阴道助娩一女婴,产后 1 小时在产房观察。

20. 在产房观察期间,重点内容应除外

A. 产妇饮食情况　　　　　B. 宫底高度　　　　　　　C. 膀胱充盈情况

D. 子宫收缩、出血量　　　E. 阴道有无血肿

21. 产后 6 小时未排尿,子宫收缩好,出血不多。查体:宫底脐上 1 指,可能的问题是

A. 子宫复旧不良　　　　　B. 宫腔积血　　　　　　　C. 尿潴留

D. 卵巢肿瘤　　　　　　　E. 腹胀

22. 正确的处理方法是

A. 促进子宫收缩　　　　　B. 按摩子宫　　　　　　　C. 定期复查

D. 肌内注射缩宫素　　　　E. 排空膀胱

23. 产后 3 天发热,39.3℃,双乳红肿胀痛,有硬结,可能的问题是

A. 乳腺炎　　　　　　　　B. 乳汁淤积　　　　　　　C. 会阴伤口感染

D. 子宫内膜炎　　　　　　E. 上呼吸道感染

24. 最恰当的处理是

A. 新生儿吸吮　　　　　　B. 抗生素治疗　　　　　　C. 口服中药治疗

D. 局部湿敷　　　　　　　E. 按摩乳房

B 型题

(25～27 题共用备选答案)

A. 产后宫缩痛　　　　　B. 乳头皲裂　　　　　C. 阴道后壁血肿

D. 乳汁淤积　　　　　　E. 正常产褥

25. 吴女士,初产妇,4 小时前助娩一男婴,现有排便感,会阴部疼痛,最可能的问题是

26. 王女士,足月产后 2 天,下腹阵痛,出汗多,体温 37.8℃,宫底脐下 2 指,最可能的问题是

27. 吴女士,足月产后 10 天,母乳喂养,近日两侧乳头疼痛,吸吮时疼痛明显,最可能的问题是

二、名词解释

1. 产褥期

2. 恶露

三、填空题

1. 哺乳姿势常采用_____或_____姿势。

2. 产后外阴水肿者,可用_____湿热敷。

3. 产后_____周,宫颈完全恢复到非孕期状态。

4. 产妇如接受会阴切开,应采取_____卧位,以免恶露浸渍伤口。

5. 胎盘娩出后,宫底在_____。产后第 1 日略上升至_____,以后每日下降_____,产后_____日子宫降入骨盆腔,此时腹部检查于耻骨联合上方扪不到宫底。

6. 恶露分为_____、_____和_____。

7. 产后_____内开始授乳,并主张_____同室,_____喂养。

四、简答题

1. 简述产后排尿困难的护理措施。

2. 简述促进子宫复旧的护理措施。

3. 简述会阴伤口异常的护理。

4. 简述母乳喂养的注意事项。

五、案例分析

1. 李女士,28 岁,会阴侧切产后 2 天,自诉下腹部阵发性坠痛,哺乳时加剧。经护理评估得到:T 38.3℃、P 84 次/分、BP 113/83mmHg。子宫底脐下 2 指,收缩良好,恶露为红色,量少,会阴切口红肿,乳房无胀痛。请问:

(1)产妇下腹痛可能的原因是什么?

(2)应采取哪些护理措施?

2. 王女士,30 岁,初产妇,足月分娩一健康女婴,但该产妇不愿哺乳孩子,也不愿进食催奶的食物。经护理评估发现该女士生理恢复方面均正常,但在言谈举止中透露说,近期单位将公开召开一次竞聘会,自己如果母乳喂养,一方面会耽误时间,另一方面担心哺乳后体形会有比较大的变化。请问:

作为护理人员该如何帮助该产妇消除对母乳喂养的顾虑,具体措施是什么?

【参考答案】

一、选择题

1. B　2. A　3. E　4. E　5. D　6. D　7. D　8. C　9. B　10. E　11. D　12. C　13. D
14. C　15. A　16. B　17. A　18. D　19. B　20. A　21. C　22. E　23. A　24. B　25. C
26. A　27. B

二、名词解释

1. 从胎盘娩出至产妇全身各器官除乳腺外恢复或接近正常未孕状态所需的一段时期,称产褥期。

2. 产后随子宫蜕膜的脱落,含有血液及坏死的蜕膜组织经阴道排出,称为恶露。

三、填空题

1. 坐位　卧位

2. 50%硫酸镁

3. 4

4. 伤口对侧卧位

5. 脐下1指　脐平　1~2cm　10

6. 血性恶露　浆液恶露　白色恶露

7. 半小时　母婴　纯母乳

四、简答题

1. ①解除产妇对排尿疼痛的顾虑。②鼓励产妇坐起排尿,用热水熏洗外阴,用温开水冲洗尿道外口周围诱导排尿。③下腹正中放置热水袋,刺激膀胱收缩。④针灸或肌注新斯的明1mg,兴奋膀胱逼尿肌促使排尿。⑤上述方法无效应予导尿。

2. ①定时按摩子宫、推压宫底。②定时排尿。③早期离床活动。④哺乳。⑤必要时应用宫缩剂。

3. ①会阴或会阴伤口水肿:用50%硫酸镁湿热敷,产后24小时可用红外线照射外阴。②有血肿者,小的血肿24小时后可湿热敷或远红外线灯照射,大的血肿需配合医师切开处理。③有硬结者,则用大黄、芒硝外敷或用95%酒精湿热敷。④会阴切口疼痛剧烈或有肛门坠胀感者,应及时报告医师,以排除阴道壁及会阴部血肿。⑤伤口感染者,应提前拆线引流,定时换药。

4. ①每次哺乳应两侧乳房交替进行,吸空一侧乳房后再吸另一侧乳房。并挤尽剩余乳汁,以促进乳汁分泌、预防乳腺管阻塞及两侧乳房大小不等的情况。②每次喂哺后,应将新生儿直立轻拍背部1~2分钟,排出胃内空气,以防溢乳。③哺乳时如果婴儿吸吮姿势不正确或母亲感到乳头疼痛应重新吸吮。④哺乳期以10个月至1年为宜。

五、案例分析

1. (1)产后宫缩痛。

(2)护理措施有:①解释疼痛的原因,使产妇理解,如影响休息或睡眠时需给适量的止疼剂。②观察生命体征,每4小时测体温1次,直至正常。脉搏较快应注意有无出血、感染。③在产妇排尿后检查子宫底的高度和子宫缩复情况。④每日观察恶露量、颜色及气味,发现异常及时通知医生。⑤每日2次会阴擦洗;勤换会阴垫;健侧卧位;会阴部可给予红外线照

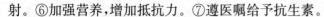

射。⑥加强营养,增加抵抗力。⑦遵医嘱给予抗生素。

2.(1)宣讲母乳喂养的优点。

1)对婴儿有益:①提供营养及促进发育;②提高免疫功能,抵御疾病;③有利于牙齿的发育和保护;④通过喂哺,婴儿频繁地与母亲皮肤接触,可增进母子感情;

2)对母亲有益:①有助于防止产后出血;②哺乳期闭经;③降低母亲患乳腺癌、卵巢癌的危险性;④母乳直接从乳腺分泌,温度适宜,不污染,喂哺方便,经济。

(2)做好上班母亲进行母乳喂养的健康指导:①鼓励上班母亲在家属协助下坚持实施母乳喂养计划,可于上班前将乳汁挤出存放于冰箱内,婴儿需要时由他人哺喂,下班后及节假日仍坚持母乳喂养。②哺乳母亲于上班期间要特别注意摄取足够的水分和营养,合理安排休息和睡眠。③告知产妇及其家属遇到喂养问题时进行咨询的方法(医院的热线电话,保健人员、社区支持组织的具体联系方法和人员等)。

(张 露)

第七章 正常新生儿

【学习目标】

1. 掌握正常新生儿常见的特殊生理状态。
2. 熟悉正常新生儿的护理评估及护理措施。
3. 了解正常新生儿的生理特点。
4. 学会新生儿沐浴和新生儿抚触。
5. 具有爱心、责任心、具有细心观察和护理新生儿的能力。

【重点提示】

第一节　正常足月新生儿的生理特点

足月新生儿是指胎龄满 37 周至不足 42 周,体重≥2500g 的新生儿。从胎儿出生后断脐至满 28 日的这段时期为新生儿期。

新生儿期的生理特点是:新陈代谢快,需氧量多,呼吸浅而快,40～60 次/分,心率 120～140 次/分,易受多种因素的影响出现波动。胃呈水平位,贲门括约肌发育较差,幽门括约肌发育较好,哺乳后易发生呕吐和溢乳。新生儿出生后体内红细胞破坏较多,而肝功能不完善,不能将大量的间接胆红素转化为结合胆红素排出,导致高胆红素血症,出现生理性黄疸,需与病理性黄疸相鉴别。新生儿神经系统还在继续发育中,出生后可见原始反射,如觅食反射、吸吮反射、握持反射、拥抱反射等。免疫系统发育不完善,抵抗力较低,易被感染。皮下脂肪较薄,体表面积相对较大,体温调节中枢功能不成熟,体温易随环境温度的改变而变化,容易出现"脱水热"或硬肿症。

新生儿常见的特殊生理状态有:生理性体重下降,生理性黄疸,上皮珠、粟粒点、颊脂体,乳腺肿大和假月经,一般无需特殊处理,可自然恢复。

第二节　正常新生儿的护理

正常新生儿的护理是要通过对新生儿进行全面系统的评估,找出常见的护理问题,制订护理目标,实施相应的护理措施:如适宜的生长环境,安全的防范措施,合理的喂养,正确的沐浴与脐带护理,科学的免疫接种与疾病筛查等,以保证新生儿健康成长。

第三节　新生儿抚触

新生儿抚触是近年来逐渐受到关注和重视的一项新生儿护理技术,通过抚触能使新生儿产生良好的生理和心理效应。抚触应在两次喂奶之间进行,体位一般是先仰卧后俯卧,顺序是头面都→胸部→腹部→上肢→下肢→背部。每一个动作重复做6次。胸部抚触时避开双侧乳头,腹部抚触时避开脐部和膀胱,四肢抚触时,如果新生儿四肢弯曲,不要强迫其伸直,以免关节脱位。抚触力度适中,以新生儿舒适为宜。

【自测题】

一、选择题

A1 型题

1. 新生儿生理性体重下降占出生体重
   - A. 5%～10%
   - B. 2%～5%
   - C. 3%～9%
   - D. 2%～15%
   - E. 7%～20%

2. 关于新生儿期,正确的说法是
   - A. 从胚胎发育至出生满 28 日
   - B. 从胎儿出生后断脐至满 28 日
   - C. 从胎儿出生后断脐至满 30 日
   - D. 从受孕至出生后脐带结扎
   - E. 从胎儿出生后断脐至满 14 日

3. 新生儿出生当日,呼吸次数正确的是
   - A. 16～20 次/分
   - B. 20～30 次/分
   - C. 60～80 次/分
   - D. 120～140 次/分
   - E. 40～60 次/分

4. 出现新生儿"脱水热",护理措施不当的是
   - A. 立即降低室温
   - B. 打开包裹散热
   - C. 给新生儿喂水
   - D. 立即给新生儿保暖
   - E. 通知医生

A2 型题

5. 新生儿,女,出生第 4 日,出现红臀,有关护理新生儿红臀的措施错误的是
   - A. 避免尿液或粪便长时间刺激
   - B. 便后用温水洗净臀部
   - C. 尿布包裹松紧适宜
   - D. 垫塑料布防止床单潮湿
   - E. 及时更换尿布

6. 方女士,25 岁,因子宫收缩过强,出现急产,对于刚出生的新生儿最恰当的护理措施应为
   - A. 与母亲皮肤接触
   - B. 做新生儿抚触
   - C. 出生后立即喂葡萄糖水
   - D. 立即进行新生儿沐浴
   - E. 按医嘱给维生素 K_1 肌内注射

A3 型题

(7～8 题共用题干)

新生儿,男,出生后第 3 日,晨间护理时,发现其面部出现黄染,食奶好,大、小便正常

7. 该新生儿可能出现的特殊生理状态是
   - A. 肝炎
   - B. 生理性体重下降
   - C. 生理性黄疸

D. 胆道闭锁　　　　　　　　　　E. 病理性黄疸

8. 出现这种特殊生理状态的时间,通常为

A. 出生后 5~7 天　　　　　B. 出生后 1~2 天　　　　　C. 出生后 2~3 天

D. 出生后 7~10 天　　　　　E. 出生后 2~3 周

A4 型题

(9~11 题共用题干)

方女士出现 HBsAg/HBeAg 双阳性,足月顺利分娩一男活婴,体重 3500g,新生儿评分为 10 分,为阻断母婴间的传播。

9. 对该新生儿采取预防注射最恰当的是

A. 乙肝疫苗

B. 丙种球蛋白

C. 乙肝疫苗+高效价乙肝免疫球蛋白

D. 乙肝疫苗+丙种球蛋白

E. 高效价乙肝免疫球蛋白

10. 新生儿乙肝疫苗和高效价乙肝免疫球蛋白注射时间

A. 高效价乙肝免疫球蛋白于出生后 3 天内注射

B. 高效价乙肝免疫球蛋白于出生后立即注射

C. 乙肝疫苗于出生后 1 个月内注射第 1 针

D. 乙肝疫苗于出生后 6 个月内注射第 1 针

E. 以上都可以

11. 指导母亲为新生儿第 2 次接种乙肝疫苗的时间是

A. 出生后 1 岁　　　　　　B. 出生后 3 个月　　　　　C. 出生后 1 个月

D. 出生后 6 个月　　　　　E. 以上都不是

B 型题

(12~13 题共用备选答案)

A. 24~26℃　　　　　　　B. 18~20℃　　　　　　　C. 38~42℃

D. 28~30℃　　　　　　　E. 30~35℃

12. 新生儿适宜的房间温度为

13. 新生儿沐浴时的水温应该为

二、名词解释

1. 足月新生儿

2. 生理性体重下降

三、填空题

1. 正常足月新生儿,生理性黄疸一般在出生后_____出现,_____达到高峰,_____自然消退,早产儿可延至 2~3 周消退,新生儿一般状况良好。

2. 新生儿胃呈_____位,容量少,_____括约肌发育较差,_____括约肌发育较好,哺乳后易发生呕吐和溢乳,食奶后选择_____为宜。

3. 部分女婴生后 1 周内阴道可见血性分泌物,持续 1~2 日消退,称为_____,是分娩后母体_____对新生儿影响突然中断所致,无需特殊处理可自然恢复。

四、简答题

1. 简述正常新生儿常见的特殊生理状态有哪些?

2. 如何护理新生儿脐部?

五、案例分析

新生儿,女,出生第2日,食奶后呕吐,排黄绿色糊状便,检查时安静,不哭闹,生命体征正常,腹部平软。请问:

(1)该新生儿的现象是否正常?

(2)出现上述现象的解剖生理特点有哪些?

(3)预防新生儿呕吐应采取哪些护理措施?

【参考答案】

一、选择题

1. C 2. B 3. E 4. D 5. D 6. E 7. C 8. C 9. C 10. B 11. C 12. A 13. C

二、名词解释

1. 胎龄满37周至不足42周,体重≥2500g的新生儿,称为足月新生儿。

2. 新生儿初生数日内,因摄入量少,经皮肤及肺部排出的水分相对较多,可出现体重下降,下降范围不超过10%,7～10日恢复至出生时体重,称生理性体重下降。

三、填空题

1. 2～3天 4～5天 7～10天

2. 水平 贲门 幽门 右侧卧位

3. 假月经 雌激素

四、简答题

1. ①生理性体重下降。②生理性黄疸。③上皮珠、粟粒点、颊脂体。④乳腺肿大和假月经。

2. ①脐带残端一般在出生后3～7日脱落,每日沐浴前观察脐带残端是否干燥、有无分泌物,脐轮有无红肿,若有感染及时通知医生,使用抗生素。②沐浴后用75%乙醇棉签自脐部中央向周围环形消毒。③若脐部有分泌物则用75%乙醇消毒后涂2.5%碘酊使其干燥。④若有肉芽组织增生,用2.5%硝酸银溶液烧灼。⑤脐带脱落后保持脐部清洁干燥。

五、案例分析

(1)正常。

(2)出现上述现象的解剖生理特点是新生儿的胃呈水平位,容量少,贲门括约肌发育较差,幽门括约肌发育较好。

(3)预防新生儿呕吐的护理措施:喂奶前先更换尿裤包裹好;喂奶时不要过急过饱;喂奶后抱起轻轻叩背,然后让新生儿右侧卧位保持呼吸道通畅,以免引起吸入性肺炎或窒息。

(张 平)

第八章 异常妊娠

【学习目标】

1. 掌握流产、异位妊娠、妊娠期高血压疾病、前置胎盘、胎盘早剥的概念、临床类型、护理评估和护理措施。

2. 掌握早产、过期妊娠、双胎妊娠、羊水过多、羊水过少、胎儿生长受限的概念;掌握羊水过多、羊水过少的护理措施。

3. 熟悉妊娠剧吐的护理措施。

4. 了解妊娠剧吐的概念及护理评估。

5. 学会识别各种异常妊娠。

6. 具有良好沟通能力,关爱母儿的健康。

7. 具有一定的评判性思维和良好的应急反应能力。

【重点提示】

第一节 流 产

流产是指妊娠终止于不足 28 周、胎儿体重不足 1000g 者。根据流产发生时间分为早期流产和晚期流产,根据发生原因分为自然流产和人工流产,根据流产发展过程分为先兆流产、难免流产、不全流产、完全流产、稽留流产、习惯性流产和流产合并感染。

导致流产的因素有:母体因素、胚胎因素、环境因素等。

早期流产常常是先阴道流血,后腹痛。晚期流产常常是先腹痛,后阴道流血。妊娠8～12周流产易发生不全流产,出血多。

先兆流产:停经后,少量阴道流血和下腹轻微疼痛。妇科检查宫口未开,子宫大小与停经时间相符,妊娠物未排出。尿妊娠试验和B超均正常。处理原则为对因治疗和休息,根据情况保胎。

难免流产:在先兆流产的基础上发展,阴道流血增多,腹痛加剧,可出现阴道流液(破膜)。妇科检查宫口已开,可有妊娠物堵塞于宫颈口中,子宫大小与停经时间相符或略小。辅助检查:尿妊娠试验阴性或阳性,B超常未见胎心搏动。处理原则为尽早排出妊娠物。

不全流产:阴道流血持续不止或大量阴道流血,妇科检查宫口扩张,子宫小于停经月份。处理原则为立即清除妊娠物。

完全流产:阴道流血逐渐停止、腹痛逐渐消失,妇科检查宫口关闭,子宫似正常大小。无特殊处理。

稽留流产:死亡的胚胎或胎儿未自然排出,妇科检查宫口关闭,子宫小于停经时间,B超常未见胎心搏动。处理原则为防止凝血功能障碍,及早清除妊娠物。

习惯性流产:流产反复发生,多发生在相同的妊娠月份。处理原则为重在预防,查找病因,对因治疗。

流产合并感染:流产过程引起局部或全身感染。处理原则为抗感染及清除妊娠物。

流产患者的护理措施主要在3方面:指导查找病因、配合清除妊娠物、预防感染及大出血。

第二节 异 位 妊 娠

异位妊娠以输卵管妊娠最多见,最常见的原因是慢性输卵管炎。

输卵管妊娠的病理结局有:输卵管妊娠流产、输卵管妊娠破裂、继发性腹腔妊娠、陈旧性宫外孕。

异位妊娠的临床表现:停经、腹痛、阴道流血、晕厥与休克、腹部包块。查体可有休克表现,腹部压痛、反跳痛、肌紧张。妇科检查:阴道后穹隆饱满,宫颈举痛或摇摆痛,子宫有漂浮感,子宫的一侧或后方可触及边界不清、大小不一、质韧的包块。输卵管间质部妊娠时,子宫大小与停经月份相符,但子宫一侧角部突出。

辅助检查:阴道后穹隆穿刺、妊娠试验、B超检查、子宫内膜病理检查、腹腔镜检查,其中阴道后穹隆穿刺是一种简单而可靠的诊断方法,有内出血时禁用腹腔镜检查。

治疗措施主要为手术,其次为药物治疗。

护理措施为:手术患者的护理、保守治疗患者的护理,指导发生盆腔炎及时彻底治疗,妊娠后及时就诊。

第三节 妊 娠 剧 吐

早孕反应特别严重,频繁呕吐不能进食,甚至出现孕妇脱水、电解质紊乱及酸中毒。表现为皮肤、黏膜干燥、眼窝下陷、脉搏稍加快,血压下降,体温轻度升高。器官功能受损时可出现皮肤黄疸、甚至意识模糊及昏睡。

治疗原则是控制呕吐、纠正脱水及电解质紊乱、提供能量,必要时纠正酸中毒。

第四节 妊娠期高血压疾病

本病的基本病理变化是全身小动脉痉挛。全身各器官组织因缺血、缺氧而受到损害,产生相应的变化。

妊娠期高血压疾病可分为以下几类:

1. 妊娠期高血压 BP≥140/90mmHg,妊娠期首次出现,并于产后12周内恢复正常;尿蛋白(一);患者伴有上腹部不适或血小板减少,产后方可确诊。

2. 子痫前期

(1)轻度:BP≥140/90mmHg,妊娠20周以后出现;尿蛋白≥0.3g/24h或随机尿蛋白(十);

伴有头痛、视物模糊、上腹部不适等症状。

(2)重度:BP≥160/110mmHg;尿蛋白≥2.0g/24h 或随机尿蛋白≥(＋＋);血清肌酐＞106μmol/L;血小板＜100×10^9/L;血 LDH 升高;血清 ALT 或 AST 升高;持续性头痛或其他脑神经或视觉障碍;持续性上腹部不适。

3. 子痫 在子痫前期的基础上孕妇出现不能用其他原因解释的抽搐、甚至昏迷,称为子痫。

4. 慢性高血压并发子痫前期 高血压孕妇妊娠 20 周以前无尿蛋白,若出现尿蛋白≥0.3g/24h;或高血压孕妇妊娠 20 周后突然尿蛋白增加,血压进一步升高或血小板＜100×10^9/L。

5. 妊娠合并慢性高血压 妊娠前或妊娠 20 周前 BP≥140/90mmHg,妊娠期无明显加重;妊娠 20 周后首次诊断高血压并持续到产后 12 周以后者。

妊娠期高血压疾病的治疗原则为解痉、镇静、降压、合理扩容和利尿、密切监测母儿状态、适时终止妊娠。

目前硫酸镁为治疗子痫前期和子痫的首选药物,应明确硫酸镁的用药方法、毒性反应及注意事项。中毒症状首先表现为膝反射减弱或消失,随着血镁浓度增加可出现全身肌张力减退、呼吸困难、心率减慢,严重时可出现呼吸、心搏骤停,危及生命。

注意事项:用药前和用药过程中均应检查膝反射是否正常存在;呼吸不少于 16 次/分;尿量每小时不少于 25ml 或每 24 小时不少于 600ml;尿量减少提示排泄功能受抑制,镁离子易蓄积而发生中毒。一旦出现中毒反应,立即停药并静脉注射 10％葡萄糖酸钙 10ml 以解毒,推注时间应在 3 分钟以上,必要时可重复。

6. 子痫患者的护理

(1)控制抽搐:协助医师尽快控制抽搐,以硫酸镁首选,视病情需要也可加用镇静剂,如地西泮、冬眠合剂等。

(2)避免刺激:患者安置在单人房间,光线宜暗,保持绝对安静,避免一切外来刺激(如光亮和声音),护理操作要轻柔且相对集中,避免打扰患者,防止诱发抽搐。

(3)保持呼吸道通畅:患者取头低侧卧位,防止黏液吸入阻塞呼吸道;立即给患者吸氧;备好吸引器,以及时吸出呕吐物及呼吸道分泌物。患者昏迷或未完全清醒时应禁食、禁水,防止误吸引起窒息或吸入性肺炎。

(4)专人护理:①详细观察并记录抽搐次数、频率,昏迷时间、持续时间,清醒的过程;②留置导尿管,准确记录液体出入量和治疗经过;③注意用手抚摸腹部,观察有无子宫收缩,收缩的强度、频率;④有无阴道流血,宫口扩张及胎先露下降情况;⑤监测胎心率是否正常。

(5)防止受伤:备开口器或纱布包裹的压舌板,及时置于患者上、下磨牙之间,防止抽搐时舌咬伤。在孕妇的病床上加床档,防止抽搐、昏迷时坠地而摔伤。有义齿者取出,防止脱落后吞入。

(6)注意并发症的发生:①询问有无腹痛、阴道流血等症状,检查胎动、胎心和宫缩情况,以便及早发现胎盘早剥;②观察有无鼻出血、牙龈出血、注射针孔出血等出血倾向,定期检查凝血功能;③观察有无头痛、恶心、呕吐、视物模糊、意识障碍等脑水肿的表现;④记录 24 小时尿量,送检尿常规,取血查尿素氮、肌酐、尿酸等,监测肾功能。

(7)做好终止妊娠的准备:子痫发作后常自然临产,应严密观察及时发现产兆,做好抢救母儿的准备。

第五节 前置胎盘

妊娠28周后,若胎盘附着于子宫下段,甚至胎盘下缘达到或覆盖宫颈内口,其位置低于胎儿的先露部,称为前置胎盘。前置胎盘是妊娠晚期出血最常见的原因,也是妊娠晚期严重并发症,处理不当可危及母儿生命。

根据胎盘下缘与子宫颈内口的关系,前置胎盘可分为3种类型:完全性前置胎盘、部分性前置胎盘和边缘性前置胎盘。

典型症状是妊娠晚期或临产时,突然发生无诱因、无痛性反复阴道流血。

对母儿影响有:产后出血、胎盘植入、产褥感染、围生儿死亡率高。

B超检查是目前最安全、有效的检查方法。

前置胎盘的治疗原则是抑制宫缩、止血、纠正贫血和预防感染。

期待疗法:其目的是在保证孕妇安全的前提下尽可能延长孕周,从而提高围生儿成活率。适用于妊娠<34周、估计胎儿体重<2000g,阴道流血量不多,胎儿存活、孕妇全身情况良好者。期待疗法期间孕妇应绝对卧床,严密观察病情变化;应用宫缩抑制剂并纠正贫血。

终止妊娠:孕妇反复发生大量出血甚至休克者;胎龄≥36周者;胎龄未达36周,出现胎儿宫内窘迫征象者;期待疗法中孕妇发生大出血者,应采取积极措施选择最佳方式终止妊娠。剖宫产术能在短时间内娩出胎儿,结束分娩,又能迅速制止出血,是处理前置胎盘的主要手段。

对需要立即终止妊娠的孕妇,应立即安排孕妇去枕侧卧位,开放静脉通道,配血,做好输血准备。在抢救休克的同时,做好剖宫产术的术前准备,严密监测母儿生命体征并做好抢救准备工作。

期待疗法的护理:保证休息,减少刺激;监测生命体征,必要时行胎心监护;纠正贫血,指导孕妇加强营养;促进围生儿健康:给予孕妇定时间断吸氧,减少新生儿呼吸窘迫综合征的发生;预防产后出血和感染:胎儿娩出后,及早使用宫缩剂,以防止产后出血。做好会阴护理,及时更换会阴垫,保持会阴部清洁、干燥。

第六节 胎盘早剥

妊娠20周以后或分娩期,正常位置的胎盘在胎儿娩出前,部分或全部从子宫壁剥离称为胎盘早剥。是妊娠晚期的严重并发症,往往起病急、进展快,若处理不及时可危及母儿生命。

胎盘早剥的主要病理变化是底蜕膜出血形成胎盘后血肿,使胎盘自附着处剥离。依据出血情况可分为3种类型:显性剥离、隐性剥离和混合性出血。

根据剥离面积及主要症状分为:

轻型 多见于分娩期,胎盘剥离面不超过胎盘面积的1/3,以外出血为主。主要症状为阴道流血,色暗红,患者腹痛轻微或无腹痛。

重型 多见于妊娠期,胎盘剥离面超过胎盘面积的1/3,以内出血和混合性出血为主。主要症状为突然发生持续性腹痛,阴道流血量少或无阴道流血。

并发症有:凝血功能障碍、产后出血、急性肾衰竭、羊水栓塞。

治疗原则为:纠正休克、及时终止妊娠。患者以外出血为主,经产妇,一般情况较好,宫口已开大,估计短时间内能结束分娩者可考虑经阴道分娩。重型胎盘早剥,特别是初产妇,不能在短时间内结束分娩者;轻型胎盘早剥,出现胎儿宫内窘迫征象,需抢救胎儿者;重型胎盘早剥,胎儿已死亡,但产妇病情恶化,不能立即娩出胎儿者,均应及时行剖宫产术。

护理措施为:纠正休克,改善患者一般情况;严密观察病情变化,及时发现并发症;终止妊娠准备;预防产后出血;产褥期护理。

第七节 早 产

先兆早产是指妊娠满 28 周至不满 37 足周,出现规律宫缩,至少每 10 分钟 1 次,伴有宫颈管的缩短。

早产临产是指妊娠满 28 周至不满 37 足周,出现规律宫缩,20 分钟≥4 次,持续≥30 秒,伴有宫颈管缩短≥75%,宫颈扩张 2cm 以上。

早产的临床表现和足月产相似,但胎膜早破的发生率较足月产高,破膜时间长时易发生感染。

早产主要是影响新生儿,早产儿易发生新生儿呼吸窘迫综合征等并发症,围生儿病率与死亡率增加。

先兆早产的护理:卧床休息,左侧卧位为宜,避免诱发宫缩;严密观察胎心音、腹痛、阴道流血及宫口扩张情况;低流量、间歇吸氧,每日 2～3 次,每次 0.5～1 小时;遵医嘱给予宫缩抑制剂,尽量延长孕周,并观察药物疗效及不良反应;遵医嘱给予糖皮质激素如地塞米松等促胎肺成熟;并发胎膜早破者,注意预防感染。早产已不可避免者,应协助医生终止妊娠。做好会阴侧切术的准备和早产儿抢救准备,产程中慎用哌替啶等抑制呼吸中枢的药物;做好早产儿护理,遵医嘱给予抗生素、维生素 K_1 预防感染及颅内出血。

第八节 过 期 妊 娠

过期妊娠是指凡平时月经周期规律,妊娠达到或超过 42 周(≥294 日)尚未分娩者。

过期妊娠胎盘功能正常者,胎儿继续生长发育,多形成巨大儿,颅骨钙化明显,易导致难产。过期妊娠胎盘功能减退者常伴发羊水过少,羊水污染率增高。易发生胎儿成熟障碍、胎儿宫内窘迫、胎粪吸入综合征、新生儿窒息等。

核实末次月经时间,明确诊断。一旦确诊过期妊娠,应尽快终止妊娠,做好经阴道分娩或剖宫产的准备。经阴道分娩者,密切观察胎心、羊水的量、色、性状与产程进展,并给予吸氧。做好新生儿抢救准备。

第九节 双 胎 妊 娠

多胎妊娠是指一次妊娠在宫腔内同时有两个或两个以上胎儿。其中以双胎妊娠最常见。双胎妊娠分单卵双胎与双卵双胎,两者的区别见表 8-1。

表 8-1　单卵双胎与双卵双胎的区别

	单卵双胎	双卵双胎
所占比例	约30%	约70%
病因	不明	与家族史、年龄、胎次、医源性因素有关
性别、血型	相同	可相同可不同
容貌	很相似	似同胞兄弟姊妹
胎盘	一个或两个,彼此血运相通	多为两个,彼此血运不通

双胎妊娠早孕反应较重;中期妊娠后腹部增长迅速;妊娠晚期因子宫增大明显,可出现压迫症状,如呼吸困难、胃部胀满、腰背部酸痛、下肢水肿、静脉曲张、痔疮等。孕妇自感多处胎动,胎动的部位不固定且胎动频繁。体查:宫底高度明显大于孕周,腹部可触及两个以上胎极和多个小肢体;在腹部不同部位可听到两个胎心音,中隔无音区或两胎心速率相差大于10次/分。

双胎妊娠易发生妊娠期高血压疾病、妊娠期肝内胆汁淤积症、贫血、羊水过多、胎膜早破、前置胎盘、胎盘早剥、宫缩乏力、产后出血、胎儿生长受限、早产、双胎输血综合征、胎头交锁、胎头嵌顿、脐带脱垂、胎儿畸形等,围生儿病率与死亡率均增高。

双胎妊娠应加强孕期管理,增加产前检查的次数。及时发现和处理妊娠期高血压疾病、贫血、羊水过多、产前出血等合并症或并发症。注意休息,避免过劳,尤其妊娠30周后应多卧床休息;加强营养,预防贫血。选择合适的终止妊娠方式。经阴道分娩者,严密观察产程进展和胎心变化;第一胎儿娩出后,立即断脐,并在腹部固定第二胎儿为纵产式,注意观察胎心、腹痛及阴道流血情况。第二个胎儿娩出后立即遵医嘱肌内注射或静脉滴注缩宫素促进子宫收缩,预防产后出血;腹部放置沙袋,避免腹压骤降。

第十节　羊水量异常

一、羊水过多

羊水过多是指妊娠期间羊水量超过2000ml者。

羊水过多可能与胎儿畸形、孕妇患糖尿病、多胎妊娠、巨大儿、胎盘脐带病变、孕妇和胎儿的某些疾病有关。

羊水过多分两种:急性羊水过多和慢性羊水过多,两者的区别见表8-2。

表 8-2　急性羊水过多与慢性羊水过多的区别

	急性羊水过多	慢性羊水过多
发生率	较少见	较多见
发生时间	多见20～24周	多见妊娠晚期
自觉症状	明显压迫症状	多无明显自觉不适
体征	宫高、腹围大于同期孕妇,子宫张力大,触诊有液体震颤感,胎位扪不清,胎心音遥远或听不清,下肢、会阴和(或)腹壁水肿、静脉曲张	

羊水过多孕妇易并发妊娠期高血压疾病、早产、胎膜早破、宫缩乏力、产后出血、胎盘早剥、胎儿畸形、胎位异常、脐带脱垂、胎儿宫内窘迫，早产率增加，围生儿病率及死亡率升高。

B超检查是羊水过多的重要辅助检查方法，能了解羊水量和胎儿情况。如羊水指数＞18cm或羊水最大暗区垂直深度＞7cm提示羊水过多，同时可诊断双胎和神经管开放性畸形如无脑儿、脊柱裂等。

羊水过多，胎儿无畸形，孕妇无明显自觉症状者，可继续妊娠，注意休息，给予低盐饮食，加强产前检查，必要时给予镇静剂。孕妇自觉症状严重者应及时处理。如胎龄＜37周，在B超监测下避开胎儿和胎盘行羊膜腔穿刺放羊水，控制羊水流出速度不超过每小时500ml，一次放羊水量不超过1500ml，以孕产妇压迫症状得以缓解为宜；放羊水过程中保持胎儿为纵产式，注意观察血压、脉搏、胎心以及阴道流血、腹痛情况；放羊水后腹部放置沙袋或腹带包扎以防腹压骤降甚至休克，同时遵医嘱给予抗生素预防感染。如妊娠已足月，可行人工破膜终止妊娠。

二、羊水过少

羊水过少是指妊娠晚期羊水量少于300ml者。

羊水过少的临床症状多不典型。部分孕妇于胎动时感觉腹痛，胎盘功能减退时常有胎动减少。孕晚期体重增加缓慢或无增长。临产后阵痛剧烈，且宫缩多不协调，产程进展慢。子宫敏感度较高，轻微刺激即可诱发宫缩。腹部检查：宫高、腹围小于孕周，触诊感子宫紧裹胎体。

B超检查协助诊断。妊娠晚期 AFV≤2cm 为羊水过少；AFV≤1cm 为严重羊水过少。AFI≤8.0cm 为羊水过少临界值，可疑羊水过少，AFI≤5.0cm 为羊水过少的绝对值。

羊水过少合并胎儿畸形者，尽早终止妊娠，多选用依沙吖啶经羊膜腔穿刺注入引产。羊水过少胎儿无畸形、发育成熟者，应终止妊娠，根据胎盘功能及胎儿是否缺氧选择终止妊娠的方式；胎儿无畸形、未发育成熟者，予以增加羊水量期待治疗。

第十一节　胎儿生长受限

胎儿生长受限是指胎儿在子宫内受各种不利因素影响，未达到其遗传的生长潜能。妊娠37周后，胎儿出生体重小于2500g，或低于同孕龄平均体重的2个标准差，或低于同孕龄正常体重的第10百分位数。各型胎儿生长受限的比较见表8-3。

表8-3　各型胎儿生长受限的比较

	内因性均称型 FGR	外因性不均称型 FGR	外因性均称型 FGR
所占比例	约20%	约70%	约10%
病因	基因异常、病毒感染、中毒或接触放射线	妊娠合并症、并发症等导致胎盘功能不全	缺乏叶酸、氨基酸、微量元素或接触有害物质
病因作用时间	妊娠17周前	妊娠晚期	整个妊娠期间
临床特点	体重、身长、头径均相称，但均小于同孕龄正常值	身长、头径与孕龄相符而体重偏低	体重、身长、头径相称，但均小于同孕龄正常值

续表

	内因性均称型 FGR	外因性不均称型 FGR	外因性均称型 FGR
临床特点	外表无营养不良表现	外表呈营养不良或过熟儿状态	外表有营养不良表现
	器官分化成熟程度与孕周相符,但各器官的细胞数均减少,脑重量轻	各器官细胞数正常,但细胞体积缩小	各器官细胞数目减少,体积缩小
	胎盘小	胎盘体积正常,但功能低下	胎盘小,外观正常
	胎儿无缺氧表现	胎儿常有缺氧及代谢障碍	胎儿宫内缺氧少见,多有代谢不良
	出生缺陷发生率高,围生儿病死率高	出生后易发生低血糖,躯体发育正常	常有明显的生长与智力发育障碍

第十二节 死 胎

死胎是指妊娠 20 周后胎儿在子宫内死亡。多因胎儿严重缺氧引起。

胎儿死亡后,孕妇自觉胎动停止,腹部不再增大。胎儿死亡后 80% 在 2~3 周内自然娩出,若死亡后 3 周未排出,退行性变的胎盘组织释放凝血活酶进入母体血液循环,激活血管内凝血因子,引起弥散性血管内凝血(DIC)。腹部检查宫高、腹围小于孕周,无胎动,听不到胎心。

死胎一经确诊,应及时引产,防治凝血功能障碍,预防产后出血。

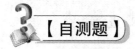 【自测题】

一、选择题

A1 型题

1. 流产为胎儿体重不足 1000g,妊娠终止于不足

A. 24 周   B. 28 周   C. 30 周

D. 32 周   E. 34 周

2. 晚期习惯性流产的主要原因是

A. 胎儿染色体异常   B. 黄体功能不全   C. 胎儿畸形

D. 胎位异常   E. 子宫颈内口松弛

3. 先兆流产与难免流产的主要区别是

A. 出血时间长短   B. 下腹痛的程度

C. 妊娠试验阳性或阴性   D. 宫口开大与否

E. 子宫是否与停经时间相符

4. 习惯性流产是指

A. 连续自然流产 2 次或 2 次以上

B. 流产 3 次以上

C. 反复流产

D. 自然流产连续发生 3 次或 3 次以上

E. 连续流产 3 次或 3 次以上

5. 异位妊娠最常见的发生部位是

A. 宫颈　　　　　　　　　B. 卵巢　　　　　　　　　C. 输卵管

D. 阔韧带　　　　　　　　E. 腹腔

6. 异位妊娠患者就诊的主要症状是

A. 停经　　　　　　　　　B. 恶心、呕吐　　　　　　C. 腹痛

D. 晕厥　　　　　　　　　E. 阴道流血

7. 关于前置胎盘临床症状的叙述,下列正确的是

A. 胎盘覆盖宫颈内口越少出血越多

B. 主要症状是妊娠晚期阴道出血伴腹痛

C. 出血时间早晚与前置胎盘类型有关

D. 母体失血量与胎儿安危无关

E. 常容易发生胎膜早破

8. 胎盘早剥的主要病理变化是

A. 壁蜕膜出血　　　　　　B. 包蜕膜出血　　　　　　C. 底蜕膜出血

D. 真蜕膜出血　　　　　　E. 羊膜下出血

9. 妊娠期高血压疾病使用大量硫酸镁治疗时,首先出现的中毒反应是

A. 呼吸加快　　　　　　　B. 呼吸减慢　　　　　　　C. 尿量减少

D. 膝反射消失　　　　　　E. 心搏骤停

10. 妊娠期高血压疾病的基本病理变化是

A. 高血压　　　　　　　　B. 水肿　　　　　　　　　C. 蛋白尿

D. 全身小血管痉挛　　　　E. 弥散性血管内凝血

11. 下述不是诊断为早产临产依据的是

A. 孕龄＜37 周　　　　　　B. 宫颈管消退≥75％

C. 子宫收缩规律　　　　　D. 进行性宫颈口扩张 2cm 以上

E. 胎先露达坐骨棘水平

12. 预防早产儿呼吸窘迫综合征的方法是给产妇注射

A. 维生素 K　　　　　　　B. 地塞米松　　　　　　　C. 地西泮

D. 氨基酸　　　　　　　　E. 尼可刹米

13. 不属于早产原因的是

A. 孕妇患心脏病　　　　　B. 孕妇患慢性肾炎　　　　C. 绒毛膜羊膜炎

D. 胎膜早破　　　　　　　E. 胎儿脑积水

14. 关于过期妊娠,下列正确的是

A. 凡预产期超过 2 周,尚未临产者均为过期妊娠

B. 妊娠过期时间愈长,胎儿体重愈大

C. 过期妊娠易发生胎儿宫内窘迫

D. 与孕妇体内孕激素相对过少有关

E. 过期妊娠孕妇尿雌三醇水平正常

15. 下列关于过期妊娠的叙述错误的是

A. 诊断时应首先核对末次月经

B. 胎盘功能减退者应立即终止妊娠

C. 一旦确诊应立即剖宫产

D. 妊娠达到或超过 42 周尚未分娩者

E. 过期妊娠可导致胎儿宫内窘迫

16. 羊水过多是指妊娠的任何时间羊水量超过

A. 500ml   B. 1000ml   C. 1500ml

D. 2000ml   E. 3000ml

17. 胎儿生长受限的病因最常见的是

A. 臀先露   B. 胎儿先天发育异常   C. 妊娠期高血压疾病

D. 胎盘早剥   E. 脐带过长

18. 关于内因性均称型胎儿生长受限正确的是

A. 多属于继发性胎儿生长受限

B. 身长、体重、头径相称,但均小于该孕龄正常值

C. 其病因是孕妇合并有妊娠合并症

D. 各个器官细胞数量正常,但细胞体积缩小

E. 胎儿有缺血、缺氧表现

19. 关于死胎正确的是

A. 胚胎死于子宫内

B. 胎儿死亡后立即释放凝血活酶入母血

C. 胎儿分娩过程中死亡称死产,也是死胎的一种

D. 孕妇自觉胎动停止,腹部不再增大即可诊断死胎

E. 胎儿死亡不久即可出现颅板塌陷,颅骨重叠,呈袋状变形

A2 型题

20. 张女士,已婚,29 岁,停经 40 余天,阴道少许流血,下腹部微痛。妇科检查:宫口闭合,子宫如孕 40 天大小,软。妊娠试验(+)。下列护理指导不恰当的是

A. 绝对卧床休息   B. 少摄入纤维素含量高的食品

C. 保持外阴清洁   D. 心理调适

E. 按医嘱用药

21. 李女士,已婚,32 岁,停经约 50 天,阴道少许流血 4 天,今晨突感右下腹剧烈腹痛,伴恶心呕吐、头晕。入院查体:脉搏 122 次/分,血压 70/40mmHg,面色苍白,腹部移动性浊音阳性。妇科检查:宫颈着色,举痛和摇摆痛,右侧附件区压痛明显。辅助检查:尿妊娠试验阳性。为明确诊断,该女士首选的辅助检查是

A. 血 HCG   B. 阴道后穹隆穿刺   C. B 超

D. 诊断性刮宫   E. 腹腔镜

22. 王女士,第 1 胎孕 40 周,因低置性前置胎盘入院。检查:宫口开大 2cm,胎位 LOA,

胎心 132 次/分。制订的护理措施中错误的是

　　A. 绝对卧床休息，左侧卧位　　B. 给孕妇间断吸氧

　　C. 加强营养、纠正贫血　　D. 禁止肛查，可以行阴道检查

　　E. 预防产后出血及感染

23. 刘女士，孕 38 周，突感到剧烈腹痛伴有少量阴道出血。检查：血压 150/110mmHg，子宫似足月妊娠大小，硬如木板、有压痛，胎心 90 次/分，胎位不清，其诊断最可能的是

　　A. 临产　　　　　　　　B. 宫外孕　　　　　　　C. 前置胎盘

　　D. 不完全性子宫破裂　　E. 胎盘早剥

24. 徐女士，宫内孕 34 周出现水肿，既往体健。1 个月前血压正常，近 1 周出现下肢水肿伴头痛、眼花。检查：血压 170/110mmHg，尿蛋白定量 2.5g/24h，双下肢水肿至大腿根部，眼底 A：V＝1：2，视网膜水肿。该孕妇目前应诊断为

　　A. 轻度子痫前期　　　　B. 重度子痫前期　　　　C. 妊娠期高血压疾病

　　D. 妊娠合并慢性高血压　　E. 妊娠合并慢性肾炎

25. 陈女士末次月经 2012 年 7 月 9 日，于 2013 年 3 月 2 日出现下腹阵发性疼痛，阴道少许血性分泌物，遂急诊入院。下述护理措施正确的是

　　A. 立即剖宫产终止妊娠

　　B. 使用宫缩剂促进宫缩

　　C. 给孕妇注射硫酸镁促胎肺成熟

　　D. 注射维生素 K_1 预防早产儿颅内出血

　　E. 胎儿小，禁止行会阴切开术

26. 聂女士，32 岁，宫内妊娠 32 周，因腹部阵痛伴少量阴道出血就诊，以往曾有 3 次早产史。主要处理是

　　A. 抑制宫缩，促进胎肺成熟　　B. 左侧卧位休息

　　C. 给予苯巴比妥镇静　　　　　D. 任其自然

　　E. 给予氧气吸入，并给予止血剂

27. 左女士，初孕妇，宫内妊娠 42^{+4} 周，医生决定为其终止妊娠，而该孕妇不愿意，下列处理方法不正确的是

　　A. 耐心向孕妇解释过期妊娠对胎儿的危害

　　B. 说服孕妇配合治疗

　　C. 密切观察病情

　　D. 监测胎心与胎动

　　E. 同意孕妇的意见，等待自然临产

28. 吴女士，初孕妇，28 岁，双胎妊娠。腹部听诊两个胎心的速率每分钟应相差

　　A. 5 次以上　　　　　　B. 10 次以上　　　　　　C. 15 次以上

　　D. 20 次以上　　　　　　E. 25 次以上

29. 张女士，孕 36 周，自觉腹部增长迅速，行 B 超检查诊断为羊水过多。下述不属于羊水过多并发症的是

　　A. 宫缩乏力　　　　　　　　B. 破膜后羊水快速外流，可致胎盘早剥

　　C. 易导致产后出血　　　　　D. 易并发妊娠期高血压疾病

E. 易导致子宫破裂

30. 李女士,初孕妇,29 岁,停经 26 周,腹胀、行动不便 2 周,加重 3 天。检查见孕妇取半卧位,腹部明显膨隆,胎心 142 次/分,胎心音遥远,胎位不清。B 超检查羊水指数 23cm,胎儿外观无畸形,胎盘Ⅱ级。不正确处理方法是

    A. 人工破膜,终止妊娠

    B. 口服吲哚美辛

    C. 卧床休息,口服镇静剂

    D. 放羊水后应用宫缩抑制剂预防早产

    E. 低盐饮食

31. 王女士,初孕妇,平时月经规律,现停经 33 周,近 3 周体重无明显增加,宫高 24cm。B 超提示羊水过少。该孕妇的处理方案是

    A. 立即终止妊娠　　　　　　B. 等待足月立即终止妊娠

    C. 待其自然临产分娩　　　　D. 待其 34 周立即终止妊娠

    E. 积极促胎肺成熟后终止妊娠

32. 刘女士,初产妇,平素月经规律,诊断为"妊娠期高血压疾病",现停经 32 周。停经 20 周开始自觉胎动,但近 3 周自觉胎动消失。B 超检查提示"宫内死胎,胎儿大小相当于孕 27 周"。该患者引产前应特别注意做的检查是

    A. 监测血糖　　　　　　B. 检查心功能　　　　　　C. 检查肝功能

    D. 检查肾功能　　　　　　E. 做凝血功能检查

A3 型题

(33～34 题共用题干)

徐女士,已婚,34 岁,孕 12 周,阴道少量流血伴下腹隐痛 36 小时,现下腹疼痛加剧,阴道排出一块肉样组织物,伴大量阴道流血,面色苍白。妇科检查:宫口已开,有组织物堵塞宫口,子宫较孕周小。

33. 该女士的诊断首先考虑可能为

    A. 先兆流产　　　　　　B. 难免流产　　　　　　C. 不全流产

    D. 稽留流产　　　　　　E. 感染性流产

34. 下列护理措施中错误的是

    A. 首先通知医生再进行抢救

    B. 严密监测生命体征

    C. 立即做好终止妊娠的准备

    D. 建立静脉通道,遵医嘱输血、输液治疗

    E. 将清宫刮出物送病理检查

(35～36 题共用题干)

陈女士,孕 39 周,因头痛、眼花、恶心、呕吐就诊。测血压 170/110mmHg,尿蛋白(＋＋＋),呼吸、脉搏正常,以"重度子痫前期"收入院,遵医嘱给予硫酸镁治疗。

35. 医师停药的指征是

    A. 呼吸 20 次/分　　　　　　B. 心率 72 次/分　　　　　　C. 膝反射消失

    D. 血压 120/75mmHg　　　　E. 24 小时尿量 1000ml

36. 患者一旦发生抽搐时,首选的护理措施是

A. 使患者取头低侧卧位,保持呼吸道通畅

B. 加床档,防止受伤

C. 尽快协助医师控制抽搐

D. 置病人于单人暗室、保持安静

E. 用拉舌钳固定舌头,防止舌后坠

(37~39 题共用题干)

陈女士,36 岁,孕 35 周,既往人工流产 2 次。因近半个月反复少量无痛性阴道出血而入院。检查:血压 96/64mmHg,宫缩持续 20 秒,间歇 5~6 分钟,强度弱,胎方位 LSA,胎心率 130 次/分。

37. 最有助于诊断的病史资料是

A. 高龄孕妇　　　　　B. 人工流产史　　　　　C. 胎方位异常

D. 反复无痛性阴道出血　　E. 血压偏低

38. 最有助于诊断的辅助检查方法是

A. 阴道检查　　　　　B. 腹部 B 超检查　　　　C. 腹腔镜

D. 腹部 X 线摄片　　　E. 宫腔镜

39. 入院保胎治疗 1 周时,阴道突然出血 300ml,有微弱宫缩。测血压 90/60mmHg,胎心率 150 次/分。此时最佳处理方法为

A. 止血、期待疗法　　B. 应用子宫收缩抑制剂　　C. 输血、继续观察

D. 剖宫产终止妊娠　　E. 阴道助产

(40~41 题共用题干)

聂女士,初孕妇,28 岁,妊娠 33 周,昨晚突然出现阵发性腹痛伴少量阴道流血急诊入院。

40. 下列抑制宫缩的药物中不正确的是

A. 前列腺素合成酶　　B. 硫酸镁　　　　　　C. 钙拮抗剂

D. 前列腺素合成酶抑制剂　　E. β肾上腺素受体激动剂

41. 下述护理措施错误的是

A. 立即人工破膜　　　B. 观察胎心、胎动

C. 遵医嘱用药抑制宫缩　　D. 慎做肛查、阴道检查

E. 卧床休息,宜取左侧卧位

(42~43 题共用题干)

左女士,初孕妇,孕 36 周,双胎妊娠,双头位,胎膜早破,现临产。

42. 对其进行分娩期护理,下述正确的是

A. 胎膜早破者应取半卧位

B. 第二胎儿娩出后腹部压沙袋 6 小时

C. 第一胎儿娩出后,稍等片刻再断脐

D. 立即剖宫产

E. 应做好新生儿窒息的抢救准备

43. 双胎妊娠分娩时,两个胎儿娩出时间相差不应超过

A. 5 分钟　　　　　　B. 10 分钟　　　　　　C. 15 分钟

D. 20 分钟　　　　　　　E. 30 分钟

A4 型题

（44～46 题共用题干）

张女士,已婚,30 岁,停经 41 天时在某医院诊断为早孕,行人工流产术,术后检查刮出物无绒毛。术后 5 天,突然发生左下腹撕裂样疼痛,头晕、心悸,晕倒在工作室。急诊入院。

44. 该患者最可能发生的疾病是

A. 不全流产　　　　　　　B. 完全流产　　　　　　　C. 稽留流产

D. 陈旧性宫外孕　　　　　E. 异位妊娠

45. 诊断该疾病简单可靠的一种方法是

A. 妊娠试验　　　　　　　B. B超检查　　　　　　　C. 阴道后穹隆穿刺

D. 立即清宫　　　　　　　E. 妇科检查

46. 下列护理措施不恰当的是

A. 严密监测生命体征　　　B. 观察腹痛和阴道流血

C. 积极抢救　　　　　　　D. 积极做好腹部手术准备

E. 积极做好清宫术准备

（47～49 题共用题干）

李女士,第 1 胎,孕 39 周,产前检查:胎位 LOA,已入盆。持续性剧烈腹痛伴有少量阴道出血半天。检查血压 160/110mmHg,下腹部压痛明显,子宫压痛,硬如木板,宫口未开,胎心音 110 次/分,胎位未触清。

47. 该患者的诊断最大可能性为

A. 先兆子宫破裂　　　　　B. 胎盘早期剥离　　　　　C. 前置胎盘

D. 正常临产　　　　　　　E. 先兆早产

48. 该患者正确的处理方案为

A. 缩宫素静脉滴注引产　　B. 待其自然分娩

C. 立即行剖宫产术　　　　D. 破膜引产

E. 立即阴道助娩

49. 与该患者病情无关的并发症是

A. 急性肾衰竭　　　　　　B. DIC　　　　　　　　　C. 胎位异常

D. 产后出血　　　　　　　E. 羊水栓塞

（50～53 题共用题干）

王女士,孕妇,宫内孕 31 周出现水肿,34 周起主诉头痛、视物模糊。检查:血压 160/115mmHg,水肿(＋),尿蛋白定量 5.5g/24h,该孕妇孕前血压为 125/80mmHg。

50. 目前该孕妇应诊断为

A. 原发性高血压合并妊娠　B. 妊娠合并慢性肾炎

C. 轻度妊娠高血压疾病　　D. 中度妊娠高血压疾病

E. 重度子痫前期

51. 为预防和控制子痫发作,首选药物是

A. 地西泮　　　　　　　　B. 硫酸镁　　　　　　　　C. 苯巴比妥

D. 肼屈嗪　　　　　　　　E. 利血平

52. 应用硫酸镁期间,应该准备的解毒药物是

A. 10%葡萄糖酸钙　　　　B. 10%葡萄糖酸钠　　　　C. 10%葡萄糖

D. 10%碳酸氢钠　　　　　E. 10%枸橼酸钙

53. 预防子痫发作的护理措施中,错误的是

A. 嘱患者绝对卧床休息　　　B. 保持病房光线充足

C. 保持环境安静　　　　　　D. 各项治疗操作集中进行

E. 监测生命体征及神志变化

(54~56 题共用题干)

王女士,28 岁,已婚,停经 33 周,腹胀、行动困难 2 周。腹部检查见:腹膨隆如足月妊娠大小,宫底剑突下 2 指,宫高 33cm,腹围 100cm,胎心 142 次/分,胎心音遥远,胎位不清。

54. 最可能的诊断是

A. 羊水过少　　　　　　　B. 妊娠合并盆腔肿瘤　　　　C. 羊水过多

D. 双胎妊娠　　　　　　　E. 巨大儿

55. 下述护理措施错误的是

A. 立即剖宫产终止妊娠

B. 嘱低盐饮食

C. 羊膜腔穿刺放水速度不宜过快

D. 卧床休息、左侧卧位

E. 严密观察有无胎儿缺氧及早产征象

56. 现决定给予羊膜腔穿刺放羊水减轻症状,下述错误的是

A. 注意观察腹痛、阴道流血情况及胎心

B. 密切观察孕妇的生命体征

C. 放羊水后腹部放置沙袋或加腹带包扎

D. 在 B 超下行羊膜腔穿刺术

E. 放羊水速度不宜过快,一次放水量不超过 3000ml

(57~59 题共用题干)

刘女士,26 岁,初产妇,妊娠 23 周,下腹膨隆不明显,宫底高度在脐耻之间,尚未自觉有胎动。否认腹痛病史,否认阴道流血史。

57. 本例最可能的诊断为

A. 死胎　　　　　　　　　B. 胎儿宫内窘迫　　　　　C. 胎儿生长受限

D. 胎儿畸形　　　　　　　E. 羊水过少

58. 若要明确诊断,进一步的检查项目为

A. 羊膜腔穿刺抽羊水检查　　B. B 超检查　　　　　　　C. 尿 E_3 检查

D. 羊膜镜检　　　　　　　E. 胎儿纤维连结蛋白检查

59. 该孕妇经进一步检查后确诊为死胎,此时的处理为

A. 立即剖宫产　　　　　　B. 住院严密观察,等待自然分娩

C. 行毁胎术　　　　　　　D. 行胎儿头皮牵引术

E. 引产终止妊娠

B型题

（60～62题共用备选答案）

A. 难免流产　　　　　　B. 先兆流产　　　　　　C. 稽留流产

D. 不全流产　　　　　　E. 完全流产

60. 流产合并感染极易发生于

61. 阴道流血逐渐减少,腹痛逐渐消失,妇科检查见宫口闭合,可能发生了

62. 停经40天,阴道血性分泌物,无腹痛,妊娠试验阳性,可能发生了

（63～65题共用备选答案）

A. 妊娠达到或超过42周

B. 一次妊娠有2个或2个以上胎儿

C. 受精卵在子宫体腔以外着床发育

D. 妊娠满28周不足37周间终止者

E. 妊娠第28～40周末

63. 过期妊娠是指

64. 多胎妊娠是指

65. 早产是指

二、名词解释

1. 流产

2. 习惯性流产

3. 稽留流产

4. 异位妊娠

5. 妊娠剧吐

6. 前置胎盘

7. 胎盘早剥

8. 早产

9. 过期妊娠

10. 羊水过多

11. 羊水过少

12. 胎儿生长受限

13. 死胎

三、填空题

1. 流产4种常见的临床类型是_____、_____、_____和_____及3种特殊类型_____、_____、_____。

2. 异位妊娠最常见的原因是_____。

3. 输卵管妊娠的病理结局有_____、_____、_____及_____。

4. 根据胎盘边缘与子宫颈内口的关系,前置胎盘可分为_____、_____、_____3种类型。其主要症状是_____。产后检查胎膜破口距胎盘边缘小于_____cm。

5. 胎盘早剥根据出血情况分为_____、_____、_____3种类型,常见并

发症有_____、_____、_____、_____。

6. 妊娠期高血压疾病的基本病理改变为_____，主要临床表现是_____、_____、_____。

7. 妊娠期高血压疾病解痉药物首选_____，如发现_____、_____、_____时应停用，并立即静脉注射_____以解救。

8. 早产护理中应按医嘱常规使用_____防止颅内出血和_____预防感染。

9. 双胎分为_____和_____，其中以_____多见。

10. 双胎妊娠第二个胎儿娩出后，应在腹部放置_____24小时，以防止腹压_____引起休克。

11. 羊水过多的症状轻重取决于羊水增加的_____和_____。一般羊水量超过_____时出现临床症状。

12. 羊水过多的处理方法取决于胎儿是否_____及孕妇_____的严重程度。

13. 羊水过多孕妇行羊膜腔穿刺放羊水时，羊水流出速度应小于_____，一次放羊水的量不超过_____。

14. 凡平时月经周期规律，妊娠_____周尚未分娩者，称为过期妊娠。

15. 胎儿生长受限分为_____、_____、_____3种。

四、简答题

1. 简述保胎治疗的护理措施。

2. 简述异位妊娠保守治疗的护理措施。

3. 简述妊娠期高血压疾病患者应用硫酸镁时的注意事项。

4. 如何做好子痫患者的护理？

5. 试述先兆早产的护理要点。

6. 双胎妊娠孕妇妊娠期易出现哪些并发症？

五、案例分析

1. 程女士，25岁，已婚，平素月经规律，现停经50天，腹痛伴大量阴道流血30分钟急诊入院。查体：体温正常，脉搏108次/分，呼吸18次/分，血压95/60mmHg。妇科检查：阴道内有一小块组织物及较多血液，宫口已开，子宫前位，如停经40天大小，活动，无压痛。请问：

(1) 该孕妇可能发生了什么情况？

(2) 该孕妇的护理诊断/问题有哪些？

(3) 护士应立即实施哪些护理？

2. 金女士，35岁，已婚，孕5产2，平素月经规律，有慢性盆腔炎史，现停经52天，右下腹撕裂样剧痛伴头晕、恶心30分钟急诊入院。查体：体温正常，脉搏110次/分，呼吸19次/分，血压85/60mmHg，心、肺无明显异常发现，腹软，下腹部压痛，以右侧为甚，反跳痛和肌紧张不明显。妇科检查：阴道内有血迹，后穹隆饱满；宫颈轻度糜烂，宫颈举痛和摇摆痛明显；子宫前位，饱满，有漂浮感；右侧附件区压痛，未扪及包块，左侧附件区无明显异常。请问：

(1) 该孕妇需做哪些辅助检查？

(2) 目前该孕妇的主要护理诊断/问题是什么？

(3) 针对护理诊断/问题应给予哪些护理措施？

3. 庄女士,32岁,孕3产2,妊娠39周。该孕妇入院前3小时突然阴道出血约1000ml,随后头晕、心慌于晚间急诊入院。体检:血压70/30mmHg,脉搏104次/分,面色苍白,四肢冰冷,心肺正常,腹部软,子宫无压痛,有不规则宫缩;宫高32cm,胎位LOA,头浮,胎心102次/分,阴道有少许活动性出血。实验室检查:RBC 2.46×10^{12}/L,Hb 82g/L,WBC 13×10^9/L,N 80%,出凝血时间各1分钟。请问:

(1)该孕妇目前可能发生的疾病是什么? 还需作何检查以明确诊断?

(2)简述针对该孕妇目前主要治疗原则及主要措施是什么?

(3)目前该产妇的主要护理诊断/问题是什么? 针对护理诊断/问题应给予哪些护理措施?

4. 刘女士,35岁,孕1产0,妊娠36周。两周前血压逐渐升高,四肢水肿,并出现嗜睡、烦躁。查体:T 36.2℃,HR 85次/分,BP 147/102mmHg,R 18次/分。尿检显示:蛋白尿++,为进一步治疗和护理收入产科病房。请问:

(1)刘女士目前最有可能的疾病是什么? 请针对该患者制订护理计划。

(2)简述针对该孕妇目前治疗原则及主要措施是什么?

5. 樊女士,初孕妇,孕1产0,因宫内妊娠43周于2013年3月17日入院。该孕妇既往月经规律,LMP:2012年6月3日,停经后无明显早孕反应,停经约5个月始感胎动,一直按时行产前检查,未发现异常。查体:血压100/90mmHg,心肺听诊无异常,腹隆如足月妊娠大小,无压痛,双下肢轻度水肿。宫高34cm,腹围95cm,无宫缩,胎方位LOA,胎心音140次/分,先露头,已入盆。骨盆外测量24-26-19-9cm,内诊:宫颈管未消失,长约1cm,宫口未开,先露头,S-0。请问:

(1)该孕妇的诊断是什么?

(2)列出主要的护理诊断/问题。

(3)制订相应的护理措施。

【参考答案】

一、选择题

1.B　2.E　3.D　4.D　5.C　6.C　7.C　8.C　9.D　10.D　11.E　12.B　13.E
14.C　15.C　16.D　17.C　18.B　19.C　20.B　21.B　22.D　23.E　24.B　25.D
26.A　27.E　28.B　29.E　30.A　31.E　32.B　33.C　34.A　35.C　36.B　37.D
38.B　39.D　40.A　41.A　42.E　43.E　44.B　45.C　46.E　47.B　48.C　49.C
50.E　51.B　52.A　53.C　54.C　55.B　56.E　57.A　58.B　59.E　60.D　61.E
62.B　63.A　64.B　65.D

二、名词解释

1. 妊娠不足28周,胎儿体重不足1000g而终止者。

2. 指连续发生自然流产3次或3次以上者。

3. 指胚胎或胎儿已死亡滞留宫腔内,未及时自然排出者。

4. 凡受精卵在子宫腔以外着床者。

5. 孕妇早孕反应严重,恶心、呕吐频繁,不能进食,甚至出现孕妇脱水、电解质紊乱及酸中毒,影响身体健康,甚至威胁孕妇生命时,称妊娠剧吐。

6. 妊娠 28 周后,若胎盘附着于子宫下段,甚至胎盘下缘达到或覆盖宫颈内口,其位置低于胎儿的先露部,称为前置胎盘。

7. 妊娠 20 周以后或分娩期,正常位置的胎盘在胎儿娩出前,部分或全部从子宫壁剥离称为胎盘早剥。

8. 妊娠满 28 周至不满 37 足周之间(196～258 日)分娩者。

9. 凡平时月经周期规律,妊娠达到或超过 42 周(≥294 日)尚未分娩者。

10. 妊娠期间羊水量超过 2000ml 者。

11. 妊娠晚期羊水量少于 300ml 者。

12. 指胎儿在子宫内受各种不利因素影响,未达到其遗传的生长潜能。妊娠 37 周后,胎儿出生体重小于 2500g,或低于同孕龄平均体重的 2 个标准差,或低于同孕龄正常体重的第 10 百分位数。

13. 妊娠 20 周后胎儿在子宫内死亡,称为死胎。

三、填空题

1. 先兆流产　难免流产　不全流产　完全流产　稽留流产　习惯性流产　流产合并感染

2. 慢性输卵管炎

3. 输卵管妊娠流产　输卵管妊娠破裂　陈旧性宫外孕　继发性腹腔妊娠

4. 完全性　部分性　边缘性　妊娠晚期反复无痛性阴道出血　7

5. 外出血　内出血　混合性出血　产后出血　DIC　急性肾衰竭　羊水栓塞

6. 全身小动脉痉挛　高血压　蛋白尿　水肿

7. 硫酸镁　膝反射消失　呼吸少于 16 次/分　尿量每小时少于 25ml 或每 24 小时少于 600ml　10％葡萄糖酸钙 10ml

8. 维生素 K_1　抗生素

9. 单卵双胎　双卵双胎　双卵双胎

10. 沙袋　骤降

11. 速度　量　3000ml

12. 有畸形　自觉症状

13. 500ml/小时　1500ml

14. 42

15. 内因性均称型 FGR　外因性不均称型 FGR　外因性均称型 FGR

四、简答题

1. (1)绝对卧床的必要性,禁止性生活,并协助完成日常生活护理。合理饮食。注意清洁会阴,会阴擦洗每日 2 次,并嘱患者于每次大小便后及时清洗。防止上行感染。

(2)观察有无感染、阴道流血量及腹痛情况,若妊娠不能继续,及时通知医生。大量阴道出血时,应立即测量血压、脉搏,正确估计出血量。

(3)配合医生使用保胎药物或行清宫术或引产术,及时做好术前准备及术中、术后护理。

(4)建立良好的护患关系,提供相关知识,家属及朋友给予心理支持,共同承担结果。

(5)若流产则指导下一次妊娠。

2. (1)绝对卧床休息,加强巡视。会阴擦洗,每天 2 次。避免腹部压力增高而诱发出血。

(2)监测生命体征,观察腹痛和阴道流血情况有无加重或减轻,正确评估出血量,腹腔内出血者,积极抢救并做好术前准备。观察药物的毒副反应,及时报告医生。

(3)协助完成辅助检查,根据医嘱用药。

(4)指导患者正确认识女性在家庭的功能,生育只是女性全部能力的一部分。今后仍有受孕的可能,帮助其度过悲哀时期。允许家属陪伴,提供心理安慰。

(5)出院时告知异位妊娠有再次发生的可能,下次妊娠及早就诊,不宜轻易终止妊娠。

3. 硫酸镁中毒症状首先表现为膝反射减弱或消失,随着血镁浓度增加可出现全身肌张力减退、呼吸困难、心率减慢,严重时可出现呼吸、心搏骤停,危及生命。注意事项:用药前和用药过程中均应检查膝反射是否正常存在;呼吸不少于 16 次/分;尿量每小时不少于 25ml 或每 24 小时不少于 600ml;尿量减少提示排泄功能受抑制,镁离子易蓄积而发生中毒。一旦出现中毒反应,立即停药并静脉注射 10% 葡萄糖酸钙 10ml 以解毒,推注时间应在 3 分钟以上,必要时可重复。

4. 子痫患者的护理措施

(1)控制抽搐:协助医师尽快控制抽搐,以硫酸镁首选。

(2)避免刺激:患者安置在单人房间,光线宜暗,保持绝对安静,避免一切外来刺激(如光亮和声音),护理操作要轻柔且相对集中,避免打扰患者,防止诱发抽搐。

(3)保持呼吸道通畅:患者取头低侧卧位;立即给患者吸氧;备好吸引器,以及时吸出呕吐物及呼吸道分泌物。患者昏迷或未完全清醒时应禁食、禁水,防止误吸引起窒息或吸入性肺炎。

(4)专人护理:①详细观察并记录抽搐次数、频率,昏迷时间、持续时间,清醒的过程;②留置导尿管,准确记录液体出入量和治疗经过;③观察有无子宫收缩,收缩的强度、频率;④有无阴道流血,宫口扩张及胎先露下降情况;⑤监测胎心率是否正常。

(5)防止受伤:备开口器或纱布包裹的压舌板,及时置于患者上、下磨牙之间,防止抽搐时舌咬伤。在孕妇的病床上加床档,防止抽搐、昏迷时坠地而摔伤。有义齿者取出,防止脱落后吞入。

(6)注意并发症的发生:①询问有无腹痛、阴道流血等症状,检查胎动、胎心和宫缩情况,以便及早发现胎盘早剥;②观察有无鼻出血、牙龈出血、注射针孔出血等出血倾向,定期检查凝血功能;③观察有无头痛、恶心、呕吐、视物模糊、意识障碍等脑水肿的表现;④记录 24 小时尿量,送检尿常规,取血查尿素氮、肌酐、尿酸等,监测肾功能。

5. 先兆早产的护理要点　予以保胎,尽量延长妊娠时间,嘱产妇卧床休息,遵医嘱给予抑制子宫收缩药物,如硫酸镁、吲哚美辛等,密切观察病情变化和胎心、胎动。

6. 双胎妊娠孕妇孕早期的早孕反应较重;子宫增大明显,孕晚期常出现呼吸困难、下肢水肿和静脉曲张等压迫症状;因孕育两个胎儿需铁量多,易发生缺铁性贫血;容易并发妊娠期高血压疾病、妊娠期肝内胆汁淤积症、羊水过多、前置胎盘、胎膜早破、胎盘早剥、流产、早产等。

五、案例分析

1. (1)不全流产。

(2)疼痛、组织灌注改变。

（3）严密观察生命体征及阴道流血情况、建立静脉通道、告知医生、做好清宫术准备等。

2.（1）血常规分析、血型、B超、阴道后穹隆穿刺等。

（2）疼痛、组织灌注改变等。

（3）严密观察生命体征及腹痛情况、建立静脉通道、告知医生、做好腹部手术准备等。

3.（1）前置胎盘，B超检查。

（2）终止妊娠，以剖宫产为宜。

（3）主要护理诊断/问题：①有受伤的危险 大量阴道出血，胎儿可发生宫内窘迫，甚至死亡。②潜在并发症：出血性休克、产后出血。

护理措施：①立即安排孕妇去枕侧卧位，开放静脉通道，配血，做好输血准备。在抢救休克的同时，做好剖宫产术的术前准备，严密监测母儿生命体征并做好抢救准备工作。②胎儿娩出后，及早使用宫缩剂，以防止产后出血；严密观察产妇的生命体征及阴道出血情况。

4.（1）妊娠期高血压疾病（重度子痫前期）。护理计划：①将患者置单人病室，绝对卧床，避免刺激，专人护理，集中操作。②遵医嘱控制血压，正确使用硫酸镁，每次用药前及用药期间均需检测膝反射、呼吸、尿量三项指标。③保持呼吸道通畅，患者禁食；昏迷者平卧，头偏向一侧，及时吸出分泌物及呕吐物，必要时用拉舌钳拉出舌头，防止舌根后坠，阻塞呼吸道。低流量吸氧。④防止损伤，病床边加床档，上开口器或（包有纱布的）压舌板（置于上下臼齿间），防止舌咬伤。⑤观察生命体征：每小时测血压1次，每4小时记录T、P、R各1次；留置导尿管，准确记录液体出入量。⑥观察抽搐情况：记录抽搐次数，持续和间歇时间以及昏迷时间；注意产兆，密切观察产程进展及胎心变化。

（2）解痉、镇静、降压、合理扩容和利尿、密切监测母儿状态、适时终止妊娠。解痉药物：首选硫酸镁，有预防子痫和控制子痫发作的作用。适时终止妊娠：经积极治疗24～48小时无明显好转时，考虑终止妊娠。

5.（1）孕1产0宫内妊娠43周，LOA，活胎，过期妊娠。

（2）主要的护理诊断/问题：①知识缺乏：缺乏过期妊娠危害性的相关知识。②潜在并发症：胎儿宫内窘迫、难产、新生儿产伤。

（3）护理措施：①加强胎儿监护，降低受伤危险：指导孕妇自测胎动，左侧卧位，吸氧，每日2～3次，每次1小时；引产者，遵医嘱给予普拉睾酮、缩宫素等药物。引产过程中严密观察胎心、宫缩、产程进展及羊水的量、色、性状，协助检查胎盘功能、胎儿监护以便及时发现胎儿宫内窘迫。需阴道助产术或剖宫产术终止妊娠者，及时做好术前准备。做好新生儿抢救准备及护理配合。产后及时给予缩宫素，检查软产道，防止产后出血。②做好心理护理。解释过期妊娠对母儿的危害，并告知目前胎儿宫内状况和可能发生的情况，说明适时终止妊娠的必要性和方法，使其以良好的心态配合医护治疗。

（蒋 莉 潘 青 李耀军）

第九章 高危妊娠

【学习目标】

1. 掌握高危妊娠的概念;掌握胎儿宫内状况的监护和胎儿成熟度监测的方法及临床意义。

2. 熟悉高危妊娠的范畴、护理评估和护理措施。

3. 了解胎盘功能的测定、胎儿先天畸形及其遗传性疾病的宫内诊断;了解高危妊娠的筛查指标。

4. 学会识别高危妊娠,并能初步判断胎儿宫内状况及胎儿成熟度的检查结果。

5. 具有良好职业道德和责任心,关爱母儿的健康,为高危孕妇做好身心护理,促进康复。

【重点提示】

高危妊娠是指妊娠期有个人或社会不良因素及有某种并发症或合并症等,可能危害孕妇、胎儿及新生儿或者导致难产者。具有高危因素的孕妇,称为高危孕妇。高危妊娠的范围广泛,基本包括了所有的病理产科。

第一节 高危妊娠的监护

高危妊娠的监护措施包括:胎儿宫内状况的监护、胎儿成熟度的监测、胎盘功能测定、胎儿先天畸形及其遗传性疾病的宫内诊断等。

1. 胎儿宫内情况的监护方法 包括:测量宫底高度和腹围,判断胎儿大小是否与孕周相符;监测胎心音;筛查胎儿畸形,通过 B 超确诊宫内妊娠、核对孕周、了解胎儿发育情况、胎方位、胎盘定位及胎盘成熟度、估计羊水量;胎动监测;胎儿电子监护;胎儿生物物理监测;血流动力学监测;羊膜镜检查。其中胎儿电子监护,包括两方面:

(1)胎心率(FHR)监测:能连续观察并记录胎心率的动态变化,反映胎心与子宫收缩、胎动的关系,评估胎儿宫内安危情况,及时发现胎儿宫内窘迫。用胎儿监护仪记录的胎心率有两种基本变化:胎心率基线及胎心率一过性变化。

1)胎心率基线:是指在无胎动、无宫缩影响时,持续 10 分钟以上的胎心率平均值。胎心率基线包括每分钟心搏次数及 FHR 变异。

正常胎心率基线维持在 120～160 次/分(足月后胎心率基线的国际标准为 110～160 次/分)。FHR>160 次/分或<120 次/分,历时 10 分钟称为心动过速或心动过缓。

FHR 变异是指 FHR 有小的周期性波动。正常波动范围为 10～25bpm,波动频率为

213

≥6 次/分。胎心率基线变异的意义：正常的变异表示胎儿有一定的储备能力，是胎儿健康的表现；FHR 基线变平即变异消失或静止型，提示胎儿储备能力的丧失。

2）胎心率一过性变化：指与子宫收缩有关的 FHR 变化。①加速：是指子宫收缩后 FHR 基线暂时增加 15bpm 以上，持续时间>15 秒，提示胎儿氧供正常，是胎儿良好的表现。②减速：是指依据与宫缩的关系出现的短暂性胎心率减慢。分三种类型：早期减速：特点是胎心率减速发生几乎与子宫收缩同时开始，宫缩后迅速恢复，是宫缩时胎头受压、脑血流量一时性减少（一般无伤害性）的表现；变异减速：特点是胎心率减速与宫缩无特定关系，一般认为宫缩时脐带受压兴奋迷走神经引起；晚期减速：胎心率减速多在宫缩高峰后开始出现，下降缓慢，持续时间长，恢复缓慢，一般认为是胎儿缺氧的表现。

(2)预测胎儿宫内储备能力

1）无应激试验（NST）：无宫缩时，观察胎动后的胎心率的变化。试验条件：无宫缩时。临床意义：①了解胎儿宫内储备能力；②作为 OCT 的筛选试验。观察内容：①心搏次数；②基线变异；③胎动时胎心率变化。正常范围：①胎心率基线维持在 120～160 次/分；②波动范围为 10～25bpm，波动频率为≥6 次/分；③每 20 分钟至少有 3 次以上胎动伴胎心率加速≥15bpm，持续时间≥15 秒。

2）宫缩应激试验（CST）：又称缩宫素激惹试验（OCT）。试验条件：临产后出现规律宫缩或缩宫素诱导宫缩。临床意义：①正常表示胎盘功能良好；②异常表示胎盘功能减退。观察内容：①同 NST；②宫缩后有无减速。正常范围：①同 NST；②无晚期减速。

2. 胎儿成熟度的监测　当孕周在 36 周以上，体重 2500g 左右，胎头双顶径 BPD≥8.5cm，胎盘成熟度达到Ⅱ级时，胎儿存活机会大。胎儿成熟度监测方法包括：

(1)正确推算孕周。

(2)估计胎儿的体重：尺测子宫底高度、腹围或 B 超监测。

(3)胎盘成熟度检查。

(4)羊水检测胎儿成熟度。

1）羊水卵磷脂/鞘磷脂（L/S）比值>2，测出磷脂酰甘油，羊水泡沫试验两管液面均有完整泡沫环，提示胎儿肺成熟。

2）羊水肌酐值≥176.8μmol/L，提示胎儿肾已成熟。

3）检测羊水胆红素类物质<0.02，提示胎儿肝脏已成熟。

4）羊水淀粉酶值≥450U/L，提示胎儿唾液腺已成熟。

5）脂肪细胞出现率达 20%，提示胎儿皮肤已成熟。

3. 胎盘功能测定，可以间接了解胎儿在宫内的健康状况

(1)胎动监测、OCT 试验、胎儿生物物理监测及阴道脱落细胞检查。

(2)雌三醇（E$_3$）测定：尿雌激素/肌酐（E/C）比值，正常值>15，危险值<10。

(3)胎盘生乳素（HPL），正常值>4mg/L。

(4)特异性 β 糖蛋白测定，正常值>170mg/L。

4. 胎儿先天畸形及其遗传性疾病的宫内诊断　包括：胎儿细胞遗传学检查，胎儿影像学检查，羊水蛋白与酶检查，羊膜腔内胎儿造影。

第二节　高危妊娠的护理

在高危妊娠妇女的护理中,注意收集护理对象的全面资料,健康史重点采集孕妇是否存在妊娠过程的潜在危险因素,评估高危妊娠妇女的身心状态及各种辅助检查结果。配合医师筛查高危因素的孕妇,进行重点管理监护,及时正确处理。常见护理诊断,主要有:①功能障碍性悲伤;②知识缺乏;③恐惧;④潜在并发症:胎儿生长受限、胎儿宫内窘迫。高危妊娠妇女的护理措施应根据不同高危妊娠的状态,提供孕前、孕期、产时及产后相应的护理措施。

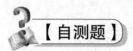

【自测题】

一、选择题

A1 型题

1. 下列不属于高危妊娠范畴的是

A. 高龄孕妇　　　　　B. 双胎妊娠　　　　　C. 有扁桃体摘除手术史

D. 过期妊娠　　　　　E. 有剖宫产史

2. 下列不属于高危孕妇的是

A. 年龄 25 岁的初产妇

B. 有异常孕产史的孕妇

C. 前置胎盘孕妇

D. 合并病毒性肝炎的孕妇

E. 胎位异常可能发生难产的孕妇

3. 了解胎儿宫内发育情况的人工监护方法是

A. 胎动计数　　　　　B. 测量宫底高度及腹围

C. B 超检查　　　　　D. 胎儿心电图检查

E. 听诊胎心音

4. 孕妇自我监护胎儿宫内安危最简便的方法是

A. 计数胎动　　　　　B. 听胎心音　　　　　C. 羊膜镜检查

D. 胎儿心电图检查　　E. 胎儿电子监护仪监测

5. 胎心电子监护提示胎儿宫内窘迫的指征是

A. 基线胎心率的波动范围在 10～25 次/分

B. 基线胎心率变异的频率≥6 次/分

C. 缩宫素激惹试验出现早期减速

D. 缩宫素激惹试验出现频繁晚期减速

E. 无应激试验有反应型

6. 可预测胎儿宫内储备能力的检查方法是

A. 羊水中卵磷脂/鞘磷脂比值测定

B. B 超检查

C. 胎头双顶径值测定

D. 孕妇尿雌三醇值测定

E. 无应激试验(NST)

7. 测定雌三醇值的目的是了解

A. 胎儿宫内发育情况　　　B. 胎儿肾脏成熟度　　　C. 胎儿皮肤成熟度

D. 胎儿胎盘单位功能　　　E. 胎儿肝脏成熟度

8. 不能用于估计孕龄的项目是

A. 正确推算孕周　　　　　B. 早孕反应出现时间　　　C. 宫底高度

D. 胎动出现时间　　　　　E. 血清胎盘生乳素值测定

9. B超检查不能显示的项目是

A. 胎方位　　　　　　　　B. 胎心搏动　　　　　　　C. 胎肺成熟度

D. 胎头双顶径值　　　　　E. 胎盘位置

10. 羊水检查可了解胎儿肺成熟度的指标有

A. 肌酐值　　　　　　　　B. 脂肪细胞出现率　　　　C. 淀粉酶值

D. 胆红素含量　　　　　　E. 卵磷脂/鞘磷脂比值

11. 下列不属于胎儿成熟度检查的项目是

A. 正确推算孕周　　　　　B. B超测胎头双顶径值

C. 胎动计数　　　　　　　D. 测量宫底高度估计胎儿体重

E. 检测羊水成分

12. 下列不属于健康史评估内容的是

A. 孕妇年龄　　　　　　　B. 孕产史　　　　　　　　C. 既往史

D. 本次妊娠经过　　　　　E. 骨盆外测量

13. 关于胎儿电子监测,提示胎儿缺氧的是

A. 加速　　　　　　　　　B. 早期减速　　　　　　　C. 变异减速

D. 晚期减速　　　　　　　E. 以上都不是

14. 胎心减速与宫缩关系不恒定,出现时下降迅速,幅度大,恢复也迅速,一般认为相关因素为

A. 胎儿情况良好　　　　　B. 缺氧,酸中毒　　　　　C. 胎头受压

D. 脐带受压　　　　　　　E. 镇静药物

15. 胎心减慢开始于宫缩高峰后,下降缓慢,持续时间长,恢复亦缓慢,一般认为相关因素为

A. 胎儿情况良好　　　　　B. 缺氧,酸中毒　　　　　C. 胎头受压

D. 脐带受压　　　　　　　E. 镇静药物

16. 测定胎儿胎盘功能的方法是

A. 测定尿中孕二醇值

B. 测定尿中雌三醇值

C. 测定尿中绒毛膜促性腺激素

D. 测定尿中胎盘生乳素

E. 测定耐热性碱性磷酸酶

17. 下述提示胎盘功能低下的是

A. 妊娠 38 周时,测定 24 小时尿雌三醇连续多次在 10mg 以下

B. 催产素激惹试验(OCT)阳性

C. 妊娠 35 周后血清胎盘生乳素(HPL)升高

D. 羊膜镜检羊水呈白色半透明

E. 无应激试验(NST)阴性

18. 指导孕妇预测胎儿在宫内安危状况,最简易的方法是

A. 无应激试验(NST   B. 催产素激惹试验(OCT)

C. 雌三醇(E_3)   D. 血清胎盘生乳素的测定

E. 胎动计数

19. 根据胎动计数,下列提示胎儿缺氧的是

A. 5 次/小时   B. 3 次/小时   C. 30 次/12 小时

D. 小于 10 次/12 小时   E. 不规则

20. 高危妊娠孕妇在孕期护理中,不妥的是

A. 应安排在近护理办公室的小房间

B. 安装监护装置

C. 空气新鲜

D. 安静舒适

E. 光线明亮

21. 有关高危孕妇的处理,不妥的是

A. 宜取右侧卧位

B. 保证足够休息

C. 补充足够营养和微量元素

D. 提高胎儿对缺氧的承受能力

E. 间断给氧

22. 高危孕妇时,处理不妥的是

A. 应用胎儿监测仪及时发现异常情况

B. 给产妇吸氧

C. 做好新生儿窒息抢救工作

D. 决定手术后在短时间内做好术前准备

E. 发现胎儿宫内窘迫,均做剖宫产

23. 对高危孕妇处理,不正确的是

A. 保证休息   B. 增加营养   C. 预防早产

D. 适时终止   E. 绝对卧床

A2 型题

24. 张女士,30 岁,既往体健。孕 3 产 0,曾自然流产 2 次。现孕 20 周,来院进行首次产前检查,检查结果正常。护士告知该孕妇此次妊娠为高危妊娠。解释其高危因素为

A. 异常孕产史   B. 妊娠合并症   C. 有难产的可能

D. 巨大胎儿   E. 妊娠并发症

25. 李女士,孕 2 产 0,妊娠 36 周子痫,经抢救治疗后 12 小时,为尽快终止妊娠,下述各项检查能提示胎儿已成熟的是

A. 超声测量胎头双顶径 7.5cm

B. 羊水卵磷脂与鞘磷脂(L/S)比值大于 2

C. 羊水肌酐值小于 176.8μmol/L

D. 羊水胆红素类物质大于 0.02

E. 羊水含脂肪细胞的出现率小于 10%

26. 王女士于分娩第二产程中,行胎儿电子监护,下列不需要干预产程的是

A. 羊水胎粪Ⅲ°污染

B. 第二产程已达 2 小时

C. CST 有早期减速

D. CST 有晚期减速(达 50%)

E. CST 有典型的变异减速

27. 刘女士,初孕妇,月经周期正常,停经 43 周,无其他并发症,NST 两次无反应,OCT 10 分钟内 3 次宫缩每次持续 40~50 秒,均出现晚期减速,1 周前 24 小时尿雌三醇 15mg,现仅 8mg。处理措施是

A. 立即人工破膜引产　　B. 口服雌激素 3 天　　C. 催产素引产

D. 立即剖宫产　　E. 1 周后复查

28. 徐女士,初产妇,26 岁。孕 1 产 0,孕 40 周,因胎动减少入院,查宫底耻上 32cm,LOA,先露固定,胎心 132 次/分,无宫缩,入院后测 24 小时尿雌三醇为 6mg,应考虑为

A. 脐带受压　　B. 胎儿受压　　C. 胎儿先天性畸形

D. 胎盘功能不全　　E. 过期妊娠

29. 陈女士,30 岁,孕 2 产 0,妊娠 8 周,首次来院作产前检查,孕妇担心新生儿有先天畸形,做羊膜穿刺术时间应该是

A. 妊娠 10~12 周　　B. 妊娠 8~9 周　　C. 妊娠 13~15 周

D. 妊娠 16~20 周　　E. 妊娠 20~24 周

30. 聂女士,既往月经规律,3~5/30 天,自孕 12 周建卡遵医嘱行产前检查至今未见异常。现超过预产期 2 周仍未临产,近 2 天自觉胎动减少就诊。为判断胎儿宫内安危,下述必须检查除外

A. NST 试验　　B. OCT 试验　　C. 24 小时尿雌三醇

D. 血 HPL　　E. 血 AFP 测定

31. 左女士,30 岁,初孕妇,妊娠 42 周,宫高 32cm,胎动、胎心音及骨盆正常,下列检查无需做

A. B 超检查　　B. X 线骨盆测量　　C. 羊膜镜检查

D. 胎盘功能检查　　E. 胎儿电子监测

32. 张女士,24 岁,停经 6 个月,宫底于脐与剑突之间,最适宜检查应是

A. B 超检查　　B. 验尿 β-HCG　　C. 测血 β-HCG

D. 胎儿心电图　　E. 多普勒听胎心音

A3 型题

(33~34 题共用题干)

李女士,妊娠 37 周,在做胎心监护时发现胎心率有减速发生,而且减速与宫缩的关系不

恒定,减速下降幅度最大为 80bpm,持续时间长短不一,但能够很快恢复。

33. 这种胎心监护图形提示胎心

A. 正常变异频率   B. 正常变异幅度   C. 早期减速

D. 变异减速   E. 晚期减速

34. 分析产生上述胎心图形的原因为

A. 子宫收缩时胎头受压兴奋迷走神经

B. 子宫收缩时脐带受压兴奋迷走神经

C. 子宫胎盘功能不良

D. 胎儿缺氧兴奋交感神经

E. 宫缩时胎头受压,脑血流量一时性减少

A4 型题

(35～36 题共用题干)

王女士,29 岁,初产妇,临产 17 小时,阴道有少量淡绿色液体流出,宫缩持续 25 秒,间歇 6～8 分钟,胎心 150 次/分,肛查:宫口开大 2cm,宫颈轻度水肿,S-2。

35. 根据上述产妇病情,处理恰当的是

A. 静脉滴注缩宫素   B. 孕妇右侧卧位   C. 静脉滴注 5% 碳酸氢钠

D. 静脉注射地西泮 10mg   E. CST 检查

36. 该产妇,CST 监护出现频繁的晚期减速,胎心音 160 次/分,此时应首选处理是

A. 静脉滴注 50% 葡萄糖液

B. 左侧卧位

C. 剖宫产结束分娩

D. 继续给氧

E. 静脉滴注小剂量缩宫素

(37～38 题共用题干)

刘女士,25 岁,初孕妇,停经 18 周,不觉胎动。产科检查:宫底高度在脐耻之间,胎方位及胎心不清。

37. 监测宫内胎儿情况首选的方法是

A. 腹部 X 线摄片   B. 多普勒超声检查

C. B 超检查   D. 胎儿心电图检查

E. 测定羊水甲胎蛋白值

38. 该孕妇尿中与胎儿胎盘单位功能关系密切的激素是

A. 雌酮   B. 雌二醇   C. 雌三醇

D. 孕酮   E. 睾酮

(39～40 题共用题干)

徐女士,38 岁,孕 1 产 0,宫内妊娠 33 周发现 FGR。

39. 胎心监护为有反应型,宫颈评分 7 分,以下处理不恰当的是

A. 卧床休息   B. 右旋糖酐＋复方丹参静脉滴注

C. 口服复方氨基酸   D. 人工破膜引产

E. 吸氧

40. 治疗 1 周复查 NST 无反应型,胎儿生物物理评分 5 分,下列措施恰当的是

A. 吸氧

B. 予地塞米松促胎肺成熟,并及时行剖宫产手术

C. 继续原治疗

D. 继续适量补充维生素 E

E. 人工破膜引产

(41~42 题共用题干)

陈女士,初产妇,妊娠 39 周,腹痛 5~6 分钟 1 次已 2 小时,做胎儿电子监护结果胎心基线率是 148bpm,在宫缩高峰时,胎心率下降 40bpm,持续 10 秒钟恢复正常。

41. 该孕妇的胎心率改变属于

A. 早期减速   B. 轻度变异减速   C. 重度变异减速

D. 大幅度减速   E. 晚期减速

42. 处理措施应该是

A. 立即剖宫产   B. 静脉注射阿托品   C. 人工破膜

D. 静脉滴注催产素   E. 尝试改变母亲的体位,并密切监护

B 型题

(43~47 题共用备选答案)

A. 羊水淀粉酶值测定

B. 羊水脂肪细胞出现率

C. 羊水卵磷脂/鞘磷脂比值

D. 羊水肌酐值测定

E. 羊水胆红素类物质含量

43. 判断胎儿肺成熟度的检查是

44. 判断胎儿肾成熟度的检查是

45. 判断胎儿肝成熟度的检查是

46. 判断胎儿唾液腺成熟度的检查是

47. 判断胎儿皮肤成熟度的检查是

(48~52 题共用备选答案)

A. 尿雌三醇值测定

B. 卵磷脂/鞘磷脂比值测定

C. 胎儿头皮血 pH 值测定

D. 甲胎蛋白测定

E. 羊水中染色体核型分析及酶的测定

48. 属于胎儿有无宫内缺氧检查的是

49. 属于胎盘功能检查的是

50. 属于胎儿成熟度检查的是

51. 属于胎儿遗传病宫内诊断的是

52. 属于胎儿先天畸形宫内诊断的是

二、名词解释

1. 高危妊娠
2. 高危孕妇

三、填空题

1. 高危妊娠的监护措施包括：_____、_____、_____及_____等。

2. 胎儿电子监护，包括两方面_____和_____。预测胎儿宫内储备能力试验：_____与_____，后者又称_____。

3. 用胎儿监护仪记录的胎心率有两种基本变化：_____及_____。胎心率基线包括_____及_____。

4. 正常胎心率基线维持在_____。心动过速是指_____，历时_____。心动过缓是指_____，历时_____。

四、简答题

1. 简述胎心率一过性变化的种类及其意义。
2. 简述无应激试验(NST)的概念及其意义。
3. 简述缩宫素激惹试验(OCT)的概念及其意义。
4. 列出高危妊娠孕产妇主要的护理诊断及其相关因素。

五、案例分析

1. 黄女士，29岁，以"停经31周，下肢水肿1周、头晕3天"为主诉就诊。平素月经规则。停经32天自测尿妊娠试验阳性，停经1月余感轻度恶心、呕吐等不适，停经4个多月初感胎动至今。孕期顺利，未接触猫狗，无发热、阴道出血，无毒物、射线接触史。婚育史：28岁结婚，0-0-0-0，丈夫体健，非近亲结婚。体检：体温36.5℃，脉搏84次/分，呼吸20次/分，血压149/98mmHg，体重62kg，神志清楚，心肺查体无特殊，腹隆软，无压痛，无反跳痛，肝脾触诊不满意，双下肢水肿(＋＋)，呈凹陷性。双膝腱反射存、对称。移动性浊音阴性。宫底高度脐上3横指，胎位LOA，胎心140次/分，先露头、浮，骨盆径线外测量：髂棘间径23cm，髂嵴间径26cm，骶耻外径19cm，坐骨结节间径7.5cm，后矢状径7.0cm。辅助检查：尿蛋白(＋)，红细胞计数$3.6×10^{12}$/L，血红蛋白值110g/L。针对上述情况，请问：

(1)该孕妇目前存在的高危因素有哪些？

(2)应采取哪些护理措施？

2. 肖女士，26岁，孕1产0，妊娠38周，来院进行第7次产前检查。主诉无特殊不适，自我监测胎动≥30次/12小时。本次妊娠定期产前检查未发现异常。既往史、家族史无异常。体格检查：体温37.6℃，脉搏72次/分，呼吸19次/分，血压120/75mmHg。心肺听诊未发现异常，双下肢无水肿。产科情况：宫高35cm，腹围94cm，胎方位LOA，胎心率143次/分。请问：

(1)为了解胎儿宫内状况需行哪些检查？

(2)如何预测胎儿宫内储备能力？

3. 王女士，29岁，孕1产0，妊娠40周，依约进行产前检查。本次妊娠定期产前检查，未发现异常。无不适主诉，无阴道流水、流血和腹痛。今体格检查未发现异常。产科情况：触诊时感觉有宫缩，宫高34cm，腹围95cm，胎位ROA，先露已入盆，胎心率148次/分，骨盆外测量正常。行NST检查，连续监护20分钟，结果如下：胎心率基线120～160bpm，基线摆动

振幅 10～25bpm,基线摆动频率≥6 次/分,4 次胎动后伴胎心加快≥15bpm,持续时间≥15
秒,无减速。B 超检查显示:双顶径 93mm,股骨长 73mm,羊水指数 10cm。王女士很紧张,
担心检查结果有异常,咨询需要如何处理。请问:

(1)如何解释该孕妇 NST 检查和 B 超检查结果?

(2)目前该产妇的主要护理诊断/问题是什么?

(3)针对护理诊断/问题应给予哪些护理措施?

【参考答案】

一、选择题

1.C　2.A　3.B　4.A　5.D　6.E　7.D　8.E　9.C　10.E　11.C　12.E　13.D
14.D　15.B　16.B　17.A　18.E　19.D　20.E　21.A　22.E　23.E　24.A　25.B
26.C　27.D　28.D　29.D　30.E　31.B　32.A　33.D　34.B　35.E　36.C　37.C
38.C　39.D　40.B　41.A　42.E　43.C　44.D　45.E　46.A　47.B　48.C　49.A
50.B　51.E　52.D

二、名词解释

1. 妊娠期有个人或社会不良因素及有某种并发症或合并症等,可能危害孕妇、胎儿及
新生儿或者导致难产者。

2. 具有高危因素的孕妇。

三、填空题

1. 胎儿宫内状况的监护　胎儿成熟度的监测　胎盘功能测定　胎儿先天畸形及其遗
传性疾病的宫内诊断

2. 胎心率的监测　预测胎儿宫内储备能力　无应激试验(NST)　宫缩应激试验
(CST)　缩宫素激惹试验(OCT)

3. 胎心率基线　胎心率一过性变化　每分钟心搏次数　FHR 变异

4. 120～160 次/分　FHR>160 次/分　10 分钟　FHR<120 次/分　10 分钟

四、简答题

1. 胎心率一过性变化有加速和减速两种情况。①加速:是指子宫收缩后 FHR 基线暂
时增加 15bpm 以上,持续时间>15 秒,提示胎儿氧供正常,是胎儿良好的表现。加速原因是
胎儿等躯干局部或脐静脉暂时受压。散发的、短暂的胎心率加速是无害的。②减速:是指依
据与宫缩的关系出现的短暂性胎心率减慢。依据胎心率减慢出现、持续的时间和形状分 3
种类型:早期减速:早期减速是宫缩时胎头受压,脑血流量一时性减少(一般无伤害性)的表
现。变异减速:一般认为宫缩时脐带受压兴奋迷走神经引起。变异减速对胎儿的影响取决
于脐带受压的程度和时间,减速时间越长,振幅变化越大,对胎儿造成危害就越大。晚期减
速:一般认为是胎盘功能不良、胎儿缺氧的表现,应紧急处理。

2. NST 是指观察无宫缩、无外界负荷刺激情况下,胎心率基线的变异和胎动后胎心增
速的情况。

临床意义:①了解胎儿宫内储备能力;②作为 OCT 的筛选试验。

正常情况下,每 20 分钟至少有 3 次以上胎动伴胎心率加速≥15bpm,持续时间≥15 秒,
为 NST 有反应型,胎儿储备能力良好;若胎动数与胎心加速数少于前述情况或胎动时无胎

心加速,为 NST 无反应型,视为异常。NST 无反应型时应排除胎儿睡眠,可延长 40 分钟并催醒胎儿。如复查仍为无反应型,应寻找原因或进一步做缩宫素激惹试验。

3. OCT 是指使用缩宫素诱导子宫收缩,通过宫缩时减少或阻断绒毛间隙的血流、影响母儿之间气体交换的生理性的一过性缺氧,从而了解胎儿的储备能力。

临床意义:①正常表示胎盘功能良好;②异常表示胎盘功能减退。

符合试验条件的子宫收缩为每 10 分钟有 3 次宫缩,而且每次宫缩持续 30~40 秒。观察 20 分钟内宫缩时胎心率的变化。若宫缩时或宫缩后胎心变异正常或无晚期减速者为 OCT 阴性,提示胎盘功能良好,1 周内胎儿无死亡危险。1 周后重复试验;若多次宫缩后有晚期减速,变异减少,胎动后胎心率增快者为 OCT 阳性,提示胎盘功能减退,胎儿已出现不能耐受的缺氧状态。

4. ①功能障碍性悲伤　与现实的或预感到将丧失胎儿有关。②知识缺乏:缺乏高危因素及其对母儿影响、定期产前检查重要性的知识。③恐惧　与现实或设想的对胎儿及自身健康的威胁有关。④潜在并发症:胎儿生长受限、胎儿宫内窘迫。

五、案例分析

1.(1)该孕妇目前存在的高危因素有:①妊娠期高血压疾病,对母儿健康有不良影响;②骨盆出口平面狭窄,有发生难产的可能。

(2)应采取下列护理措施:①一般护理:加强营养,提供高蛋白、高能量饮食,补充足够的维生素及铁、钙等矿物质,帮助制订饮食计划;保证充分休息,宜采取左侧卧位,提供安静、舒适的休息环境,避免不良刺激;②监测母体和胎儿的健康状况:测孕妇血压、脉搏、水肿、胎心情况,重视患者的自觉症状,正确留置血、尿标本,监测尿蛋白,遵医嘱给予药物治疗,如解痉、降压、镇静剂,并注意观察药物反应;做好病情变化记录,及时报告医生;监测胎儿的健康状况及胎盘功能:遵医嘱行各项检查,结合宫高、腹围及腹部触诊评估胎儿大小,根据骨盆测量结果估计胎儿能否经阴道分娩;③心理护理:给予心理支持,解除患者的焦虑或恐惧心理,使其情绪稳定,增强信心;④健康教育:提供疾病的相关信息,教会孕妇自我监测胎动,如有异常及时通知医护人员。

2.(1)肖女士为已足月未临产的正常妊娠妇女,对其每一次产前检查都必须了解胎儿宫内安危情况,根据胎儿情况决定进一步的处理方案。主要的检查包括:NST,B 超检查。

(2)可行 NST,必要时行 OCT,以及胎儿生物物理监测。

3.(1)检查结果正常。

(2)主要护理诊断/问题:焦虑、知识缺乏。

(3)该孕妇的护理措施要点除了一般护理,如合理营养,保证充分休息,避免不良刺激,以及继续监测母体和胎儿的健康状况。此外还应针对其心理状态以及对产前检查知识缺乏的问题,给予心理护理,解除患者的焦虑或恐惧心理,使其情绪稳定,增强信心。并进行健康教育,提供疾病的相关信息,教会孕妇自我监测胎动,如有异常或出现临产先兆应及时就诊。

(陈顺萍)

第十章 妊娠合并症

【学习目标】

1. 掌握妊娠合并心脏病、病毒性肝炎、糖尿病、贫血、阑尾炎妇女的护理评估。
2. 熟悉妊娠合并心脏病、病毒性肝炎、糖尿病、贫血、阑尾炎妇女的护理措施。
3. 了解妊娠合并心脏病、病毒性肝炎、糖尿病、贫血、阑尾炎与母儿之间的相互影响。
4. 初步识别妊娠合并心脏病、病毒肝炎、糖尿病、贫血、阑尾炎，并配合医生处理及监护，并能运用护理程序对上述患者进行整体护理。
5. 会正确执行各种妊娠合并症孕妇产时、产后的监测护理工作；乙型病毒性肝炎的母婴传播途径及阻断母婴传播的方法。配合医师做好各种妊娠合并症的产前宣教，关爱母儿的健康。

【重点提示】

第一节　妊娠合并心脏病

妊娠 32～34 周、分娩期尤其是第二产程、产后最初 3 日，是心脏病孕妇易发生心力衰竭的最危险时期。

心脏病不影响受孕。心脏病变较轻，心功能Ⅰ级和Ⅱ级，无心力衰竭病史，且无其他并发症者，在密切监护下可以妊娠；心脏病变较重、心功能Ⅲ级及Ⅲ级以上者、既往有心力衰竭史及其他并发症如肺动脉高压、严重心律失常等不宜妊娠，应在妊娠 12 周前行人工流产，妊娠超过 12 周者应严密监护，积极预防心力衰竭直至分娩期。

不宜妊娠的心脏病患者一旦妊娠或妊娠后心功能恶化者，围生儿死亡率、流产、早产、胎儿宫内发育迟缓及新生儿窒息等的发生率会明显增高；某些治疗心脏病的药物对胎儿也存在潜在的毒性反应；部分先天性心脏病与遗传因素有关。

心功能Ⅰ～Ⅱ级，胎儿不大，胎位正常，宫颈条件良好者，在严密监护下可经阴道分娩；第二产程需给予阴道助产，胎儿娩出后，腹部立即放置沙袋，持续 24 小时；为防止产后出血，可注射缩宫素 10～20IU，禁用麦角新碱。

心功能Ⅲ～Ⅳ，胎儿偏大，宫颈条件不佳，合并有其他并发症者，可行剖宫产终止妊娠；不宜再妊娠者，同时行输卵管结扎术。

产后 72 小时，尤其是产后 24 小时内，是发生心力衰竭的危险时期，产妇应充分休息且需严密监护。按医嘱应用广谱抗生素预防感染，产后 1 周左右无感染征象时停药。心功能Ⅲ级或以上者不宜哺乳。不宜再妊娠者可在产后 1 周行输卵管结扎术。

第二节　妊娠合并病毒性肝炎

病毒性肝炎是多种病毒引起的以肝脏病变为主的传染性疾病,目前已确定病原主要包括甲型、乙型、丙型、丁型及戊型5种肝炎病毒,其中以乙型肝炎最为常见。

妊娠使母体肝脏负担加重,使孕妇易感染病毒性肝炎,也容易使原有病毒性肝炎者的病情加重,重症肝炎的发生率较非妊娠时明显增加。妊娠早期合并病毒性肝炎,可使早孕反应加重,胎儿畸形发生率增高2倍;发生于妊娠晚期的患者则使妊娠期高血压疾病发生率增高。分娩时,产妇因肝功能受损、凝血因子合成功能减退,容易发生产后出血。若为重症肝炎者,常并发DIC。由于肝炎病毒可经胎盘感染胎儿,易造成流产、早产、死胎、死产,新生儿患病率和死亡率、围生儿死亡率明显增高。

母婴间的传播因病毒类型不同而异。乙型病毒性肝炎的主要传播途径是母婴传播:①妊娠期宫内感染。②产时传播:是HBV母婴传播的主要途径,主要是吸入产道内羊水、血液、阴道分泌物或宫缩时绒毛血管破裂,母血渗入胎儿血液循环中导致。③产后传播:与接触母亲乳汁和唾液有关。

妊娠早期应积极治疗,待病情好转后行人工流产。妊娠中晚期以保肝治疗为主,注意防治妊娠期高血压疾病。如病情无好转,应考虑终止妊娠。

分娩期应备好新鲜血,严密观察产程进展,防止滞产,宫口开全后行阴道助产,以缩短第二产程。待胎肩娩出后立即静脉滴注缩宫素以防止产后出血。重症肝炎,在积极控制24小时后及时剖宫产,尽可能减少手术出血和缩短手术时间。临产或术前4小时至产后12小时应停用肝素治疗,以防产后出血。

产褥期需使用对肝脏损害小的广谱抗生素预防及控制感染。密切观察病情变化对症处理。产妇不宜哺乳时回奶不能使用对肝脏有害的雌激素,可用生麦芽或乳房外敷芒硝。新生儿应隔离4周,并接种乙肝疫苗。

第三节　妊娠合并糖尿病

妊娠合并糖尿病包括两种类型:糖尿病合并妊娠和妊娠期糖尿病,80%以上者为后者即妊娠期糖尿病(GDM)。

妊娠可使原有糖尿病患者的病情加重,既往无糖尿病的孕妇发生妊娠期糖尿病。糖尿病影响妇女的受孕,其不孕症发生率约为2%,自然流产率、妊娠期高血压疾病的发生率增高,同时易发生感染、羊水过多;糖尿病易导致巨大儿、胎儿畸形、早产、胎儿生长受限、新生儿呼吸窘迫综合征、新生儿低血糖等的发生。

由于GDM孕妇空腹血糖大多正常,尿糖不能反映机体血糖水平,GDM的诊断只能依靠孕期糖筛查试验,一般在妊娠24～28周进行,异常者需进行口服糖耐量试验确诊。两次或两次以上空腹血糖>5.8mmol/L或葡萄糖耐量试验4项值中至少2项达到或超过标准可诊断糖尿病。

糖尿病妇女在妊娠前应详细咨询医师,确定病情严重程度。妊娠前已有严重的心血管病史、肾功能减退、眼底有增生性视网膜炎等,不宜妊娠,若已妊娠应尽早终止;器质性病变较轻、血糖控制良好者,可在积极治疗、密切监护下继续妊娠。

妊娠合并糖尿病孕妇主要治疗方法为饮食疗法,饮食疗法不能控制者,胰岛素是主要的治疗药物,忌用口服降糖药,不用磺脲类降糖药,以免导致胎儿、新生儿低血糖,巨大胎儿,胎儿畸形等。

选择合适的分娩时间和分娩方式,防止并发症的发生。若血糖控制良好,孕期无合并症,胎儿宫内状态良好,一般可等待至妊娠 38~39 周终止妊娠。妊娠合并糖尿病本身不是剖宫产的指征。有巨大胎儿、胎盘功能不良、糖尿病病情较重、胎位异常或有其他产科指征者,应行剖宫产结束分娩。若经阴道分娩要严密观察产程进展及胎心变化,应在 12 小时内结束分娩。若有胎儿宫内窘迫或产程进展缓慢应行剖宫产。术前 3 小时停用胰岛素,以防新生儿发生低血糖。

引产或剖宫产前应促使肺成熟,分娩期应密切观察产程,防止低血糖,预防产后出血。产后密切观察有无低血糖表现,分娩后 24 小时内胰岛素减至原用量的 1/2,48 小时减少到原用量的 1/3,产后需重新评估胰岛素的需要量;应注意子宫收缩情况、恶露量等,鼓励早接触、早吸吮,预防产后出血;保持腹部及会阴伤口清洁,遵医嘱继续应用广谱抗生素,预防感染,适当推迟创口拆线时间。

新生儿无论体重大小均按早产儿护理,注意保暖、吸氧、早开奶。密切观察有无低血糖、低血钙、高胆红素血症及新生儿呼吸窘迫综合征等症状,新生儿娩出 30 分钟后开始定时滴服 25%葡萄糖液,预防新生儿低血糖。

第四节 妊娠合并贫血

贫血是妊娠期最常见的合并症。由于妊娠期血液系统的生理变化,妊娠期贫血的诊断标准不同于非孕期妇女。如血红蛋白<100g/L,红细胞计数<$3.5×10^{12}$/L 或血细胞比容<0.30,即可诊断妊娠期贫血。WHO 最近资料表明,50%以上孕妇合并贫血,而缺铁性贫血最为常见。

贫血孕妇的抵抗力低下,对分娩、手术和麻醉的耐受能力差,即使是轻度或中度贫血,孕妇在妊娠和分娩期间的风险也会增加。重度贫血可导致贫血性心脏病、妊娠期高血压疾病性心脏病、产后出血、失血性休克、产褥感染等并发症的发生,危及孕产妇生命。若孕妇缺铁严重时,容易导致胎儿生长受限、胎儿宫内窘迫、早产、死胎或死产等不良后果。

一般认为妊娠 20 周以后,对所有孕妇常规补铁,即使饮食和营养摄取正常的孕妇也不例外。孕期血红蛋白<60g/L 者,遵医嘱输新鲜血或输红细胞。口服铁剂应告知孕妇宜饭后服用,减少对胃黏膜的刺激。服药后大便呈黑色是正常现象,应向孕妇解释。如口服疗效差、不能口服或病情较重者,需用注射法补充铁剂时,为减少铁的刺激,注射时应行深部肌内注射。

临产后备好新鲜血,密切观察产程进展,避免产程过长,必要时给予阴道助产,胎肩娩出后立即静脉注射缩宫素。接产过程严格执行无菌操作规程,仔细检查并认真缝合会阴阴道伤口。产程中、产后使用抗生素预防产道感染。严重贫血者不宜母乳喂养,产妇回乳可口服生麦芽或用芒硝外敷乳房。注意避孕,以免再度受孕,影响身体健康。

第五节 妊娠合并急性阑尾炎

急性阑尾炎是妊娠期最常见的外科合并症。可发生在妊娠各期,分娩期及产后少见。妊娠期由于子宫增大,引起阑尾移位,临床表现不典型,而且病情发展快,易引起并发症如阑尾穿孔和腹膜炎。

妊娠期急性阑尾炎不主张保守治疗,一经确诊,在积极抗感染治疗的同时立即手术治疗。妊娠中晚期急性阑尾炎诊断不明确又高度怀疑时,应积极剖腹探查。术后按医嘱给予抗感染治疗,需继续妊娠者选择对胎儿影响小、敏感的广谱抗生素,如甲硝唑与青霉素、氨苄西林、头孢菌素类等配伍。术后继续妊娠者,术后3~4日内给予抑制宫缩剂及镇静药保胎治疗。

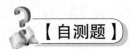

【自测题】

一、选择题

A1 型题

1. 妊娠合并心脏病心衰的易发生时期除外
A. 妊娠 38~40 周　　　　B. 妊娠 32~34 周　　　　C. 第二产程
D. 产后第 1 日　　　　E. 产后第 2 日

2. 妊娠合并肝炎正确的护理是
A. 产后不宜哺乳,用雌激素退奶
B. 产后母婴同室
C. 新生儿隔离 1 周
D. 分娩后密切观察阴道出血情况
E. 提倡母乳喂养

3. 关于妊娠合并心脏病的叙述不对的是
A. 妊娠合并心脏病是孕妇死亡的主要原因之一
B. 妊娠 32~34 周血容量增加达高峰
C. 分娩第二产程比第一产程心脏负担重
D. 分娩第三产程心脏负担仍很重
E. 产后 2~3 天心脏负担减轻

4. 关于妊娠合并心脏病孕产妇的护理,错误的是
A. 休息时宜左侧卧位　　　B. 妊娠 16 周后,限制食盐的摄入
C. 定期评估心功能　　　D. 鼓励产妇屏气用力,缩短第二产程
E. 心功能Ⅰ~Ⅱ级的产妇可母乳喂养

5. 下列不属于妊娠合并心脏病患者发生早期心衰的症状和体征的是
A. 休息时心率大于 110 次/分　B. 休息时呼吸大于 20 次/分
C. 肝脾大,有压痛　　　D. 阵发性夜间呼吸困难
E. 轻微活动后感胸闷

6. 心脏病孕妇,为防止分娩时发生心衰,下列处理错误的是

A. 吸氧

B. 尽量缩短第二产程

C. 防止产后出血应给予麦角新碱

D. 适当应用镇静剂

E. 胎儿娩出后腹部放沙袋

7. 关于妊娠合并急性病毒性肝炎,错误的是

A. 肝炎患者原则上不宜妊娠

B. 孕早期不宜终止妊娠以免增加肝损害

C. 妊娠晚期应预防妊娠期高血压疾病

D. 分娩期及产褥期应预防产后出血

E. 应用抗生素预防感染

8. 下列不是乙型病毒性肝炎母婴传播途径的是

A. 母婴垂直传播   B. 分娩时胎儿接触母血、羊水等

C. 母乳喂养   D. 粪-口途径传播

E. 密切生活接触

9. 判断妊娠期糖尿病的依据是

A. 尿糖   B. 尿酮体   C. 空腹血糖

D. 25g 葡萄糖耐量试验   E. 85g 葡萄糖耐量试验

10. 有关妊娠合并糖尿病的处理,错误的是

A. 定期产科和内科复查   B. 所生婴儿一律按早产儿护理

C. 预防感染应保持皮肤清洁 D. 建议人工喂养婴儿

E. 产后避免使用药物避孕及宫内节育器避孕

11. 关于妊娠期贫血的诊断标准正确的是

A. 血红蛋白<120g/L,红细胞计数<3.5×10^{12}/L 或血细胞比容<0.30

B. 血红蛋白<110g/L,红细胞计数<3.5×10^{12}/L 或血细胞比容<0.25

C. 血红蛋白<100g/L,红细胞计数<3.5×10^{12}/L 或血细胞比容<0.33

D. 血红蛋白<100g/L,红细胞计数<3.5×10^{12}/L 或血细胞比容<0.30

E. 血红蛋白<110g/L,红细胞计数<3.5×10^{12}/L 或血细胞比容<0.30

12. 关于妊娠期合并急性阑尾炎的处理不正确的是

A. 一旦确诊,应积极抗感染同时立即手术治疗

B. 手术切口位置与妊娠时期有关

C. 若阑尾穿孔,可放腹腔引流管

D. 可给予大量广谱抗生素后保守治疗

E. 术后若继续妊娠,应给予抑制宫缩药

13. 妊娠期糖尿病患者控制血糖方法不妥的是

A. 饮食治疗   B. 运动治疗   C. 血糖监测

D. 胰岛素治疗   E. 服用磺脲类药物

14. 妊娠合并急性病毒性肝炎应高度重视,主要因为

A. 易发展成为重症肝炎、肝性脑病,孕产妇死亡率高

B. 易发生早产,胎儿存活率低

C. 易合并妊娠期高血压疾病并发展成为子痫

D. 易发生糖代谢异常,影响胎儿发育

E. 易发生宫缩乏力,产程延长

15. 妊娠期糖尿病患者,孕晚期为预防胎死宫内,错误的措施是

A. 每周做 1 次 OCT

B. 每周进行 1 次 NST

C. 预产期引产

D. 定期检测胎动次数

E. 每周做 1 次 B 超,估计胎儿成熟度

16. 妊娠期贫血的防治内容,正确的是

A. 治疗贫血最好是静脉注射或肌内注射铁剂

B. 口服硫酸亚铁一般需 1 个月有效

C. 妊娠中、晚期无贫血者,不需要常规应用硫酸亚铁

D. 每提高 1g 血红蛋白需右旋糖酐铁 300mg 或者山梨醇铁 200mg

E. 严重贫血、心功能Ⅱ级而临近分娩者,需少量多次输血

17. 关于妊娠合并糖尿病,下列叙述错误的是

A. 妊娠可使原有糖尿病患者病情加重

B. 妊娠可使既往无糖尿病孕妇发生妊娠期糖尿病

C. 应用胰岛素治疗的产妇,分娩后需重新调整胰岛素用量,防止血糖过高

D. 糖尿病妇女宜在血糖控制正常后妊娠

E. 随着妊娠的进展,胰岛素需要量增加,糖耐量降低

A2 型题

18. 张女士,初孕妇,24 岁,妊娠 38 周,枕左前位,合并先天性心脏病,心功能Ⅱ级,规律宫缩,宫口开大 8cm,S+1,其治疗护理措施为

A. 立即行剖宫产术结束妊娠

B. 待宫口开全后,鼓励产妇屏气缩短第二产程

C. 严密观察产程,宫口开全后行阴道助产,缩短第二产程

D. 给予缩宫素,加强子宫收缩

E. 给予洋地黄类药物,预防心衰

19. 刘女士,28 岁,初产妇,孕 20 周,既往先天性心脏病病史治疗后,例行产前检查时,心功能Ⅱ级,做妊娠咨询指导时,问及导致孕产妇死亡的相关原因时,护士应告知

A. 合并妊娠期高血压疾病

B. 剖宫产术

C. 感染与心力衰竭

D. 羊水栓塞

E. 产后出血

20. 李女士,初产妇,27 岁,妊娠 37 周,Ⅱ型糖尿病,近 2 日自感头痛、头晕、视物模糊,血压 170/115mmHg,其正确的处理措施为

A. 控制血糖,密切观察病情变化至满 40 周

B. 立即行剖宫产术结束妊娠

C. 控制病情,促进胎儿肺成熟后终止妊娠

D. 应用缩宫素引产

E. 应用抗生素预防感染

21. 张女士,妊娠 38 周,自觉恶心、食欲减退、呕吐,以急性病毒性肝炎入院待产,不正确的处理是

    A. 立即终止妊娠   B. 缩短第二产程

    C. 胎儿娩出后注射缩宫素   D. 新生儿注射乙肝疫苗

    E. 新生儿注射免疫球蛋白

22. 刘女士,25 岁,孕 1 产 0,早孕反应严重,现孕 8 周,皮肤黏膜苍白,毛发干燥无光泽,活动无力、易头晕。辅助检查:血红蛋白 70g/L,血细胞比容 0.15,血清铁 6.0μmol/L。下列孕期健康宣教内容,错误的是

    A. 给予心理支持,减少心理应激

    B. 重点评估胎儿宫内生长发育状况

    C. 服用铁剂胃肠道反应较轻者,不需同服维生素 C

    D. 重点监测胎心率变化

    E. 应列为高危妊娠,加强母儿监护

23. 张女士,29 岁,妊娠 24 周,发现尿糖 1 天,口服葡萄糖耐量试验:空腹血糖 6.6mmol/L,2 小时血糖 10.6mmol/L,无糖尿病史,最可能的诊断是

    A. 继发性糖尿病   B. 妊娠期糖尿病   C. 肾性糖尿

    D. 糖尿病合并妊娠   E. 其他特殊类型糖尿病

24. 王女士,26 岁,妊娠 9 周,既往日常活动时即感心悸,近 1 周夜间常因胸闷需坐起。检查:心率 120 次/分,呼吸 22 次/分,肺底部有湿啰音,咳嗽后不消失,心界向左扩大,双下肢水肿(+),其正确的处理是

    A. 积极治疗,控制病情,继续妊娠

    B. 加强监护至产后 42 天

    C. 立即终止妊娠

    D. 控制心力衰竭后终止妊娠

    E. 控制心力衰竭后,观察病情变化若再出现心衰,考虑终止妊娠

25. 王女士,28 岁,孕 33 周,妊娠合并糖尿病,用胰岛素治疗中。在清晨 5 时惊醒,心慌、出汗,此时应立即

    A. 进食   B. 试体温   C. 开放静脉

    D. 测血糖   E. 查尿糖及酮体

A3 型题

(26～27 题共用题干)

刘女士,26 岁,初产妇,停经 35 周,胎动 19 周,规律腹痛 3 小时。先天性心脏病室间隔缺损。日常活动时即气短、心悸,休息后好转,夜间不能平卧。查体:心率 92 次/分,血压 115/75mmHg,呼吸 17 次/分,心尖处闻及收缩期杂音。B 超:胎儿大腿骨长 7.0cm,胎心 140 次/分,羊水平段 4.2cm,双顶径 9.2cm。

26. 该产妇心功能属于

    A. 0 级   B. Ⅰ级   C. Ⅱ级

    D. Ⅲ级   E. Ⅳ级

27. 以下错误的处置是
A. 胎儿超声测量,评估胎儿大小、羊水量及胎儿位置
B. 立即做术前准备,行剖宫产
C. 超声波及心脏结构检查
D. 测量宫高、腹围,评估胎儿大小
E. 做骨盆测量,估计头盆关系

(28~29 题共用题干)

徐女士,28 岁,妊娠 30 周,测空腹血糖,两次均大于 5.8mmol/L,诊断为妊娠期糖尿病。

28. 该患者在妊娠期最不可能出现的并发症是
A. 过期妊娠   B. 妊娠期高血压疾病   C. 羊水过多
D. 胎膜早破   E. 泌尿系统感染

29. 不恰当的护理措施是
A. 监测血糖变化
B. 控制孕妇饮食
C. 指导正确的口服降糖药方法
D. 告知胰岛素治疗的注意事项
E. 指导患者适度运动

(30~31 题共用题干)

陈女士,29 岁,孕 1 产 0,合并风湿性心脏病。于 14:00 腰酸、腹痛,90 分钟后突然心悸、气短、呼吸困难,口唇发绀。查体:BP 120/80mmHg,P 130 次/分,R 30 次/分,双肺湿啰音,胎心率 154 次/分。

30. 最确切的诊断是
A. 胎盘早期剥离   B. 心肌梗死   C. 肺炎
D. 心力衰竭   E. 胎儿宫内窘迫

31. 对其正确的护理措施是
A. 立即行剖宫产术   B. 去枕平卧,减少回心血量
C. 低流量持续吸氧   D. 静脉输入甘露醇利尿,减少血容量
E. 用药纠正心力衰竭

A4 型题

(32~34 题共用题干)

聂女士,26 岁,初孕妇,妊娠 20 周,第 1 次前来产前检查,自诉日常活动后感到乏力、心悸、气急。经检查确认为妊娠合并心脏病,心功能 II 级。

32. 根据该患者的情况,为防止心力衰竭,妊娠期监测的时间重点应放在
A. 24~26 周   B. 28~30 周   C. 32~34 周
D. 35~36 周   E. 37~40 周

33. 该患者的自我保健措施,不妥的是
A. 休息时取右侧卧位   B. 每日保持 10 小时睡眠
C. 保持大便 1 次/日   D. 减少到公共场所活动
E. 增加产前检查次数

34. 在严密监测下,该患者妊娠至 38 周临产,分娩期护理措施错误的是

A. 消除产妇紧张情绪   B. 氧气吸入,必要时半卧位

C. 监测心功能、胎心情况   D. 第二产程鼓励屏气用力

E. 产后禁用麦角新碱

(35～37 题共用题干)

左女士,妊娠足月合并黄疸,因臀位胎膜早破行急诊剖宫产术,术后实验室检查结果如下:HBsAg(＋)、HBsAb(－)、HBcAb(＋)、HBeAg(＋)、HBeAb(－)。

35. 应接受的治疗为

A. 注射高效价乙肝免疫球蛋白

B. 注射血清免疫球蛋白

C. 注射乙肝疫苗

D. 注射乙肝疫苗及高效价免疫球蛋白

E. 无需上述治疗

36. 新生儿应接受的治疗为

A. 注射高效价免疫球蛋白

B. 注射乙肝疫苗

C. 注射乙肝疫苗及高效价免疫球蛋白

D. 注射血清免疫球蛋白

E. 无需上述治疗

37. 该产妇术后发生阴道流血,失血量超过 1000ml,其最可能的原因是

A. 子宫收缩乏力   B. 胎盘残留   C. 羊水栓塞

D. 血小板减少   E. 凝血功能障碍

B 型题

(38～40 题共用备选答案)

A. 胎儿宫内窘迫   B. 充血性心力衰竭   C. 妊娠期糖尿病

D. 缺铁性贫血   E. 妊娠合并糖尿病

下列患者其正确的诊断为

38. 张女士,于孕 16 周产前检查时发现:心尖部有收缩期及舒张期杂音,且心率 124 次/分。

39. 李女士,孕 34 周,实验室检查:血红蛋白 80g/L,血细胞比容 0.21,血清铁 6.0μmol/L,胎心 154 次/分。

40. 王女士,孕 24 周,既往正常,常规 75g 葡萄糖耐量试验结果分别为:空腹 5.5mmol/L、1 小时11mmol/L、2 小时 9.5mmol/L、3 小时 7mmol/L。

二、名词解释

1. 妊娠期糖尿病

2. 妊娠合并贫血

三、填空题

1. 心脏病孕产妇的主要死亡原因是_____、_____。

2. 妊娠期早期心衰的表现包括:休息时心率每分钟超过_____次,呼吸每分钟超过_____次。

3. 对于心脏病患者,心功能_____及_____者,不宜妊娠。

4. 心脏病产妇分娩期护理包括:实施助产术,以缩短_____,避免产妇_____,以预防心衰。胎儿娩出后,产妇腹部放置_____,持续_____小时,以防腹压骤降而引起心衰。

5. 乙型肝炎病毒母婴传播的途径包括_____、_____和_____。

6. 患肝炎的育龄妇女,应指导其用_____避孕,禁止使用_____避孕。

7. 孕妇血红蛋白低于_____,可诊断为妊娠期贫血。

8. 孕妇血糖控制标准:空腹血糖_____。

9. 妊娠合并糖尿病患者需使用药物治疗时,宜选用_____,忌用_____,不用_____,以免导致胎儿畸形,胎儿、新生儿低血糖等。

10. 产后由于抗胰岛素激素的迅速下降,因此产后胰岛素的用量会大大减少,24小时后可减少为_____,48小时后可减少为_____。

11. 糖筛查试验应在_____周进行,若服50g葡萄糖1小时后血糖≥_____mmol/L时,应进一步行口服糖耐量试验。

12. 妊娠合并肝炎,按病原体分为_____5种类型,其中以_____型肝炎最常见。

13. 随着妊娠周数的增加,阑尾和盲肠向_____、向_____、向_____移位。

14. 阑尾和盲肠在向_____移位的同时,阑尾呈_____旋转,一部分被增大的子宫覆盖。

四、简答题

1. 简述妊娠早期心力衰竭的临床表现。

2. 妊娠合并心脏病患者妊娠期应如何预防心衰和感染?

3. 简述乙型肝炎母婴传播的途径。

4. 妊娠合并糖尿病新生儿的护理措施有哪些?

5. 妊娠合并糖尿病分娩期处理应注意哪些问题?

6. 简述合并病毒性肝炎的产妇,在产褥期应注意哪些问题?

7. 糖尿病孕妇如何选择分娩方式?

8. 简述妊娠合并阑尾炎的主要处理措施。

9. 妊娠期缺铁性贫血易发生在何时?为什么?

10. 妊娠合并心脏病妇女在哪些时候最容易发生心力衰竭?

五、案例分析

1. 陈女士,29岁,孕2产0,第1次妊娠于孕24周因胎儿脊柱裂而终止妊娠,此次妊娠在32周行超声检查发现羊水过多,未见明显畸形。检查:血压130/80mmHg,宫高36cm,胎心率145次/分,胎儿大于妊娠周数,孕妇肥胖,近期有多饮、多尿、多食症状。请问:

(1)此孕妇首先考虑的临床诊断是什么?

(2)可能的护理诊断/问题有哪些?

(3)有哪些护理措施?

2. 何女士,26岁,患先天性心脏病,现孕38周,妊娠期间休息时无不适,从事轻度体力活动后有轻微气短、心悸。规律宫缩 8 小时,肛查发现宫口开大 9cm,孕妇主诉突然感到心悸、气短、呼吸困难,同时护士发现孕妇口唇发绀,测血压为 155/75mmHg,脉搏 120 次/分,呼吸 35 次/分,胎心 145 次/分。请问:

(1)该孕妇存在哪些护理诊断/问题?

(2)应采取哪些护理措施?

【参考答案】

一、选择题

1. A　2. D　3. E　4. D　5. C　6. C　7. B　8. D　9. C　10. D　11. D　12. D　13. E　14. A　15. A　16. E　17. C　18. C　19. C　20. C　21. A　22. C　23. B　24. D　25. A　26. C　27. B　28. A　29. C　30. D　31. E　32. C　33. A　34. D　35. E　36. C　37. E　38. B　39. D　40. C

二、名词解释

1. 指妊娠过程中初次发生的任何程度的糖耐量异常,不论是否需用胰岛素治疗,不论分娩后这一情况是否持续,均可诊断为 GDM,占妊娠合并糖尿病总数中的 80% 以上。

2. 指妊娠期孕妇外周血血红蛋白 $<100g/L$、红细胞计数 $<3.5 \times 10^{12}/L$ 或血细胞比容 <0.30,以缺铁性贫血最常见。

三、填空题

1. 心力衰竭　感染

2. 110　20

3. Ⅲ级　Ⅳ级

4. 第二产程　屏气　沙袋　24

5. 妊娠期宫内感染　产时传播　产后传播

6. 避孕套　避孕药

7. 100g/L

8. ≤5.6mmol/L

9. 胰岛素　口服降糖药　磺脲类降糖药

10. 原用量的一半　原用量的三分之一

11. 24～28　7.8

12. 甲、乙、丙、丁、戊　乙

13. 上　外　后

14. 上　逆时针

四、简答题

1. ①轻微活动后即出现胸闷、心悸、气短;②休息时心率超过 110 次/分,呼吸超过 20 次/分;③夜间常因胸闷而坐起呼吸,或到窗口呼吸新鲜空气;④肺底部出现少量持续性湿啰音,咳嗽后不消失。

2. ①保证每日 10 小时睡眠,宜左侧卧位或半卧位。②给予高蛋白、低盐、低脂肪及富含钙、铁的食物,孕期体重增加不宜超过 10kg。③观察生命体征变化和有无心衰的早期表现。④预防贫血、发热、妊娠期高血压疾病等。⑤注意保暖,保持口腔、皮肤、外阴清洁,预防感染。

3. ①妊娠期宫内感染：其发生率 $9.1\%\sim36.7\%$，感染机制不明。②产时传播：是 HBV 母婴传播的主要途径，其发生率占 $40\%\sim60\%$，主要是吸入产道内羊水、血液、阴道分泌物或宫缩时绒毛血管破裂，母血渗入胎儿血液循环中导致。③产后传播：与接触母亲乳汁和唾液有关。

4. ①无论体重大小均按早产儿护理，注意保暖、吸氧、早开奶。②密切观察有无低血糖、低血钙、高胆红素血症及新生儿呼吸窘迫综合征等症状。③新生儿娩出 30 分钟后开始定时滴服 25% 葡萄糖液，预防新生儿低血糖。

5. ①促使胎肺成熟。②密切观察产程。③防止低血糖：应每 2 小时监测血糖、尿糖和尿酮体，以便及时调整胰岛素的用量。④预防产后出血和感染：按医嘱给予缩宫素和抗生素。

6. ①预防产后出血及感染：观察子宫收缩及恶露情况，预防产后出血；加强伤口和会阴部护理，遵医嘱给予对肝损害较小的广谱抗生素控制感染。②指导喂养：对不宜哺乳可服生麦芽或芒硝外敷乳房退奶。回奶不用雌激素，以免损害肝脏。③遵医嘱继续保肝措施，保证足够的休息和营养，避免疲劳。④指导避孕措施，促进康复，必要时及时就诊。

7. 妊娠合并糖尿病本身不是剖宫产的指征。有巨大胎儿、胎盘功能不良、糖尿病病情较重、胎位异常或有其他产科指征者，应行剖宫产结束分娩。

若经阴道分娩要严密观察产程进展及胎心变化，应在 12 小时内结束分娩。若有胎儿宫内窘迫或产程进展缓慢应行剖宫产。术前 3 小时停用胰岛素，以防新生儿发生低血糖。

8. 妊娠期急性阑尾炎不主张保守治疗。一旦确诊，应积极抗炎同时手术治疗。妊娠中晚期急性阑尾炎诊断不明确又高度怀疑时，应积极剖腹探查。术后按医嘱给予抗感染治疗，需继续妊娠者选择对胎儿影响小、敏感的广谱抗生素，术后 3～4 日内给予抑制宫缩药及镇静药保胎治疗，给予止痛剂，以免因疼痛而引起早产。

9. 一般发生在妊娠 4 个月以后，这时铁的需要量逐渐增多，尤其是在妊娠后半期，孕妇因铁的摄入不足或吸收不良而发生缺铁性贫血。

10. 妊娠 32～34 周、分娩期及产后 3 日内是全身血液循环变化最大，心脏负担最重的时期，有器质性心脏病的孕妇容易发生心力衰竭。

五、案例分析

1.（1）妊娠期糖尿病。

（2）可能的护理诊断/问题

知识缺乏：缺乏糖尿病饮食控制及胰岛素使用的相关知识。

有感染危险　与糖尿病患者白细胞多功能缺陷有关。

有胎儿受伤危险　与巨大儿、早产、手术产等有关。

预感性悲哀　与曾有胎儿畸形史有关。

（3）护理措施

1）提供心理支持，维护孕妇自尊：护士应提供各种交流的机会，鼓励其讨论面临的问题及心理感受，以积极的心态面对压力，并澄清错误的观念和行为。

2）健康指导：该患者首选的处理措施是指导孕妇控制饮食，提倡多食绿叶蔬菜、豆类、粗谷物、低糖水果等，并坚持低盐饮食，提高自我监护和自我护理能力，与家人共同制订健康教育计划,使其了解有关糖尿病的基本知识,发生高血糖及低血糖的症状及紧急处理步骤,鼓励孕妇外出携带糖尿病识别卡及糖果,避免发生不良后果。

3)母儿监护:监测该患者血糖水平,并对胎儿进行 B 超监测、胎动监测,每周做 2 次 NST 检查,评估胎儿健康状况。

4)适度运动:有利于糖尿病病情的控制和正常分娩。运动方式以有氧运动最好,如散步、上臂运动、太极拳等,每日至少 1 次,于餐后 1 小时进行,持续 20～40 分钟,通过饮食和适度运动,使孕期体重增加控制在 10～12kg 内较为理想。

5)合理用药。

2. (1)存在的护理诊断/问题有:①有心力衰竭的危险;②活动无耐力;③胎儿受伤的危险。

(2)该孕妇心功能Ⅱ级,有早期心衰的表现,应严密观察产程的进展,防止心衰进一步发生。应该采取的护理措施有:

1)孕妇宜左侧卧位 15°,上半身抬高 30°,防止仰卧位低血压综合征的发生。

2)密切观察子宫收缩、胎头下降及胎儿宫内情况,随时评估孕妇的心功能情况,持续心电监护 10 分钟记录 1 次孕妇的生命体征。

3)立即给予高流量(6～8L/min)面罩给氧或加压给氧,可用 50%的酒精湿化给氧。

4)保持静脉通路,遵医嘱准确给药。

5)宫口开全后,应尽早行会阴切开,使用胎头吸引或产钳助产以缩短产程。

6)做好新生儿和孕妇的抢救准备。

7)预防心衰和产后出血:胎儿娩出后应立即注射缩宫素 10～20U,及时娩出胎盘并按摩宫底以促进子宫收缩;在产妇腹部放置沙袋 24 小时以防腹压突然下降诱发心力衰竭;合理控制输液速度,避免加重心脏负担。

8)预防感染:分娩过程中严格无菌操作,给予抗生素治疗持续至产后 1 周。

9)给予心理支持,降低产妇焦虑。

10)产后 72 小时仍然是心衰的危险时期,因此应严密观察产妇的病情变化。该孕妇心功能Ⅱ级,因此可以进行母乳喂养,应做好母乳喂养指导。

(张　露)

第十一章 异常分娩

【学习目标】

1. 掌握产力异常的产程特点和护理措施。
2. 熟悉子宫收缩乏力的原因及对母儿的影响。
3. 了解骨盆狭窄的类型、常见异常胎位的种类。
4. 学会观察和初步识别各种异常分娩。
5. 具有爱心、同情心、责任心,细心观察每一位产妇的产程进展情况,运用沟通技巧协助产妇顺利渡过分娩期。

【重点提示】

第一节　产力异常

产力异常分为子宫收缩乏力和子宫收缩过强两大类,而每一类又分为协调性和不协调性两种类型,临床上以协调性子宫收缩乏力最常见。

一、子宫收缩乏力

子宫收缩乏力是产科最常见的产力异常,多发生于初产妇,尤其是高龄初产妇。常见的原因有:①头盆不称或胎位异常;②子宫局部因素,如子宫发育不良或畸形、子宫壁过度膨胀,子宫肌瘤、子宫手术史等;③产妇精神紧张;④内分泌失调;⑤药物影响,如临产后使用大剂量镇静剂或镇痛剂。

1. 协调性宫缩乏力　指子宫收缩具有正常的节律性、对称性和极性,但宫缩持续时间短而间歇时间长,每 10 分钟宫缩不足 2 次,宫缩力弱,宫缩所产生的压力不足使子宫颈以正常的速度扩张,表现为产程延长或滞产。根据发生时期分为原发性和继发性两种。①原发性宫缩乏力:指产程一开始,就出现子宫收缩乏力,初产妇多见,临床上常表现为潜伏期延长、活跃期早期宫颈扩张延缓或停滞。需与假临产鉴别。②继发性宫缩乏力:指产程开始宫缩正常,但进展到一定阶段后宫缩减弱,产程进展缓慢甚至停滞。多发生在活跃期晚期或进入第二产程时,常见于骨盆狭窄或持续性胎位异常。

2. 不协调性宫缩乏力　指子宫收缩失去正常的对称性和节律性,极性倒置。宫缩时子宫下段强度高而宫底部弱,宫缩间歇期子宫壁也不能完全放松,属无效宫缩。多属原发性宫缩乏力。产妇自觉下腹部持续性疼痛,检查时下腹部压痛,宫缩期子宫收缩强度弱,间歇期子宫张力高。

由于宫缩乏力，导致产程延长，临床常见的产程图异常有以下几种：①潜伏期延长；②活跃期延长；③活跃期停滞；④胎头下降延缓；⑤胎头下降停滞；⑥第二产程延长；⑦第二产程停滞；⑧滞产。

子宫收缩乏力可导致母体体力消耗，产伤、产后出血和产后感染的机会增加。产程延长易发生胎儿宫内窘迫，增加了手术助产率，使新生儿产伤、新生儿窒息、颅内出血、吸入性肺炎等并发症的发生率明显升高。

护理措施：

1. 协调性子宫收缩乏力　有明显头盆不称，估计不能从阴道分娩者，应积极做剖宫产的术前准备。估计可经阴道分娩者做好以下护理。

第一产程　①改善全身情况：保证产妇休息，消除精神紧张，必要时按医嘱给镇静剂。鼓励产妇进食，必要时按医嘱给予静脉输液，纠正水电解质紊乱和酸碱平衡。保持膀胱和直肠的空虚状态。②加强子宫收缩：排除头盆不称、胎位异常和骨盆狭窄，无胎儿宫内窘迫，产妇无剖宫产史者可按医嘱通过针刺穴位、人工破膜、静脉滴注缩宫素，应用米索前列醇等方法加强宫缩。但应严格掌握其适应证与禁忌证。如经上述处理产程进展仍缓慢，或出现胎儿宫内窘迫，产妇体力衰竭等，应立即做剖宫产的术前准备。

第二产程　继续密切观察产程进展和胎心情况。当胎头双顶径达坐骨棘水平或以下者，无明显颅骨重叠现象，应做好阴道助产和新生儿抢救的准备工作。

第三产程　继续与医师配合，预防产后出血和感染。

2. 不协调性子宫收缩乏力　以心理护理和精神安慰为主，必要时按医嘱给予哌替啶100mg 或吗啡 10～15mg 肌内注射，保证产妇充分休息。若发现头盆不称或胎儿宫内窘迫，应做好剖宫产术和抢救新生儿的准备工作。

二、子宫收缩过强

子宫收缩过强是指宫缩持续时间超过正常时限，宫缩间歇时间过短，宫缩时产生的宫内压力过强。分协调性和不协调性两种类型。协调性宫缩过强是指子宫收缩的节律性、对称性和极性均正常，但强度大，频率高。无产道阻力，可发生急产。不协调性宫缩过强又可分为强直性子宫收缩和子宫痉挛性狭窄环两种。

第二节　产道异常

产道异常以骨产道异常为多见。主要有：

1. 骨盆入口平面狭窄　根据骶耻外径、骶耻内径(对角径)和入口平面的前后径(真结合径)的长度，将骨盆入口平面狭窄分为Ⅰ、Ⅱ、Ⅲ级。我国女性常见有单纯扁平骨盆和佝偻病性扁平骨盆。临床表现：①胎位异常；②产程进展缓慢或停滞；③容易发生胎膜早破和脐带脱垂。

2. 中骨盆及骨盆出口平面狭窄　根据坐骨棘间径和坐骨结节间径的长度，可分为Ⅰ、Ⅱ、Ⅲ级。我国女性常见有漏斗骨盆和横径狭窄骨盆。临床表现：持续性枕横位或枕后位等异常胎位，产妇表现为过早出现便意感，不自主向下屏气。产程常表现为活跃期晚期及第二产程延长或停滞、胎头下降延缓或停滞。

3. 骨盆三个平面均狭窄　即均小骨盆。骨盆的形态属正常女性骨盆,但骨盆三个平面各径线均较正常女性型骨盆小 2cm 或更多。常见于身材矮小、体型匀称的女性。

第三节　胎儿性难产

胎儿性难产包括胎儿发育异常、胎位异常及胎儿数目异常,其中以胎位异常最为常见,也是构成难产的最主要的原因。

胎位异常包括胎头位置异常、臀位、横位及复合先露。其中胎头位置异常居多,属头位难产。常见有持续性枕后位/枕横位、颜面位、胎头高直位和前不均倾位等。其次是臀位,横位及复合先露极少见。

持续性枕后位/枕横位常表现为:①协调性宫缩乏力,②宫颈前唇水肿,③产程晚活跃期或第二产程延长。当骨产道正常,胎儿不大时,可以在严密观察下试产。

胎头高直位又分高直前位和高直后位。高直前位有可能从阴道分娩,高直后位需要剖宫产结束分娩。

前不均匀位表现为:临产后胎头迟迟不衔接,大多数于宫口扩张至 3~5cm 即停滞,常并发继发性宫缩乏力和胎膜早破。产程早期就出现尿潴留。检查常有宫颈前唇和胎头水肿。前不均匀位,不能从阴道分娩,只有剖宫产术结束分娩。

臀先露是异常胎位中最常见的一种。由于胎先露衔接不良,容易发生脐带脱垂,臀位分娩的难产率、围生儿的死亡率较头位明显增高。臀位以骶骨为指示点,有骶左前(LSA)、骶左横(LST)、骶左后(LSP)、骶右前(RSA)、骶右横(RST)、骶右后(RSP)6 种胎位。根据臀位时胎儿下肢所取的姿势,可分为单纯臀先露(腿直臀先露)、完全臀先露(混合臀先露)和不完全臀先露 3 种类型。

横位是最不利于分娩的胎位。临产时忽略诊断,处理不及时,可造成母体子宫破裂,胎儿死亡的严重后果。

体重达到或超过 4000g 的胎儿,称为巨大胎儿。巨大胎儿容易发生肩难产,可适当放宽剖宫产指征。

脑积水和无脑儿是畸形胎儿,一旦确诊立即引产。

第四节　异常分娩的评估要点及处理原则

1. 临床表现:胎膜早破、原发性或继发性宫缩乏力、产程延长、胎头不衔接或延迟衔接、宫颈扩张缓慢或停滞、胎头下降延缓或停滞。①潜伏期延长:应排除假临产、宫颈成熟度欠佳及不恰当应用镇痛剂或麻醉剂。②活跃期延长或停滞:需排除中骨盆狭窄、持续性枕后位/枕横位及各种原因所致的头盆不称。③第二产程延长:常与持续性枕后位/枕横位有关,应注意查清胎方位。此外,产妇和胎儿还可出现一些异常情况,如产妇烦躁不安、体力衰竭,有时伴有严重脱水、宫颈水肿、肠胀气、尿潴留,严重者出现先兆子宫破裂和子宫破裂等征象;胎儿出现窘迫、颅骨过度重叠、胎头严重水肿等,出现这些异常情况应及时报告医师,注意有无导致异常分娩的因素存在。

2. 处理原则

(1)潜伏期异常的处理

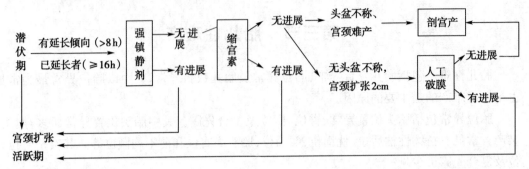

(2)活跃期异常的处理

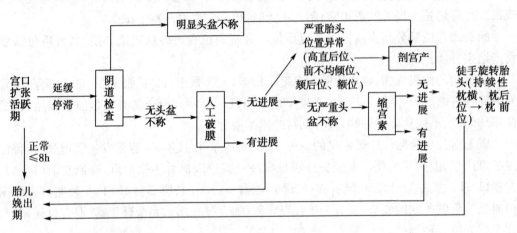

(3)第二产程异常的处理

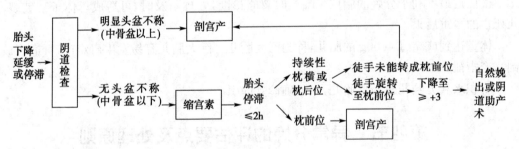

【自测题】

一、选择题

A1 型题

1. 协调性宫缩乏力,宫口开大 5cm,胎囊凸,无头盆不称,最佳处理是

A. 人工破膜后静脉滴注缩宫素

B. 缩宫素静脉滴注

C. 等待产程自然进展

D. 剖宫产术

E. 使用镇静剂

2. 关于子宫痉挛性狭窄环,正确的是

A. 子宫壁某部肌肉呈痉挛性不协调性过强收缩形成环状狭窄

B. 破膜后可自行消失

C. 此环可以在腹部扪清

D. 环可随子宫收缩上升

E. 不阻碍胎儿先露下降

3. 关于宫缩乏力所致产程延长,正确的是

A. 潜伏期超过 18 小时称潜伏期延长

B. 初产妇总产程超过 30 小时称滞产

C. 活跃期超过 4 小时称活跃期延长

D. 初产妇第二产程超过 1 小时尚未分娩称第二产程延长

E. 进入活跃期后,宫口不再扩张达 2 小时以上称活跃期停滞

4. 关于协调性宫缩乏力正确的是

A. 容易发生胎儿宫内窘迫

B. 潜伏期使用哌替啶

C. 不宜静脉滴注缩宫素

D. 产妇自觉持续性腹痛,产程延长

E. 宫缩极性及对称性正常,仅收缩力弱

5. 关于不协调子宫收缩乏力,正确的处理是

A. 静脉滴注缩宫素

B. 行人工破膜

C. 即刻行剖宫产

D. 第一产程中可给予肌内注射哌替啶

E. 进入第二产程准备助产前应再次给予哌替啶

6. 不协调性宫缩乏力的临床表现,正确的是

A. 宫腔压力高,使宫颈扩张快

B. 宫缩时产妇腹痛难忍、拒按、间歇时消失

C. 比协调性宫缩乏力多见

D. 用镇静药效果明显

E. 宫缩仍保持正常极性与对称性

7. 足月临产用缩宫素静脉滴注加强宫缩,正确的是

A. 是宫缩乏力均可使用

B. 用于骨盆轻度狭窄试产

C. 常用浓度为缩宫素 10U＋5％葡萄糖 500ml

D. 滴注时出现痉挛性宫缩应立即停用

E. 可不用专人监护

8. 原发性宫缩乏力的处理,错误的是

A. 应排空膀胱

B. 应查明原因,排除头盆不称

C. 依产妇全身情况补给葡萄糖+维生素 C

D. 禁用哌替啶

E. 指导产妇在宫缩时做深呼吸

9. 不协调性宫缩乏力处理,首选的是

A. 肥皂水灌肠　　　　　　B. 肌内注射哌替啶　　　　　　C. 人工破膜

D. 静脉滴注催产素　　　　E. 刺激乳头

10. 出现病理缩复环常见情况是

A. 不协调性宫缩乏力　　　B. 头盆不称　　　　　　　　　C. 软产道异常

D. 先兆子宫破裂　　　　　E. 胎位异常

11. 进入活跃期后,宫口不再扩张达 2 小时以上,称为

A. 潜伏期延长　　　　　　B. 活跃期延长　　　　　　　　C. 活跃期停滞

D. 胎头下降延缓　　　　　E. 胎头下降停滞

12. 导致继发性宫缩乏力的最常见原因是

A. 头盆不称或胎位异常　　B. 子宫局部因素　　　　　　　C. 精神因素

D. 内分泌失调　　　　　　E. 药物影响

13. 有关不协调性宫缩乏力,错误的是

A. 子宫收缩极性倒置

B. 宫缩间歇期子宫肌肉不能完全放松,使宫腔内压力处于低张状态

C. 产程停滞,多数胎儿不能经阴道分娩

D. 阻碍胎先露进一步下降,属无效宫缩

E. 可引起胎儿宫内窘迫

14. 与宫缩乏力无关的因素是

A. 产妇精神高度紧张

B. 神经垂体催产素含量过高

C. 临产后应用大剂量镇静剂

D. 子宫肌肉过度伸展或水肿

E. 胎先露不能紧贴子宫颈,缺乏应有的刺激

15. 造成子宫收缩乏力的主要原因,错误的是

A. 持续性枕后位及枕横位可导致继发宫缩乏力

B. 子宫发育异常是导致产力异常的原因之一

C. 产妇疲劳过度,可造成高张型宫缩乏力

D. 过多地使用镇静剂可导致宫缩乏力

E. 内分泌失调可导致产力异常

16. 协调性宫缩乏力的特点,错误的是

A. 宫缩仍保持正常极性与对称性

B. 宫缩力弱,持续时间长,间歇时间短

C. 产妇无严重不适

D. 胎头下降、宫颈口扩张均缓慢

E. 宫腔内压力低

17. 宫缩乏力的原因,错误的是

A. 胎位异常　　　　　B. 膀胱充盈　　　　　C. 子宫发育不良

D. 雌激素过高　　　　E. 头盆不称

18. 不符合第二产程延长的原因是

A. 继发性宫缩乏力　　B. 持续性枕横位　　　C. 宫颈坚韧

D. 中骨盆狭窄　　　　E. 胎头下降受阻

19. 子宫出现病理缩复环无关情况是

A. 宫缩频而紧

B. 环出现在耻骨联合 10cm 以上

C. 宫体压痛,子宫下段无明显压痛

D. 子宫外形呈葫芦状

E. 导尿有血尿

20. 痉挛性子宫收缩,不可能出现的是

A. 产妇持续性腹痛　　B. 子宫强直收缩　　　C. 子宫有触痛

D. 宫颈口继续扩张　　E. 多发生在胎体的狭窄部位

21. 子宫痉挛性狭窄环与病理缩复环最主要的区别是

A. 宫缩过强　　　　　B. 狭窄环不随宫缩上升　　C. 有无血尿

D. 子宫压痛　　　　　E. 易发生在胎儿狭窄部位

22. 第二产程延长对母婴影响,错误的是

A. 母体衰竭　　　　　B. 胎儿宫内窘迫　　　C. 产后出血

D. 产褥感染　　　　　E. 生殖道瘘

23. 第一产程潜伏期延长指的是

A. 从宫口开大至开全超过 16 小时

B. 从规律宫缩至宫口开大 2~3cm 超过 16 小时

C. 从宫缩开始到宫口开大超过 8 小时

D. 临产至宫口开大 2~3cm,宫颈不再扩张

E. 从宫缩开始到宫口开大超过 10 小时

24. 难产指的是

A. 宫缩乏力　　　　　B. 头盆不称　　　　　C. 胎位异常

D. 异常分娩　　　　　E. 中骨盆狭窄

25. 导致潜伏期延长最常见的是

A. 原发性宫缩乏力　　B. 继发性宫缩乏力　　C. 中骨盆狭窄

D. 骨盆出口狭窄　　　E. 胎位异常

26. 关于持续性枕横位,下列错误的是

A. 让产妇朝向胎背对侧的方向侧卧

B. 扁平骨盆容易发生

C. 胎头俯屈不良是重要原因

D. 产程多延长

E. 肛查或阴检,矢状缝位于骨盆的横径上,囟门位于骨盆的侧方

27. 关于前不均倾位,错误的是

A. 多见于扁平骨盆　　　　B. 产程早期即出现尿潴留　　　C. 腹壁松弛容易引起

D. 可以阴道助产　　　　　E. 一旦确诊,应立即行剖宫产术

28. 临床上最常应用缩宫素静脉滴注的是

A. 经产妇　　　　　　　　B. 初产妇

C. 曾有剖宫产史产妇试产　D. 协调性宫缩乏力产妇

E. 胎膜早破

29. 出现病理性缩复环常见情况是

A. 不协调性宫缩乏力　　　B. 头盆不称　　　　　　　　　C. 软产道异常

D. 子宫破裂　　　　　　　E. 胎位异常

30. 与单纯性扁平骨盆相关的主要径线是

A. 髂嵴间径　　　　　　　B. 坐骨棘间径　　　　　　　　C. 骶耻内径

D. 后矢状径　　　　　　　E. 髂棘间径

31. 临床上可疑扁平骨盆,主要依据是

A. 身材矮小妇女　　　　　B. 步态跛行　　　　　　　　　C. 髂嵴间径<23cm

D. 骶耻外径<18cm　　　　E. 入口平面横径狭窄

32. 骨盆入口狭窄常见的是

A. 均小骨盆　　　　　　　B. 扁平骨盆　　　　　　　　　C. 漏斗骨盆

D. 倾斜骨盆　　　　　　　E. 横径狭窄骨盆

33. 漏斗骨盆主要的临床表现是

A. 持续性枕横位　　　　　B. 头盆不均　　　　　　　　　C. 潜伏期延长

D. 胎头高直位　　　　　　E. 活跃期停滞

34. 骨盆出口狭窄,常见的是

A. 扁平骨盆　　　　　　　B. 漏斗骨盆　　　　　　　　　C. 佝偻病骨盆

D. 畸形骨盆　　　　　　　E. 横径狭窄性骨盆

35. 胎儿体重超过多少克为巨大胎儿

A. >3800g　　　　　　　 B. >4000g　　　　　　　　　 C. ≥3800g

D. >4200g　　　　　　　 E. >4500g

36. 持续性枕后位的主要原因是

A. 宫缩乏力　　　　　　　B. 胎头内旋转受阻　　　　　　C. 羊水过少

D. 胎儿过大　　　　　　　E. 羊水过多

37. 关于臀位,正确的是

A. 常见的异常胎位　　　　B. 足先露为最多见

C. 常发生于骨盆出口狭窄　D. 多见于初产妇

E. 常合并羊水过多

38. 臀位对胎儿的影响,危害最大的是

A. 胎儿宫内窘迫　　　　　B. 脐带脱垂　　　　　　　　　C. 锁骨骨折

D. 臂丛神经损伤   E. 颅内出血

39. 臀位妊娠期，开始纠正胎位，最恰当的时间是

 A. 妊娠 26 周后   B. 妊娠 30 周后   C. 妊娠 28 周后

 D. 妊娠 32 周后   E. 妊娠 36 周后

40. 横位对母体最大危害是

 A. 宫缩乏力   B. 脐带脱垂   C. 子宫破裂

 D. 产后出血   E. 产褥感染

A2 型题

41. 张女士，初孕妇，妊娠 36 周，少量阴道流血 1 天入院，无腹痛。查体示：宫底剑突下两横指，臀位，胎心 150 次/分，骨盆正常，阴道无活动性出血，无宫缩，宫口未开，一般情况好。恰当的处理是

 A. 人工破膜   B. 缩宫素静脉滴注引产   C. 立即行剖宫产

 D. 住院观察   E. 臀位牵引术

42. 李女士，25 岁，身材矮小，匀称，骨盆测量数值如下：髂棘间径 21cm，髂嵴间径 23cm，骶耻外径 16cm，坐骨结节间径 6.5cm，此孕妇骨盆为

 A. 扁平骨盆   B. 畸形骨盆   C. 漏斗骨盆

 D. 横径狭窄骨盆   E. 均小骨盆

43. 王女士，宫口已开全，阴道检查胎头矢状缝与骨盆横径一致，大囟门在 9 点，小囟门在 3 点。胎头有利娩出的转动方向（盆底观）是

 A. 顺时针转 45°   B. 逆时针转 45°   C. 顺时针转 90°

 D. 逆时针转 90°   E. 不需转动

44. 刘女士，初产妇，临产 17 小时，阴道有少量淡绿色液体流出，宫缩持续 25 秒，间隔 6~8 分，胎心音 155 次/分，肛查宫口开大 2cm，宫颈轻度水肿，S-2。下列诊断正确是

 A. 潜伏期延长   B. 活跃期延长   C. 原发性宫缩乏力

 D. 胎儿宫内窘迫   E. 头盆不称

45. 徐女士，经产妇，第一胎因头盆不称行剖宫产分娩，此次妊娠 38 周，临产，骨盆外测量中骶耻外径 17cm，其余均无异常，导致该产妇分娩困难的原因可能是

 A. 扁平骨盆   B. 畸形骨盆   C. 漏斗骨盆

 D. 横径狭窄骨盆   E. 均小骨盆

46. 陈女士，初产妇，26 岁，1 年前有流产史，此次足月分娩，胎儿顺利娩出 4 分钟后，出现阴道暗红色间歇流血，约 100ml，首先应考虑的原因是

 A. 宫颈裂伤   B. 阴道静脉破裂   C. 凝血功能障碍

 D. 胎盘嵌顿   E. 正常位置胎盘剥离

47. 聂女士，初产妇，28 岁，足月妊娠，诊断为臀先露。骨盆外测量：髂棘间径 26cm，髂嵴间径 28cm，骶耻外径 19.5cm，坐骨结节间径 8.5cm。内测量：对角径 13cm，坐骨棘间径 10.5cm，骶骨凹正常。该产妇骨盆属于

 A. 正常骨盆   B. 扁平骨盆   C. 均小骨盆

 D. 横径狭窄骨盆   E. 漏斗骨盆

48. 左女士，初产妇，27 岁，孕 40 周入院待产。临产后宫缩具有正常的节律性、对称性

和极性,但宫缩持续 30 秒,间隔 6～10 分钟,强度弱,产程进展缓慢,胎心音正常。目前属于

    A. 协调性宫缩乏力　　　　　B. 不协调性宫缩乏力　　　　　C. 协调性宫缩过强

    D. 不协调性宫缩过强　　　　E. 子宫痉挛性狭窄

49. 张女士,初产妇,25 岁,孕 39 周,第一产程进展顺利,宫口开全已超过 2 小时,胎头位于坐骨棘下 2cm,宫缩间隔 3～4 分钟,持续 30 秒,胎心 130 次/分,目前情况是

    A. 正常分娩经过　　　　　　B. 原发性宫缩乏力　　　　　C. 胎儿宫内窘迫

    D. 第二产程延长　　　　　　E. 滞产

50. 李女士,初产妇,25 岁,孕 1 产 0,妊娠 40 周,规律性腹痛 2 小时于昨晚 11 点入院待产。入院检查,胎位 ROA,胎心率 136 次/分,宫口开 1 指尖,先露高。今天上午 7 点检查,胎心率 140 次/分,宫口开大 5cm,先露 S−1。8 点产妇突然破膜,此时首要的护理是

    A. 立即通知医生　　　　　　B. 更换患者内衣　　　　　　C. 查先露下降情况

    D. 立即听胎心　　　　　　　E. 立即剖宫产

51. 王女士,初产妇,28 岁,孕 40 周。第一产程 8 小时,曾给予地西泮治疗,进食好,目前宫口开全已达 2 小时 10 分钟,头先露 S+2,胎位 LOT,宫缩由强转弱 40 分钟,宫缩间隔由 2.5 分钟延长至 5 分钟,诊为第二产程延长,继发宫缩乏力。造成这种情况最常见的原因是

    A. 中骨盆狭窄　　　　　　　B. 产妇衰竭　　　　　　　　C. 持续性枕横位

    D. 骨盆出口狭窄　　　　　　E. 胎儿过大

A3 型题

(52～54 题共用题干)

刘女士,初产妇,27 岁,妊娠 40 周,规律宫缩 8 小时入院。查:髂棘间径 25cm,骶耻外径 20cm,坐骨结节间径 7.5cm。枕左前位,胎心 135 次/分,肛查宫口开大 4cm,胎头在坐骨棘水平。3 小时后产妇呼叫腹痛难忍,检查宫缩 1～2 分钟 1 次,持续 45 秒,胎心 105 次/分,子宫下段压痛明显。肛查:宫口开大 5cm,胎头在坐骨棘水平。

52. 此时产程受阻的原因主要是

    A. 骨盆入口狭窄　　　　　　B. 中骨盆狭窄　　　　　　　C. 骨盆出口狭窄

    D. 扁平骨盆　　　　　　　　E. 漏斗骨盆

53. 此时最可能的诊断是

    A. 协调性子宫收缩过强　　　B. 不协调性子宫收缩过强

    C. 不协调性子宫收缩乏力　　D. 先兆子宫破裂

    E. 胎盘早剥

54. 此时最主要的护理措施是

    A. 扶产妇下床走动　　　　　B. 进行阴道检查

    C. 做好剖宫产术前准备　　　D. 立即报告医生并给氧气吸入

    E. 安慰产妇

(55～56 题共用题干)

徐女士,初产妇,29 岁,妊娠 40 周,一般情况良好,LOA,胎心 145 次/分,规律宫缩已 17 小时,宫口开大 3cm,宫缩较初期间歇时间长,10～15 分钟 1 次,持续 30 秒,宫缩高峰时子宫不硬,经检查无头盆不称。

55. 该产妇目前属于

A. 潜伏期延长　　　　　　B. 活跃期延长　　　　　　C. 活跃期停滞

D. 潜伏期缩短　　　　　　E. 第二产程延长

56. 对该产妇护理中不正确的是

A. 严密观察产程进展　　　B. 鼓励产妇进食

C. 定时听胎心　　　　　　D. 做好心理护理

E. 指导产妇宫缩时向下屏气

(57~58 题共用题干)

陈女士,初产妇,31 岁,妊娠 41 周。入院检查:骨盆外测量值均正常,胎位 LSA,胎心 140 次/分,B 超提示:胎儿双顶径 9.5cm,足先露。

57. 最佳处理方案

A. 外倒转　　　　　　　　B. 剖宫产　　　　　　　　C. 立即引产

D. 臀牵引　　　　　　　　E. 等待自然分娩

58. 选择该项处理的主要原因是

A. 产妇年龄偏大　　　　　B. 过期妊娠　　　　　　　C. 初产臀位足先露

D. 胎儿宫内窘迫　　　　　E. 避免产程过长

(59~61 题共用题干)

聂女士,初产妇,24 岁,妊娠 39 周,规律宫缩 3 小时入院待产。入院检查:骨盆外测量未见异常,胎位 ROA,胎心 136 次/分,胎先露 S−1,宫口开一指尖,胎膜未破。B 型提示:胎头双顶径值为 9.6cm。

59. 该产妇属于

A. 第一产程延长　　　　　B. 正常分娩经过　　　　　C. 子宫收缩乏力

D. 头盆相对不称　　　　　E. 胎儿宫内窘迫

60. 此时最恰当的处理是

A. 严密观察产程情况　　　B. 静脉滴注缩宫素　　　　C. 行剖宫产术

D. 人工破膜　　　　　　　E. 行阴道助产术

61. 当胎头下降 S+3,宫口开大 6cm,此时最恰当的处理应是

A. 让产妇用腹压　　　　　B. 静脉滴注缩宫素　　　　C. 行剖宫产术

D. 温肥皂水灌肠　　　　　E. 人工破膜

(62~63 题共用题干)

左女士,初产妇,25 岁,妊娠 39 周,规律宫缩 18 小时,肛查宫口开 8cm,S=0,胎膜未破。腹部触诊为头先露,宫缩时宫体部不硬。持续 30 秒,间隔 6 分钟。胎心 135 次/分,B 型提示:胎儿双顶径为 9.1cm。

62. 最可能的诊断是

A. 骨盆畸形　　　　　　　B. 巨大胎儿　　　　　　　C. 子宫收缩乏力

D. 子宫收缩过强　　　　　E. 胎儿宫内窘迫

63. 本例首选的处理是

A. 观察 1 小时后再决定　　B. 静脉滴注缩宫素　　　　C. 人工破膜

D. 肌内注射哌替啶 100mg　E. 立即剖宫产

（64～66 题共用题干）

左女士,初产妇,25 岁,妊娠 39 周,腹痛 10 小时,产妇自觉下腹部持续性疼痛。检查:下腹部压痛,宫缩高峰子宫体仍不硬,间歇期子宫没有完全放松。胎位 RSA,宫口开大 2cm,胎心率 130 次/分,胎膜未破。

64. 出现上述情况的原因是

A. 不协调性宫缩乏力　　　B. 协调性宫缩乏力　　　C. 协调性宫缩过强

D. 不协调性宫缩过强　　　E. 产道异常

65. 此时的处理原则应是

A. 肌内注射哌替啶　　　B. 臀牵引术　　　C. 静脉滴注缩宫素

D. 人工破膜　　　E. 立即剖宫产术

66. 3 小时后检查:宫口开大 6cm,胎心率 120 次/分,此时正确处理是

A. 人工破膜　　　B. 静脉滴注缩宫素　　　C. 臀牵引术

D. 剖宫产术　　　E. 产钳术

A4 型题

（67～69 题共用题干）

张女士,初产妇,28 岁,妊娠 39 周,规律宫缩 6 小时,LOA,估计胎儿体重 2600g,胎心 145 次/分。阴道检查:宫口开大 3cm,未破膜,S+1,骨盆外测量未见异常。

67. 此时恰当处理应是

A. 抑制宫缩,使其维持至妊娠 40 周

B. 人工破膜加速产程进展

C. 等待自然分娩

D. 行剖宫产术

E. 静脉滴注缩宫素

68. 若此后宫缩逐渐减弱,产程已 18 小时,胎膜已破,宫口开大 8cm,此时恰当处理应是

A. 继续等待自然分娩　　　B. 立即行剖宫产术

C. 静脉滴注缩宫素　　　D. 静脉注射麦角新碱

E. 静脉注射地西泮加速产程进展

69. 此时主要的护理措施是

A. 给产妇氧气吸入　　　B. 专人监测宫缩情况

C. 指导产妇宫缩时向下屏气　　　D. 与产妇交谈转移注意力

E. 嘱产妇排空膀胱

（70～71 题共用题干）

李女士,初产妇,32 岁,妊娠 40 周,不规则宫缩 2 天,阴道少许血性分泌物,查血压 130/80mmHg,估计胎儿体重 3200g,胎心音 160 次/分,于孕妇脐左下方闻及胎心。宫缩 20 秒/10～15 分,肛查宫口开 1cm,NST 无反应。

70. 错误的诊断是

A. 先兆临产　　　B. 头先露　　　C. 胎儿宫内窘迫

D. 妊娠期高血压疾病　　　E. 宫内足月妊娠

71. 入院经处理,腹部阵痛加剧,宫缩 35 秒/3～5 分,胎心音 140 次/分,S-1,宫口开

1cm,此时措施不正确的是

 A. 入产房待产

 B. 肥皂水灌肠

 C. 每隔 1～2 小时听 1 次胎心音

 D. 静脉滴注缩宫素加速产程

 E. 每 4 小时做 1 次肛查

（72～75 题共用题干）

王女士,初孕妇,25 岁,妊娠 38 周,规律宫缩 7 小时,宫口开大 3cm,未破膜,LOA,估计胎儿体重 2550g,胎心 148 次/分,骨盆外测量正常。

72. 此时恰当处理应是

 A. 给予子宫收缩抑制剂,使其维持至妊娠 40 周

 B. 等待自然分娩

 C. 人工破膜加速产程进展

 D. 静脉滴注缩宫素

 E. 行剖宫产术

73. 1 小时后出现胎心变快,168 次/分,此时恰当处理应是

 A. 吸氧左侧卧位　　　　　B. 立即行剖宫产术　　　　　C. 静脉注射维生素 C

 D. 羊膜镜检查　　　　　　E. 人工破膜

74. 若胎心恢复正常,但宫缩转弱,产程进展已 19 小时,胎膜已破,宫口仅开大 6cm,此时恰当处理应是

 A. 立即剖宫产

 B. 静脉滴注缩宫素加强宫缩

 C. 静脉注射地西泮加速产程进展

 D. 氧气吸入

 E. 静脉注射葡萄糖＋维生素 C

75. 若宫口已开全,胎头拨露达半小时,此时处理应是

 A. 静脉滴注缩宫素加强宫缩

 B. 会阴侧切,器械助娩

 C. 立即剖宫产

 D. 静脉注射葡萄糖＋维生素 C

 E. 肌内注射哌替啶 100mg

（76～78 题共用题干）

刘女士,初产妇,27 岁,临产 11 小时。阴道有少许淡红色液体流出,宫缩 25 秒/6～8 分,胎心音 150 次/分,肛查宫口开大 2cm,宫颈轻度水肿,胎先露 S－2,胎膜未破。

76. 下列正确的诊断是

 A. 潜伏期延长　　　　　　B. 活跃期延长　　　　　　C. 原发性宫缩乏力

 D. 胎儿宫内窘迫　　　　　E. 头盆不称

77. 根据产妇病情处理不正确的是

 A. 给产妇吸氧　　　　　　B. 静脉滴注缩宫素　　　　　C. 关心安慰产妇

D. 静脉注射地西泮 10mg　　　　E. CST 检查

78. CST 监护出现频繁的晚期减速,胎心音 160 次/分,此时首选的处理是

A. 继续给氧　　　　　　B. 左侧卧位　　　　　　C. 静脉滴注小剂量缩宫素

D. 剖宫产结束分娩　　　E. 静脉滴注 50%葡萄糖

(79~82 题共用题干)

徐女士,初产妇,26 岁,妊娠 39 周,不规律宫缩 2 天,阴道少许血性分泌物,查血压 136/80mmHg,估计胎儿体重 4100g,胎心 158 次/分,宫缩持续 30 秒,间隔 7 分钟,肛查宫口未开,OCT 出现早期减速。

79. 不恰当的诊断是

A. 宫内足月妊娠　　　　B. 巨大胎儿　　　　　　C. 协调性宫缩乏力

D. 临产　　　　　　　　E. 胎儿宫内窘迫

80. 1 小时后,宫缩持续 45 秒,间隔 3~4 分钟,胎心 140 次/分,宫口开大 2cm,血压 130/80mmHg,此时处理不当的是

A. 鼓励进食　　　　　　B. 每隔 1 小时听胎心　　C. 检查有无头盆不称

D. 左侧卧位　　　　　　E. 静脉滴注缩宫素加速产程

81. 临产 18 小时再查宫缩减弱变稀,胎心 145 次/分,肛查宫口开大 3cm,先露 S-1,血压 130/80mmHg,尿蛋白(+),无自觉症状,此时恰当诊断应是

A. 潜伏期延长　　　　　B. 活跃期延长　　　　　C. 原发性子宫收缩乏力

D. 胎儿宫内窘迫　　　　E. 妊娠期高血压疾病

82. 根据上诉病情,此时不恰当的处理是

A. 关心安慰产妇　　　　B. 左侧卧位　　　　　　C. 间断吸氧

D. 阴道检查了解头盆关系　E. 按医嘱给予镇静剂

(83~85 题共用题干)

陈女士,26 岁,孕 1 产 0,孕 39 周正式临产已达 16 小时,宫缩由 30 秒/3~4 分钟转至 25~30 秒/5~6 分钟。肛查:宫口开大 5cm,2 小时后再行检查示:宫口开大 5cm,S-0.5。

83. 该患者属于的产程异常是

A. 潜伏期延长　　　　　B. 活跃期延长　　　　　C. 活跃期停滞

D. 胎头下降延缓　　　　E. 第二产程停滞

84. 此种异常情况的可能原因是

A. 均小骨盆　　　　　　B. 扁平骨盆　　　　　　C. 宫颈肌瘤

D. 宫颈水肿　　　　　　E. 中骨盆狭窄

85. 首选的治疗措施是

A. 缩宫素静脉滴注　　　B. 哌替啶肌内注射　　　C. 立即剖宫产

D. 阴道检查　　　　　　E. 鼓励产妇进食休息

(86~90 题共用题干)

聂女士,初产妇,23 岁,孕 1 产 0,主诉因孕 39 周不规律腹痛 4 小时入院,入院查体:一般查体无异常。产科情况:胎心 140 次/分,胎位 LOA,宫缩不规律,胎头浮,估计胎儿体重 2800g。骨盆外测量示:骶耻外径 17cm,对角径 12cm,坐骨结节间径 8.5cm,耻骨弓>90°。肛查:坐骨棘无内凸,宫口未开。

86. 该产妇属于

A. 单纯扁平骨盆   B. 佝偻病性骨盆   C. 漏斗骨盆

D. 正常骨盆   E. 均小骨盆

87. 该产妇首先考虑的处理方式是

A. 给予试产机会   B. 阴道自然分娩   C. 产钳助娩术

D. 剖宫产术   E. 静脉滴注催产素

88. 如果产妇已正式临产,宫缩欠佳,胎心 140 次/分,肛查:宫口开大 1cm,先露大部分仍未入盆,应予以的处理措施是

A. 人工破膜   B. 静脉滴注缩宫素   C. 静脉注射地西泮

D. 剖宫产术   E. 继续等待不予特殊处理

89. 加强产力后,观察 2 小时,宫口开大 2cm,胎头前顶已入盆,后顶未入盆,此时的处理措施是

A. 孕妇屈曲双腿   B. 继续试产

C. 人工破膜   D. 静脉注射地西泮

E. 立即停用缩宫素行剖宫产结束分娩

90. 臀位分娩,胎身自然娩出,助产者协助胎肩及胎头娩出者,称为

A. 臀位助产术   B. 臀位牵引术   C. 外转胎位术

D. 内转胎位术   E. 产钳术

B 型题

(91～95 题共用备选答案)

A. 收缩强度低,具有协调性

B. 收缩力强,具有协调性

C. 子宫上、下段交界处子宫壁某部肌肉呈痉挛不协调收缩

D. 收缩极性倒置,间歇期子宫肌肉不能完全放松

E. 收缩过强且持续,无节律性放松

91. 子宫强直性收缩为

92. 高张性宫缩乏力为

93. 子宫痉挛性狭窄环为

94. 低张性宫缩乏力为

95. 正常子宫收缩为

(96～100 题共用备选答案)

A. 潜伏期延长   B. 活跃期延长   C. 活跃期停滞

D. 第二产程延长   E. 第二产程停滞

96. 宫口开大 3cm 至宫口开全超过 8 小时,称为

97. 宫口开全 2 小时,胎儿尚未娩出,称为

98. 规律宫缩至宫口开大 3cm,超过 16 小时,称为

99. 宫口开全 1 小时,胎头下降无进展,称为

100. 宫口不再扩张达 2 小时以上称为

二、名词解释

1. 滞产

2. 急产

3. 均小骨盆

4. 前不均倾

5. 持续性枕后位、枕横位

6. 胎头高直位

7. 不均倾势

8. 忽略性横位

9. 跨耻征阳性

10. 复合先露

三、填空题

1. 宫缩乏力分类有：_____与_____；按发生时间又分：_____与_____；其临床表现类型有：_____、_____、_____。

2. 协调性宫缩乏力病因有_____、_____、_____和_____、_____、_____。

3. 骨盆入口平面狭窄：是根据_____径、_____径和_____径的长度，分为3级。

4. 臀位以_____为先露，以_____为指示点，分_____、_____、_____，和_____，_____，_____6种胎位。

5. 臀位临产后依先露不同分类为：_____、_____、_____3种先露类型；分娩方式有：_____、_____、_____；分娩机制分：_____、_____、_____三步骤。

四、简答题

1. 试述不协调性宫缩乏力与协调性宫缩乏力的不同点。

2. 协调性宫缩乏力第一产程如何护理？

3. 试述跨耻征检查及意义。

4. 持续性枕后位有哪些临床表现？

5. 臀位妊娠期如何处理？

6. 臀位助产注意事项有哪些？

五、案例分析

1. 方女士，初产妇，24岁，妊娠40周，宫缩3小时后收住院，入院检查：头先露，宫缩持续20～30秒，间歇5分钟，胎心音142次/分，宫口开2.5cm，未破膜，骨盆测量25—28—18—8.5cm；入院4小时，宫口开大4cm，宫缩持续20～30秒，间歇3～4分钟，经积极处理后，于入院10小时宫口开全，宫缩持续40～50秒，间歇2～3分钟。阴检：胎膜已破，羊水淡绿色，矢状缝于骨盆横径上，耳廓在耻骨弓下，耳背朝向母体右侧，双顶径达S+2，胎心音118次/分。请问：

(1)该产妇妇目前处于什么状况？

(2)依据什么？

(3)可能的护理诊断/问题有哪些？

2. 林女士，28岁，孕2产1足月临产，宫缩8小时，刚破膜胎手脱出急转入院。检查：一般情况好,血压 120/80mmHg,全身无特殊,腹软无压痛,宫底剑突下 4 指,宫缩强,下段轻压痛,胎头于母体右侧,胎心音好,宫口近开全,胎儿上肢脱出阴道至腕,无水肿,色红润,脱出上肢与检查者右手合握。导尿 250ml,尿色清。请问:

(1)该产妇出现了什么情况?

(2)首要的护理措施是什么?

3. 刘女士,初产妇,30 岁,妊娠 42 周,已临产 8 小时仍宫缩无力,已破膜 9 小时,胎方位 LSA,胎心音 138 次/分,骨盆测量 23—25—17.5—8.5cm,宫高 35cm,腹围 86cm,宫口开大 3cm,疑足先露。请问:

(1)目前该产妇处于什么情况?

(2)依什么条件决定如何处理?

【参考答案】

一、选择题

1. A 2. A 3. E 4. E 5. D 6. D 7. D 8. E 9. B 10. D 11. C 12. A 13. B
14. B 15. C 16. B 17. D 18. D 19. C 20. D 21. B 22. A 23. B 24. D 25. A
26. B 27. D 28. D 29. B 30. C 31. D 32. B 33. A 34. B 35. B 36. B 37. A
38. B 39. B 40. C 41. D 42. E 43. D 44. A 45. A 46. E 47. A 48. A 49. D
50. B 51. C 52. C 53. D 54. D 55. A 56. E 57. B 58. C 59. B 60. A 61. E
62. C 63. B 64. A 65. A 66. D 67. B 68. C 69. B 70. C 71. D 72. B 73. A
74. B 75. B 76. C 77. B 78. D 79. E 80. E 81. A 82. E 83. C 84. B 85. D
86. B 87. A 88. B 89. E 90. A 91. B 92. D 93. C 94. A 95. B 96. B 97. D
98. A 99. E 100. C

二、名词解释

1. 总产程超过 24 小时。

2. 总产程不足 3 小时。

3. 骨盆形态接近于正常女性型骨盆,但各径线均较正常女性型骨盆小 2cm 或更多。

4. 胎头以枕横位入盆,胎头侧屈,以前顶骨先露,称前不均倾。

5. 胎头在衔接下降过程中,枕骨不能转向前方,至中骨盆及盆底时仍位于母体骨盆的后方或侧方。

6. 胎头以不屈不伸的位置衔接于骨盆入口,其状缝与骨盆入口前后径一致,大小囟门分别位于骨盆入口前后径的两端。

7. 胎头以枕横位入盆,其矢状缝不位于骨盆入口横径上。

8. 横位,临产后随宫缩加强,胎肩及一小部分胸廓被挤入盆腔内,先露侧上肢脱出阴道外,胎头及躯干的大部分挤叠于骨盆入口上方。也称为嵌顿性横位。

9. 跨耻征检查,胎头高于耻骨联合表面,表示头盆明显不称。

10. 当胎头或胎臀伴有上肢或下肢同时进入骨盆入口。

三、填空题

1. 协调性宫缩乏力 不协调性宫缩乏力 原发性宫缩乏力 继发性宫缩乏力 潜伏期延长 活跃期延长 活跃期停滞 第二产程延长与停滞

2. 头盆不称或胎位不正　子宫因素　精神因素　内分泌失调　药物影响　其他

3. 骶耻外径　骶耻内径　入口平面的前后

4. 臀部　骶骨　骶左前　骶左横　骶左后　骶右前　骶右横　骶右后

5. 单纯臀先露(腿直臀先露)　完全臀先露(混合臀先露)　不完全臀先露　自然分娩　臀位助产　臀牵引术　胎臀娩出　胎肩娩出　胎头娩出

四、简答题

1. ①协调性宫缩乏力又称低张性宫缩乏力,宫缩有正常的节律性、对称性和极性;但宫缩持续时间短,宫缩力弱。②不协调性宫缩乏力又称高张性宫缩乏力,宫缩无正常的节律性和对称性,极性倒置,宫缩间歇期子宫壁也不完全放松。

2. ①改善全身情况按医嘱给镇静剂,保证产妇休息。②加强子宫收缩:排除头盆不称行人工破膜。③遵医嘱静脉滴注缩宫素。④经处理产程进展仍缓慢,作剖宫产的术前准备。

3. 孕妇排空膀胱屈膝仰卧,检查者将手置于孕妇耻骨联合上,用手将胎头向骨盆方向推压;若胎头低于耻骨联合平面并下降,表示头盆相称,称跨耻征阴性;如胎头与耻骨联合同一水平,表示头盆可能不称,称跨耻征可疑阳性;如胎头高于耻骨联合平面,表示头盆明显不称,称跨耻征阳性。

4. ①宫口扩张慢,宫缩乏力,产程长;②宫口未开全,产妇即有肛门下坠感或排便感;③宫颈易水肿;④易胎儿宫内窘迫。

5. ①28周前常能自行转成头位,不急于纠正;②30～32周应膝胸卧位或艾灸至阴穴,每日各2次,每次15分,1周后复查;③32～36周,可行外倒转术纠正胎位为适合。

6. ①按臀位分娩机转进行,勿暴力;②从脐部至胎头娩出不应超过8分钟;③后出头困难应及时检查,找原因及时纠正后再牵拉;④术后常规查宫颈、阴道及会阴裂伤;⑤做好新生儿窒息抢救准备。

五、案例分析

1. (1)孕1产1足月分娩;持续性枕横位;胎儿宫内窘迫。

(2)依据:宫口开全,阴检:矢状缝于骨盆横径上,耳廓在耻骨弓下,耳背朝向母体右侧;羊水淡绿色,胎心音118次/分。

(3)有受伤的危险(母体、胎儿),潜在并发症:产后出血、产褥感染,紧张,焦虑。

2. (1)该产妇孕2产1足月临产;横位,肩右后,忽略性横位。

(2)协助医生立即做好剖宫产术的术前准备。

3. (1)孕1产1,足月分娩,胎膜早破;骨盆狭窄;臀位。

(2)产妇已30岁,妊娠42周,破膜9小时,臀位,骨盆狭窄,以剖宫产为宜。

(魏碧蓉)

第十二章 分娩期并发症

【学习目标】

1. 掌握胎膜早破、脐带脱垂、子宫破裂、产后出血和羊水栓塞的概念、护理评估和护理措施。

2. 熟悉软产道损伤的护理评估和护理措施。

3. 了解胎膜早破、脐带脱垂、子宫破裂、软产道损伤、产后出血和羊水栓塞的病因和健康指导。

4. 会识别胎膜早破、脐带脱垂、子宫破裂、软产道损伤、产后出血和羊水栓塞，并能运用护理程序对上述患者进行整体护理。

5. 具有良好心理承受能力和稳定的工作情绪，关爱母儿的健康。

【重点提示】

第一节 胎膜早破

胎膜早破是指胎膜在临产前破裂，可引起早产、脐带脱垂和母儿感染。孕妇突感自阴道流出较多液体，不能控制。阴道液检测 pH≥6.5 提示胎膜早破，阴道液涂片镜检有羊齿状结晶出现可诊断，羊膜镜检查也可协助诊断。根据破膜时间、胎儿情况及母体情况来决定终止妊娠，或用期待疗法。护理重点是防治脐带脱垂和感染。

第二节 脐带脱垂

脐带脱垂是指胎膜已破，脐带脱出宫颈口外，降至阴道甚至外阴者。胎心监护出现变异减速，阴道检查能触及条索状物。根据宫口扩张程度、胎心和胎先露的位置行阴道助产或剖宫产术尽快终止妊娠。护理重点是减轻脐带受压，改善胎儿缺氧。

第三节 子宫破裂

子宫破裂指子宫体部或子宫下段于妊娠晚期或分娩期发生的破裂。常见原因包括胎先露下降受阻、子宫瘢痕、产科手术损伤及外伤、宫缩剂使用不当。大多数可分为先兆子宫破裂和子宫破裂两个阶段。先兆子宫破裂时出现病理缩复环，子宫外形呈葫芦状。先兆子宫破裂应立即抑制宫缩和尽快行剖宫产术；子宫破裂者应在抗休克同时剖腹取胎，清理腹腔，子宫的处理酌情行子宫修补或子宫切除术。加强术前、术中、术后和心理的护理。

第四节 软产道损伤

子宫颈裂伤是指当宫颈裂口>1cm,且伴有不同程度的出血者。发现宫颈裂伤应查清裂伤部位,立即修补缝合。护理重点是预防术后感染,做好健康指导;会阴、阴道裂伤一般分为4度,发现会阴、阴道裂伤,医生和护士配合按解剖关系及时准确地缝合,预防感染及血肿形成。外阴、阴道血肿可行局部冷敷、压迫止血或切开,取出血块后结扎止血,缝合血肿腔。

第五节 产后出血

产后出血指胎儿娩出后24小时内出血量超过500ml。常见原因有子宫收缩乏力、胎盘原因、软产道损伤及凝血功能障碍。诊断时应根据出血特点明确出血的原因,针对病因迅速止血、补充血容量、防治休克,预防感染,护士应做好相应的护理。

第六节 羊水栓塞

羊水栓塞是指羊水在分娩过程中进入母体血液循环,引起肺栓塞、休克、弥散性血管内凝血(DIC)、急性肾衰竭或猝死等一系列严重的综合征。病理生理变化包括肺动脉高压、过敏性休克、弥散性血管内凝血和急性肾衰竭。典型的临床表现可分为呼吸循环衰竭及休克、出血和急性肾衰竭三个阶段。处理措施包括抗过敏、纠正呼吸循环衰竭、抗休克、纠正凝血功能障碍、防治肾衰竭及感染,待病情好转后再处理产科。护士应做好急救的护理和病情的监测,配合医生终止妊娠。

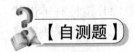【自测题】

一、选择题

A1 型题

1. 关于胎膜早破患者阴道液的 pH 值说法正确的是

A. pH 值≤4.5　　　　　B. pH 值为 4.5~5.5　　　　　C. pH 值为 5.5~6.0

D. pH 值为 6.0~6.5　　　　　E. pH 值≥6.5

2. 不是胎膜早破病因的是

A. 羊水过少　　　　　B. 宫颈内口松弛　　　　　C. 下生殖道感染

D. 羊膜腔内压力升高　　　　　E. 创伤

3. 胎膜早破预防感染的护理措施,错误的是

A. 保持外阴清洁

B. 每日 2 次外阴护理

C. 破膜 12 小时以上,遵医嘱给予抗生素

D. 监测体温、检查血常规

E. 定时肛门检查

4. 关于胎膜早破的护理措施,不正确的是

A. 破膜后立即听胎心音

B. 胎先露未衔接者绝对卧床休息

C. 注意子宫收缩以及羊水的性状、气味

D. 保持会阴清洁,破膜后应立即清洁灌肠

E. 记录破膜时间,密切观察体温、血象变化

5. 关于子宫破裂,正确的是

A. 均发生于妊娠期

B. 均发生于分娩期

C. 先兆子宫破裂见于宫缩乏力所致产程延长者

D. 对于子宫破裂者,在纠正休克的同时,应尽早行子宫全切术

E. 破裂的过程一般分为先兆破裂和破裂两个阶段

6. 最容易导致子宫破裂的胎位是

A. 枕右前位   B. 颏右前位   C. 臀位

D. 枕左前位   E. 横位

7. 子宫破裂按发生的原因可分为

A. 先兆破裂和子宫破裂

B. 自然破裂和创伤性破裂

C. 妊娠期破裂和分娩期破裂

D. 完全性破裂和不完全性破裂

E. 子宫体部破裂和子宫下段破裂

8. 先兆子宫破裂的临床表现,不正确的是

A. 排尿困难   B. 病理缩复环   C. 产妇烦躁不安

D. 血压迅速下降   E. 血尿

9. 发生于分娩期的子宫破裂,正确的是

A. 子宫底迅速上升

B. 持续大量阴道出血

C. 子宫破裂后扪不到胎体,听不到胎心

D. 出现病理性缩复环

E. 胎儿先露部于内诊时不易触到

10. 预防子宫破裂的措施,不包括

A. 加强产前检查

B. 正确使用缩宫素

C. 及时纠正异常胎位

D. 有剖宫产史的产妇应提前住院待产

E. 对有先兆子宫破裂的产妇用缩宫素加快产程

11. 会阴Ⅱ度裂伤是指

A. 皮肤撕裂   B. 皮肤黏膜撕裂   C. 会阴体肌层撕裂

D. 直肠前壁撕裂　　　　　　E. 肛门括约肌撕裂

12. 对软产道裂伤的患者,护士应协助医生进行的处理是

A. 按摩子宫　　　　　　B. 注射子宫收缩剂　　　　　　C. 缝合裂伤

D. 肌内注射硫酸镁　　　　　　E. 纱布条压迫止血

13. 属于会阴Ⅲ度裂伤的是

A. 会阴皮肤撕裂　　　　　　B. 阴道黏膜撕裂　　　　　　C. 直肠撕裂

D. 会阴体肌层撕裂　　　　　　E. 肛门外括约肌撕裂

14. 关于产后出血的定义,正确的是

A. 分娩过程中,出血量>500ml

B. 胎盘娩出后,阴道出血>500ml

C. 胎儿娩出后,24 小时内阴道流血>500ml

D. 胎儿娩出后到产后 42 天,流血>500ml

E. 产后 24 小时后到产后 42 天,阴道流血>500ml

15. 产后出血最易发生的时间是

A. 产后 2 小时内　　　　　　B. 产后 8 小时内　　　　　　C. 产后 12 小时内

D. 产后 24 小时内　　　　　　E. 产后 48 小时内

16. 导致产后出血的主要原因是

A. 子宫收缩乏力　　　　　　B. 凝血功能障碍　　　　　　C. 胎盘植入

D. 胎盘、胎膜残留　　　　　　E. 软产道损伤

17. 与产后出血无关的疾病是

A. 妊娠期高血压疾病　　　　　　B. 前置胎盘　　　　　　C. 巨大胎儿

D. 早产　　　　　　E. 羊水过多

18. 有关子宫收缩乏力性产后出血,首选的处理是

A. 乙醚刺激阴道黏膜　　　　　　B. 按摩子宫并用宫缩剂

C. 双手按压腹部,按摩子宫　　　　　　D. 压迫腹主动脉

E. 双侧髂内动脉结扎

19. 胎儿娩出后,随即大量出血,其最佳的处理方法是

A. 立即徒手剥离胎盘　　　　　　B. 立即应用宫缩剂

C. 立即配血、输血　　　　　　D. 检查有无软产道裂伤

E. 立即按摩子宫

20. 产后出血的原因中,首先考虑切除子宫止血的是

A. 子宫收缩乏力　　　　　　B. 软产道损伤　　　　　　C. 胎盘植入

D. 胎盘粘连　　　　　　E. 凝血功能障碍

21. 在产后出血的预防措施中,错误的是

A. 孕期加强监护,积极治疗贫血

B. 胎头娩出前肌内注射缩宫素

C. 胎肩娩出后立即肌内注射缩宫素

D. 胎盘未完全剥离前不可过早牵拉脐带

E. 产后观察 2 小时

22. 产后出血的护理诊断不包括

A. 恐惧　　　　　　　　　B. 有感染的危险

C. 潜在并发症：失血性休克　　D. 组织灌注量不足

E. 疼痛

23. 对胎盘粘连或残留引起产后出血的产妇,护士应协助医生立即行

A. 按摩子宫　　　　　B. 注射缩宫素　　　　C. 应用抗生素

D. 人工剥离胎盘术　　　E. 作好切除子宫的准备

24. 产后出血患者的护理措施不正确的是

A. 迅速建立静脉通道

B. 因宫缩乏力引起的出血应立即按摩子宫

C. 软产道裂伤者,及时准确修补缝合

D. 凝血功能障碍者应治疗原发病

E. 胎盘植入者行人工剥离胎盘术

25. 不是羊水栓塞常见病因的是

A. 子宫破裂　　　　　B. 子宫收缩乏力　　　　C. 胎盘早剥

D. 前置胎盘　　　　　E. 剖宫产术

26. 不符合羊水栓塞的临床表现的是

A. 休克　　　　　　　B. 出血　　　　　　　C. 呼吸困难

D. 肾衰竭　　　　　　E. 阴道流血有凝血块

27. 在分娩期发生羊水栓塞的产妇死亡率可达到

A. 5%　　　　　　　　B. 10%～20%　　　　C. 30%～40%

D. 50%～60%　　　　E. 80%

28. 羊水栓塞时抗过敏的常用药物是

A. 扑尔敏　　　　　　B. 地塞米松　　　　　C. 阿托品

D. 肝素　　　　　　　E. 异丙嗪

29. 羊水栓塞的护理措施,错误的是

A. 改善呼吸状况　　　B. 严密观察病情　　　C. 抗休克护理

D. 应用缩宫素的护理　　E. 防止出血的护理

30. 对凝血功能障碍的产妇采取的护理措施,正确的是

A. 遵医嘱使用改善凝血功能的药物,输新鲜血或成分输血

B. 配合医生做好切除子宫术前准备

C. 遵医嘱立即注射缩宫素

D. 配合医生采用宫腔填塞纱条压迫止血

E. 协助医生按摩子宫

A2 型题

31. 张女士,初孕妇。因"妊娠 38 周,胎膜早破"入院。检查:头先露,未入盆,其余正常。护理措施错误的是

A. 绝对卧床休息,禁灌肠　　B. 休息时取半卧位

C. 严密观察胎心变化　　　　D. 严密观察流出羊水的性状

E. 保持外阴清洁

32. 王女士,29 岁,初孕妇,孕 39 周,以"持续性阴道流水 1 周,高热 2 日"入院。查体:体温 39℃,阴道液 pH 值为 7.0。正确的护理是遵医嘱给予

    A. 抗生素　　　　　　　　B. 缩宫素　　　　　　　　C. 宫缩抑制剂

    D. 硫酸镁　　　　　　　　E. 地塞米松

33. 赵女士,30 岁,初孕妇,妊娠 39 周,阴道流水 6 小时,疑为胎膜早破入院。护士立即给予抬高臀部,这是为了防止

    A. 早产　　　　　　　　　B. 感染　　　　　　　　　C. 脐带脱垂

    D. 产后出血　　　　　　　E. 子宫破裂

34. 李女士,第 1 胎,足月顺产,胎儿体重 3700g。当胎儿娩出后,即出现持续性阴道流血约 500ml,色鲜红,很快凝成血块,此时胎盘尚未娩出,此产妇发生出血最可能的原因是

    A. 子宫收缩乏力　　　　　B. 软产道损伤　　　　　　C. 胎盘滞留

    D. 胎盘残留　　　　　　　E. 凝血功能障碍

35. 陈女士,因子宫破裂,胎儿死亡,行子宫切除术,术后制订心理护理措施,不妥的是

A. 允许产妇诉说内心感受

B. 适当时候向产妇解释胎儿死亡原因

C. 安排与哺乳产妇同住一室

D. 鼓励家属多陪伴产妇

E. 观察产妇病情变化

36. 张女士,28 岁,孕 2 产 0,妊娠 40 周,顺产,胎儿体重 3500g,40 分钟后,胎盘尚未娩出,阴道阵发性流血 500ml,色暗红。该产妇出血原因可能是

    A. 子宫收缩乏力　　　　　B. 胎盘滞留　　　　　　　C. 软产道裂伤

    D. 凝血功能障碍　　　　　E. 巨大胎儿

37. 刘女士,29 岁,孕 3 产 0,妊娠 40 周,顺产一体重 3500g 男婴,胎儿娩出后 15 分钟胎盘娩出,阴道出血约 500ml。检查:胎盘母体面有明显缺损,该产妇出血的原因最可能是

    A. 胎盘残留　　　　　　　B. 凝血功能障碍　　　　　C. 胎盘完全植入

    D. 胎盘嵌顿　　　　　　　E. 胎儿因素

38. 王女士,29 岁,第 1 胎,足月阴道分娩,胎儿娩出后 30 分钟胎盘未娩出。检查子宫下段有一狭窄环,胎盘嵌顿于宫腔内,此时,正确的处理方法是

    A. 按摩子宫底压出胎盘　　　B. 肌内注射镇痛剂徒手取胎盘

    C. 麻醉下手取胎盘　　　　　D. 大号刮匙刮取胎盘

    E. 行子宫切除术

39. 刘女士,29 岁,初孕妇,孕 40 周,下腹阵发性疼痛 10 小时,加剧 20 分钟。产妇烦躁不安。腹部检查:子宫外形呈葫芦状,压痛明显,胎心听不清楚。最可能的诊断是

    A. 先兆子宫破裂　　　　　B. 子宫破裂　　　　　　　C. 胎盘早剥

    D. 羊水栓塞　　　　　　　E. 子宫痉挛性狭窄环

40. 王女士,30 岁,初孕妇,孕 39 周,下腹阵发性疼痛 12 小时,加剧 30 分钟。产妇烦躁不安,腹部检查:子宫外形呈葫芦状,压痛明显,胎心听不清楚。诊断为先兆子宫破裂。该患

者最主要的护理诊断是

　　A. 有受伤的危险　　　　　B. 恐惧　　　　　　　　C. 疼痛

　　D. 潜在的并发症:早产　　E. 有感染的危险

41. 徐女士,30 岁,初产妇,临产后因宫缩乏力静脉滴注缩宫素,破膜后不久突然出现烦躁不安、呛咳、呼吸困难、发绀,数分钟后死亡。本病例最可能的诊断是

　　A. 妊娠期高血压疾病子痫　　B. 低纤维蛋白原血症　　C. 羊水栓塞

　　D. 重型胎盘早剥　　　　　　E. 疼痛性休克

42. 陈女士,28 岁,初孕妇,妊娠 40 周,出现下腹坠痛逐渐加剧,入院后娩出一重 3500g 活男婴,胎儿刚娩出,产妇突然出现气急、呛咳、呼吸困难,血压测不到。该产妇最主要的护理诊断是

　　A. 活动无耐力　　　　　　B. 组织灌注量的改变　　　C. 气体交换受损

　　D. 恐惧　　　　　　　　　E. 有感染的危险

43. 聂女士,29 岁,初孕妇,孕 41 周,在分娩中发生羊水栓塞。护理措施不妥的是

　　A. 解除肺血管痉挛　　　　B. 补充血容量纠正休克

　　C. 防止凝血功能障碍　　　D. 维持有效呼吸

　　E. 应用缩宫素加强宫缩缩短产程

A3 型题

(44~46 题共用题干)

王女士,28 岁,初孕妇,妊娠 32 周,臀位,突然出现阴道流水 4 小时,时多时少不能控制,色淡黄,听胎心 146 次/分。

44. 该孕妇最可能的诊断是

　　A. 前置胎盘　　　　　　　B. 羊水栓塞　　　　　　　C. 胎膜早破

　　D. 产后出血　　　　　　　E. 子宫破裂

45. 下列检查中与明确诊断无关的是

　　A. 阴道液涂片检查　　　　B. 阴道液 pH 值测定　　　C. 尿 HCG 测定

　　D. 羊膜镜检查　　　　　　E. 阴道液涂片染色后检查

46. 对该患者的护理措施,正确的是

　　A. 注意保持外阴清洁,立即灌肠

　　B. 勤做肛门检查了解病情的变化

　　C. 注意观察羊水的性状

　　D. 立即终止妊娠

　　E. 给予缩宫素

(47~48 题共用题干)

左女士,初产妇,因第二产程延长,行左侧会阴后-斜切开及低位产钳助产,娩出一 3900g 活婴。产后 2 小时伤口疼痛,肛门坠胀并有便意,阴道流血量不多。体检:贫血貌,血压 90/60mmHg。

47. 本例可能性最大的诊断是

　　A. 肠炎　　　　　　　　　B. 宫颈撕裂　　　　　　　C. 阴道后壁血肿

　　D. 会阴Ⅲ度裂伤　　　　　E. 会阴切口感染

48. 此时应进行的处理方法是

A. 肌内注射宫缩剂   B. 阴道镜检查

C. 静脉滴注广谱抗生素   D. 肛门指诊

E. 给予止血

（49～50 题共用题干）

邹女士，30 岁，初孕妇，双胎妊娠，孕 38 周时经阴道分娩，当第 2 个胎儿娩出后，阴道出血约 550ml，色暗红。检查胎盘、胎膜完整，子宫时软时硬，轮廓不清，面色苍白，血压下降。

49. 该产妇出血的原因可能是

A. 子宫收缩乏力   B. 软产道裂伤   C. 胎膜残留

D. 胎盘滞留   E. 凝血功能障碍

50. 对该产妇采取首要的处理措施是

A. 取出残留的胎盘或胎膜

B. 缝合软产道

C. 按摩子宫同时注射缩宫素

D. 输血

E. 给抗生素

（51～52 题共用题干）

左女士，30 岁，初孕妇，孕 34 周，因胎动、胎心音消失 3 天入院，经人工破膜及静脉滴注缩宫素娩出一死女婴，之后即开始不断的阴道出血，经人工剥离胎盘及使用宫缩剂后仍无效果，出血不止，无凝血块。

51. 此例产后出血的原因可能是

A. 宫缩乏力致产后出血   B. 宫颈裂伤

C. 子宫破裂   D. 宫内感染

E. 凝血功能障碍

52. 对该产妇采取首要的处理措施是

A. 子宫切除   B. 补充凝血因子   C. 应用肝素

D. 检查软产道   E. 结扎子宫动脉

（53～54 题共用题干）

李女士，初产妇，孕 40 周，产程进展 24 小时，宫口开大 4cm，静脉滴注缩宫素 10U 后，宫缩持续不缓解，胎心 100 次/分，下腹部有压痛，子宫外形呈葫芦状。

53. 此时应首先考虑的诊断为

A. 胎盘早剥   B. 先兆子宫破裂   C. 高张性宫缩乏力

D. 子宫收缩过强   E. 痉挛性子宫

54. 最佳的处理方法是

A. 立即给予镇静剂

B. 抗休克治疗

C. 立即停用缩宫素，抑制宫缩同时行剖宫产

D. 吸氧

E. 剖宫产

A4 型题

（55～57 题共用题干）

张女士,初孕妇,妊娠 38 周,2 天来阴道间断流液入院。阴道检查触不到前羊水囊,上推胎头时有液体不断从宫口流出,临床诊断为胎膜早破。

55. 为防止脐带脱垂,助产士指导该孕妇采取的体位是

A. 平卧位   B. 左侧卧位   C. 右侧卧位

D. 半卧位   E. 臀高位

56. 入院第 2 天该孕妇临产,胎心监护过程中突然出现变异减速,最可能的诊断是

A. 脐带脱垂   B. 子宫破裂   C. 羊膜腔感染

D. 胎盘早剥   E. 脐带先露

57. 医生立即行阴道检查,在阴道内触及条索状物,宫口开大 3cm,胎头平坐骨棘,此时最佳的处理方法是

A. 吸氧

B. 行脐带还纳术

C. 取臀高头低位,密切观察产程进展

D. 尽快行剖宫产术

E. 宫口开全后行产钳术

（58～60 题共用题干）

李女士,28 岁,孕 1 产 0,妊娠 40 周临产,因持续性右枕后位、第二产程延长,行会阴切开胎头吸引术助产,胎盘完整娩出 5 分钟后,阴道间断性流血约 600ml,色暗红,查子宫软且轮廓不清,挤压宫底有大量血块流出,诊断为子宫收缩乏力性产后出血。

58. 此时给予该产妇简单有效的止血措施是

A. 按摩子宫   B. 应用宫缩剂   C. 无菌纱布条填塞宫腔

D. 结扎子宫动脉   E. 子宫次全切除术

59. 经上述处理后阴道流血没有减少,应给予的止血措施是

A. 子宫动脉栓塞   B. 应用宫缩剂   C. 无菌纱布条填塞宫腔

D. 结扎子宫动脉   E. 子宫次全切除术

60. 经过上述处理后,宫缩好转,阴道流血明显减少,重新消毒外阴后行会阴缝合术,术后的护理措施不正确的是

A. 保持外阴清洁干燥

B. 密切观察切口有无红肿

C. 会阴水肿者可用 50％硫酸镁或 95％乙醇湿热敷

D. 指导产妇向切口对侧卧位

E. 外阴伤口如有感染应延迟拆线

B 型题

（61～63 题共用备选答案）

A. 胎盘残留   B. 胎盘粘连   C. 胎盘剥离不全

D. 胎盘嵌顿   E. 胎盘植入

61. 胎儿娩出后,子宫不协调痉挛性收缩可造成

62. 胎盘绒毛侵入子宫肌层,一般需要子宫切除的是

63. 第三产程处理不当,过早牵拉脐带可导致

(64~66 题共用备选答案)

A. 子宫收缩乏力   B. 凝血功能障碍   C. 胎盘嵌顿

D. 胎盘剥离不全   E. 软产道裂伤

64. 胎盘剥离后阴道间歇性流血,检查子宫轮廓不清,出血原因是

65. 胎儿娩出后出现阴道持续性流血,色鲜红,子宫轮廓清楚,出血原因是

66. 胎盘娩出后阴道持续性多量流血,出血不凝,应诊断为

(67~70 题共用备选答案)

A. 健侧卧位   B. 臀高位   C. 胸膝卧位

D. 半卧位   E. 平卧位

67. 破膜后胎先露尚未入盆的产妇应取

68. 会阴切开缝合术后的产妇应取

69. 产后出血休克的产妇应取

70. 羊水栓塞呼吸困难的产妇应取

二、名词解释

1. 胎膜早破

2. 脐带脱垂

3. 产后出血

4. 羊水栓塞

三、填空题

1. 胎膜早破可引起_____、_____和_____。

2. 子宫破裂根据破裂的部位分为_____和_____两类,根据破裂的程度分为_____和_____两类。

3. 宫颈裂伤的诊断标准是宫颈裂口_____。

4. 产后出血的原因主要有_____、_____、_____和_____。

5. 羊水栓塞的病理生理改变主要有_____、_____、_____和_____。

6. 羊水栓塞常见的护理诊断有_____、_____和_____。

四、简答题

1. 胎膜早破防止脐带脱垂的护理措施有哪些?

2. 胎膜早破防止感染的护理措施有哪些?

3. 子宫破裂的病因有哪些?

4. 子宫收缩乏力引起的产后出血止血措施有哪些?

5. 羊水栓塞典型的临床表现可分为哪 3 个阶段?

五、案例分析

1. 宋女士,28 岁,初产妇,妊娠 32 周,臀位,无明显诱因突然出现阴道流水 4 小时就诊。查体:生命体征无异常,骶左前位,胎心 146 次/分。消毒行阴道检查,可见液体自宫口流出,色淡黄,阴道液 pH 值为 7.2,诊断为胎膜早破收入院。请问:

（1）该孕妇的护理诊断/问题有哪些？

（2）为防止脐带脱垂,护士应指导孕妇采取何种体位休息？

（3）为预防感染,护士应做好哪些护理措施？

2. 王女士,30 岁,初产妇,妊娠 39 周,规律宫缩 12 小时入院。查体:髂棘间径 24cm,骶耻外径 19cm,坐骨棘间径 10cm,坐骨结节间径 7.5cm。枕左前位,胎心 140 次/分,肛查:宫口开大 8cm,S＋2。2 小时后产程无进展,产妇呼叫腹痛难忍,检查宫缩 1 分钟 1 次,持续 40 秒,宫缩时胎心 116 次/分,子宫下段压痛明显。请问:

（1）该产妇产程受阻的主要原因是什么？

（2）目前该产妇的主要护理诊断/问题是什么？

（3）针对护理诊断/问题应给予哪些护理措施？

3. 李女士,30 岁,初孕妇,双胎妊娠,孕 38 周时经阴道分娩,当第 2 个胎儿娩出后,阴道出血约 600ml,色暗红,伴血块。检查胎盘、胎膜完整,子宫时软时硬,轮廓不清。产妇面色苍白、脉搏快而细弱、血压下降。请问:

（1）该产妇发生出血的原因是什么？

（2）目前该产妇的主要护理诊断/问题是什么？

（3）针对护理诊断/问题应给予哪些护理措施？

4. 李女士,初产妇,因第二产程延长,行左侧会阴后-斜切开及低位产钳助产,娩出一 3900g 活婴。产后 2 小时伤口疼痛,肛门坠胀并有便意,阴道流血量不多,体检:贫血貌,血压 90/60mmHg。请问:

（1）该产妇最可能的诊断是什么？

（2）此时应进行何项检查？

（3）确诊后应如何处理？

【参考答案】

一、选择题

1. E　2. A　3. E　4. D　5. E　6. E　7. B　8. D　9. E　10. E　11. C　12. C　13. E
14. C　15. A　16. A　17. D　18. B　19. D　20. C　21. B　22. E　23. D　24. E　25. B
26. E　27. E　28. B　29. D　30. A　31. B　32. A　33. C　34. B　35. C　36. B　37. A
38. C　39. A　40. C　41. C　42. C　43. A　44. C　45. C　46. C　47. C　48. D　49. A
50. C　51. E　52. B　53. B　54. C　55. E　56. A　57. D　58. A　59. B　60. E　61. D
62. E　63. C　64. A　65. E　66. B　67. B　68. A　69. E　70. D

二、名词解释

1. 胎膜在临产前破裂。

2. 胎膜破裂后,脐带脱出于阴道或外阴部。

3. 胎儿娩出后 24 小时内阴道出血量超过 500ml。

4. 羊水在分娩过程中进入母体血液循环,引起肺栓塞、休克、弥散性血管内凝血、急性肾衰竭或猝死等一系列严重的综合征。

三、填空题

1. 早产　脐带脱垂　母儿感染

2. 子宫体破裂　子宫下段破裂　不完全破裂　完全破裂

3. ＞1cm

4. 子宫收缩乏力　胎盘因素　软产道裂伤　凝血功能障碍

5. 肺动脉高压　过敏性休克　弥散性血管内凝血　急性肾衰竭

6. 气体交换受阻　组织灌注量不足　恐惧

四、简答题

1. ①破膜后指导孕妇卧床休息，必要时抬高臀部；②勤听胎心，发现异常及时报告医生。

2. ①密切观察体温、脉搏、阴道流液性状和白细胞计数，及时发现感染征象并报告医生；②保持外阴清洁，每日擦洗 2 次，便后及时擦洗，使用消毒会阴垫并及时更换；③尽量少做肛诊和阴道检查；④破膜＞12 小时未分娩者遵医嘱给抗生素预防感染。

3. ①胎先露下降受阻；②子宫因素（子宫壁有手术瘢痕、子宫畸形、发育不良、子宫肌壁病理变化等）；③手术损伤及外伤；④宫缩剂使用不当。

4. ①按摩子宫；②应用子宫收缩药物；③宫腔填塞纱布条；④结扎盆腔血管；⑤髂内动脉或子宫动脉栓塞；⑥子宫切除。

5. ①呼吸循环衰竭及休克；②出血；③急性肾衰竭。

五、案例分析

1. (1)有围生儿受伤的危险、感染的危险、生活自理缺陷和焦虑。

(2)臀高位。

(3)密切观察有无感染征象；保持外阴清洁；尽量少做肛诊和阴道检查；破膜＞12 小时未分娩者遵医嘱给抗生素预防感染。

2. (1)骨盆出口狭窄。

(2)疼痛。

(3)遵医嘱给予抑制宫缩药物，同时做好剖宫产术前准备。

3. (1)子宫收缩乏力。

(2)组织灌注量不足。

(3)输血、输液抢救休克；配合医生行子宫按摩，遵医嘱给予子宫收缩药物等进行止血。

4. (1)阴道后壁血肿。

(2)肛门指诊。

(3)切开血肿，取出血块，找到出血点结扎止血，找不到出血点且继续出血者，可先用纱布填塞压迫止血，等血止后，再缝合关闭死腔。

(李淑文)

第十三章 | 高危围生儿

【学习目标】

1. 掌握胎儿宫内窘迫、新生儿窒息的定义、护理评估及护理措施。

2. 熟悉新生儿颅内出血及产伤的护理评估、护理措施。

3. 了解胎儿宫内窘迫、新生儿窒息、新生儿颅内出血及产伤的病因。

4. 熟练掌握新生儿窒息的抢救措施;学会胎儿宫内窘迫、新生儿颅内出血及产伤的处理配合。

5. 监护高危围生儿要有爱心、细心、责任心,要有团队合作精神。

【重点提示】

第一节 胎儿宫内窘迫

胎儿宫内窘迫是指胎儿在子宫内因急性或慢性缺氧危及胎儿健康和生命的综合症状。胎儿宫内窘迫有急性和慢性两种情况发生。急性胎儿宫内窘迫多发生在临产后,主要表现:胎心率>160bpm 或<120bpm,胎心率<100bpm 提示胎儿危险;缺氧早期胎动活跃,缺氧重胎动减少,甚至停止;羊水Ⅱ度、Ⅲ度胎粪污染,但臀先露时羊水中出现胎粪不一定是胎儿宫内窘迫的征象。慢性胎儿宫内窘迫多发生在妊娠期,主要表现为胎动减少或消失,胎动<10 次/12 小时,为胎儿缺氧的重要表现。胎儿头皮血血气分析 pH<7.2,胎盘功能 24 小时E_3<10mg 或 E/C<10,胎儿电子监护 NST 无反应型及 OCT(CST)出现频发晚期减速及明显变异减速,胎儿生物物理评分≤3 分等辅助检查均提示胎儿宫内窘迫。急性胎儿宫内窘迫的护理要点:监护胎心、胎动及羊水;产妇左侧卧位、吸氧、停止滴注缩宫素、遵医嘱用药等措施改善缺氧;宫口开全,胎头双顶径已达坐骨棘平面或以下,协助医生行阴道助产;宫口未开全,或估计短时间内不能结束分娩者,迅速做好剖宫产术前准备。慢性胎儿宫内窘迫的护理要点:加强孕期监护,教会孕妇胎动计数和判断胎动异常的方法,协助检查胎盘功能;遵医嘱应用宫缩抑制剂和促胎儿肺成熟的药物,争取改善胎盘供血,延长孕周。

第二节 新生儿窒息

新生儿窒息是指新生儿出生后 1 分钟,只有心跳而无呼吸或未建立规律呼吸的缺氧状态。根据窒息程度可分轻度窒息(Apgar 评分 4~7 分)和重度窒息(Apgar 评分 0~3 分)。

新生儿窒息按 A、B、C、D、E 复苏原则,新生儿窒息复苏可分为 4 个步骤:①快速评估

（评估内容：新生儿是否足月？羊水是否清亮？是否有呼吸或哭声？肌张力是否好？肤色是否红润？只要有 1 项是"否"，即启动复苏程序。）和初步复苏；②正压通气（指征：新生儿 60 次/分＜心率＜100 次/分，或持续中心性青紫。）和血氧饱和度监测；③正压人工呼吸加胸外按压（指征：新生儿心率＜60 次/分，继续正压人工呼吸并开始胸外按压。）；④给予药物（指征：正压通气 30 秒后，新生儿心率仍低于 60 次/分，除继续正压通气加胸外按压外，并给予肾上腺素、扩容剂、纳洛酮等药物治疗。）。前述 4 个步骤主要体现 4 个 30 秒，每一步骤的措施实施 30 秒后需评估新生儿（呼吸、心率、肤色），再决定下一步骤的措施。复苏后的新生儿继续监护体温，保持新生儿呼吸道通畅，注意观察面色、呼吸、心率，早期发现并发症，保持新生儿安静，减少刺激，应延迟哺乳。

第三节　新生儿颅内出血

新生儿颅内出血主要由缺氧或产伤引起，早产儿多见，是新生儿死亡的重要原因之一，存活者神经系统后遗症较多。主要表现有：①意识改变：如激惹、过度兴奋或嗜睡、昏迷；②眼征：如凝视、斜视、眼震颤等；③颅内压增高：如脑性尖叫、前囟隆起、惊厥等；④呼吸改变：呼吸增快、减慢、不整、暂停等；⑤肌张力改变：早期增高，以后减低；⑥瞳孔不等大，对光反射减弱或消失；⑦黄疸或贫血。产伤引起者多见于足月儿，以兴奋症状为主，而缺氧引起者多见于早产儿，常表现为抑制症状。护理要点：①监护患儿生命体征、神志、瞳孔变化、呼吸型态、肌张力及反射等；保持呼吸道通畅；观察有无惊厥。②遵医嘱治疗，如苯巴比妥钠、地西泮、水合氯醛、呋塞米（速尿）、20％甘露醇、维生素 K_1、酚磺乙胺（止血敏）、新鲜血或血浆、5％碳酸氢钠、恢复脑细胞功能的药物等；合理用氧；保证热量供给，注意患儿多有脑水肿，总液量按每日 60～80ml/kg 计算。③患儿绝对静卧，头部抬高 15°～30°。若需将头偏向一侧时，整个身躯也应取同向侧位。

第四节　产　　伤

产伤是指胎儿在分娩过程中，因机械因素对胎儿或新生儿所造成的损伤。临床上产伤多数与难产相伴，以产程延长、产科手术或分娩处理不当引起的损伤多见。

1. 头颅血肿　临床主要表现血肿常位于顶骨的一侧，以顶骨边缘为界，不超过骨缝，肿块可有囊样感，表面皮肤正常，严重者可有颅骨骨折或并发颅内出血。头颅血肿应与胎头水肿（产瘤）鉴别。护理要点：监护患儿生命体征、意识、肌张力、肤色和原始反射，注意头颅血肿范围是否扩大，有无吸收；保持呼吸道通畅，遵医嘱给氧及药物；患儿应静卧，尽量避免对其移动和刺激。

2. 骨折　新生儿骨折大多数发生在难产中。常见有锁骨骨折、颅骨凹陷性骨折、肱骨或股骨骨折等。新生儿骨折愈合快，引起永久性畸形者少见。①锁骨骨折：产伤骨折中最常见的一种。其表现为患侧肩部活动受限，局部可有肿胀和压痛，有时除拥抱反射消失外，局部可无明显表现。②颅骨凹陷性骨折：多因母体骨盆突出的骶尾骨压迫胎头所致。存活婴儿的颅骨凹陷性骨折可随着生长发育而逐渐矫正。③肱骨骨折：骨折部位多在肱骨中段，常为横断骨折，移位明显，患侧上肢活动受限。④股骨骨折：患肢活动受限，局部肿胀明显，按压患处患儿因疼痛而啼哭。护理要点:保持已实施固定治疗侧患肢的位置,以免移位。颅骨骨折患儿应静卧,减少刺激与搬动。康复期教会家长对患儿患肢进行功能锻炼。

3.肌肉和神经损伤　①胸骨乳突肌损伤:患儿表现为斜颈,局部可有小血肿形成,血肿可于 3～7 日消失。②面神经麻痹:多在生后第 1～2 日出现,患侧鼻唇沟平坦,眼睑不能闭合,啼哭时口角向健侧歪斜,哺乳时口角溢乳。③臂丛神经麻痹:表现为患肢下垂、上臂靠胸内旋,肘部不能弯曲,可伴有前臂小肌群瘫痪。护理措施:周围性面神经麻痹患儿,眼睑不能闭合者,用眼罩或在睡眠时涂眼膏以保护患侧角膜;臂丛神经损伤患儿注意保持患肢呈松弛状态,即患臂置于外展、外旋、肘部屈曲位,1 周后开始作按摩及被动运动,以防肌肉萎缩。

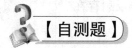

【自测题】

一、选择题

A1 型题

1. 胎儿宫内窘迫的临床表现不包括

A. 头先露时羊水中有胎粪　　B. 臀先露时前羊水中有胎粪

C. 胎心率小于 120 次/分　　D. 胎心率大于 160 次/分

E. 胎动明显减少

2. 下列不属于新生儿重度窒息的是

A. 皮肤苍白　　　　　B. 微弱呼吸　　　　　C. 心率 100 次/分

D. 无喉反射　　　　　E. 肌张力松弛

3. 新生儿颅内血肿的护理措施错误的是

A. 保持安静　　　　　B. 预防感染　　　　　C. 经常抱起新生儿

D. 给予维生素 K　　　E. 观察脸色、呼吸、心率

4. 下列不属于产科手术损伤的是

A. 新生儿胸锁乳突肌血肿　　B. 新生儿锁骨骨折

C. 新生儿肱骨骨折　　　　　D. 新生儿面神经麻痹

E. 新生儿吸入性肺炎

5. 新生儿产伤骨折中最常见的骨折是

A. 颅骨凹陷性骨折　　　B. 肱骨骨折　　　　　C. 锁骨骨折

D. 股骨骨折　　　　　　E. 腓骨骨折

6. 连续测 12 小时的胎动总数,提示为胎儿宫内窘迫的是

A. 10 次以下　　　　　B. 20 次以下　　　　　C. 30 次以下

D. 25 次以下　　　　　E. 35 次以下

7. 诊断胎儿宫内窘迫的胎儿头皮血 pH 值应为

A. <7.20　　　　　　B. 7.20～7.24　　　　C. 7.25～7.29

D. 7.30～7.34　　　　E. 7.6

8. 臀先露时胎儿宫内窘迫的诊断依据是

A. 临产后臀部出现在阴道口见胎粪排出

B. 胎儿头皮血 pH 值为 7.5

C. 宫缩高峰时胎心率 128 次/分

D. 胎儿电子监护出现频繁晚期减速

E. 临产后前羊水有胎粪污染

9. 经阴道自然娩出的新生儿，下列 Apgar 评分为 1 分的是

A. 经刺激咳嗽、恶心　　　　　B. 心率 110 次/分

C. 呼吸规律，间断哭声响亮　　D. 四肢稍屈

E. 全身肤色苍白

10. 新生儿青紫窒息的体征是

A. 口唇青紫、全身苍白　　B. 肌张力消失　　　　C. 喉反射存在

D. 呼吸无　　　　　　　　E. 全身肤色红润

11. 慢性胎儿宫内窘迫多发生在

A. 妊娠早期　　　　　　B. 妊娠末期　　　　　C. 第一产程

D. 第二产程　　　　　　E. 第三产程

12. 新生儿颅内血肿的护理措施需特别注意的是

A. 保持安静恒温　　　　B. 预防感染　　　　　C. 勿揉挤血肿

D. 给予维生素 K_1　　　E. 观察脸色、呼吸、心率

13. 引起胎儿宫内窘迫最常见的原因是

A. 脐带先露　　　　　　B. 胎盘早剥　　　　　C. 羊水过少

D. 羊水过多　　　　　　E. 胎盘功能不良

14. 关于新生儿窒息的描述不妥的是

A. 可因胎儿宫内窘迫引起

B. 产时使用麻醉剂会造成新生儿窒息

C. 青紫窒息为轻度窒息

D. 苍白窒息，全身皮肤苍白，仅口唇呈暗紫色

E. 出生后 5 分钟 Apgar 评分≤5 分，新生儿窒息后遗症机会明显增加

A2 型题

15. 张女士，孕 37 周，行胎头吸引术阴道助产，新生儿出生后发现有头颅血肿，头颅血肿处理正确的是

A. 头颅血肿 1 天即可消失，不必观察

B. 避免刺激

C. 穿刺抽血

D. 不用止血药物

E. 局部按摩可促进吸收

16. 李女士，孕 40 周，新生儿体重 3800g，新生儿娩出后发现右侧锁骨骨折，新生儿锁骨骨折最常见的原因为

A. 助产手法不当　　　　B. 骨盆狭窄　　　　　C. 胎位不正

D. 巨大儿　　　　　　　E. 剖宫产

17. 杨女士，孕 31 周，助产士指导她自行监护胎动时，应告知提示可能是胎儿宫内窘迫早期的表现、需要到医院进一步检查的改变是

A. 躁动　　　　　　　　　　B. 减弱　　　　　　　　　　C. 消失

D. 不变　　　　　　　　　　E. 减少

18. 王女士,初孕妇,妊娠 40^{+4} 周,入院静脉滴注缩宫素引产,30 分钟后出现规律宫缩,胎心音 100 次/分,阴道检查宫口未开。不应包括的护理措施是

A. 嘱孕妇取左侧卧位　　　　B. 给予孕妇氧气吸入

C. 继续静脉滴注缩宫素　　　　D. 严密监测胎心音变化

E. 给予 5%碳酸氢钠静脉滴注纠正酸中毒

19. 新生儿,出生时重度窒息,经气管插管吸净羊水、黏液,并加压给氧,经抢救复苏后不正确的护理是

A. 注意保暖

B. 间断给氧

C. 静脉补液维持营养

D. 观察患儿面色、呼吸、心率、体温、出入量

E. 尽早哺乳

20. 助产士对孕妇进行产前检查时,要提醒注意胎儿宫内状况的是

A. NST 呈反应型　　　　　　B. 胎儿头皮血血气分析 pH>7.20

C. OCT 频发晚期减速　　　　D. 尿雌三醇急骤减少 10%~20%

E. 羊膜镜检查羊水混浊

A3 型题

(21~22 题共用题干)

刘女士,孕 1 产 0,孕 41 周,规律宫缩 18 小时新生儿娩出,新生儿娩出后 40 分钟,检查胎盘仍未剥离,突然大量出血,量约 300ml。

21. 本例的诊断是

A. 过期妊娠　　　　　　　　B. 产后出血　　　　　　　　C. 潜伏期延长

D. 胎盘滞留　　　　　　　　E. 宫缩乏力

22. 首选的处理措施是

A. 牵拉脐带　　　　　　　　B. 探查宫腔手取胎盘　　　　C. 压宫底

D. 按摩子宫　　　　　　　　E. 应用催产素

(23~25 题共用题干)

新生儿,出生 1 分钟,助产士对其进行评估时发现心率 70 次/分,呼吸弱而不规则,全身皮肤青紫,四肢肌张力松弛,刺激咽喉无反应。

23. 该新生儿 Apgar 评分应得

A. 1 分　　　　　　　　　　B. 2 分　　　　　　　　　　C. 3 分

D. 4 分　　　　　　　　　　E. 5 分

24. 对该新生儿进行复苏时,首选的护理措施是

A. 正压通气　　　　　　　　B. 清理呼吸道　　　　　　　C. 吸氧

D. 人工呼吸　　　　　　　　E. 胸外心脏按压

25. 复苏后的新生儿,助产士监护时需维持其肛温为

A. 20~22℃　　　　　　　　B. 25~27℃　　　　　　　　C. 28~30℃

D. 36.5～37℃   E. 32～35℃

A4 型题

（26～28 题共用题干）

徐女士,初产妇,宫内孕 40 周,规律宫缩 12 小时,娩出新生儿无呼吸,羊水Ⅱ度污染,四肢稍屈,肤色苍白。

26. 根据上述新生儿的状况,首先采取的措施是

A. 立即通知医生   B. 立即给予新生儿吸氧

C. 立即启动复苏程序   D. 立即听胎心

E. 立即给予新生儿药物治疗

27. 新生儿经初步复苏后,心率为 70 次/分,应首选的处理措施是

A. 清理呼吸道   B. 给予肾上腺素   C. 正压通气

D. 进行新生儿 Apgar 评分   E. 检查心肺功能

28. 新生儿经上述复苏后,心率为 50 次/分,应首选的处理措施是

A. 正压通气＋胸外按压   B. 检查血压   C. 给纳洛酮

D. 反复刺激   E. 血气分析

B 型题

（29～33 题共用备选答案）

A. 轻度新生儿窒息   B. 重度新生儿窒息   C. 急性胎儿宫内窘迫

D. 慢性胎儿宫内窘迫   E. 新生儿产伤

29. 胎儿娩出后 1 分钟仅有心跳而无呼吸,Apgar 评分 4～7 分为

30. 胎儿在宫内有缺氧现象,危及胎儿健康和生命,多发生在临产过程中为

31. 胎儿娩出后 1 分钟仅有心跳而无呼吸,Apgar 评分 0～3 分为

32. 胎儿在宫内有缺氧现象,危及胎儿健康和生命,多发生在妊娠期为

33. 与难产相伴,产科手术助产或分娩处理不当的新生儿可发生为

（34～36 题共用备选答案）

A. 30 次/分   B. 90 次/分   C. 120 次/分

D. 按压深度为胸骨前后径 1/3   E. 按压深度为胸骨前后径 1/2

34. 对窒息的新生儿进行正压通气＋胸外按压时,正压通气的频率为

35. 对窒息的新生儿进行正压通气＋胸外按压时,胸外心脏按压的频率应为

36. 助产士对新生儿进行胸外心脏按压时胸廓按下的深度为

二、名词解释

1. 胎儿宫内窘迫

2. 新生儿窒息

三、填空题

1. 急性胎儿宫内窘迫的表现有_____或_____,_____提示胎儿危险;辅助检查胎儿头皮血血气分析 pH _____,胎盘功能 24 小时 E_3 _____或 E/C _____,胎儿电子监护 NST 无反应型及 OCT(CST)出现_____或_____。

2. 新生儿窒息复苏可分为 4 个步骤:_____、_____、_____、_____。

3. 新生儿窒息复苏快速评估的内容_____、_____、_____、_____、

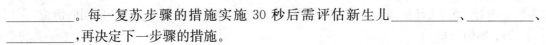

_____。每一复苏步骤的措施实施 30 秒后需评估新生儿_____、_____、
_____,再决定下一步骤的措施。

四、简答题

1. 简述急性胎儿宫内窘迫的护理要点。

2. 简述新生儿颅内出血的护理要点。

五、案例分析

1. 方女士,26 岁,孕 1 产 0,孕 39^{+2} 周,因"阵发性腹部疼痛 6 小时"住院分娩。腹部检查,骨盆外测量数值正常,胎方位 LOA,宫口开大 4cm 时,听诊胎心音 100 次/分;胎儿电子监护,胎心监测显示"晚期减速";检测胎儿头皮血,pH 值为 7.18。请问:

(1)临床诊断是什么?

(2)最恰当的处理措施是什么?

2. 新生儿,出生 1 分钟时,助产士对其进行评估,发现心率 80 次/分,呼吸微弱而不规则,四肢肌张力松弛,喉反射消失,全身皮肤青紫,躯干红。请问:

(1)该新生儿 Apgar 评分应得多少?

(2)应如何进行护理?

【参考答案】

一、选择题

1. B　2. C　3. C　4. E　5. C　6. A　7. A　8. D　9. D　10. C　11. B　12. C　13. E
14. E　15. B　16. A　17. A　18. C　19. E　20. C　21. D　22. B　23. B　24. B　25. D
26. C　27. C　28. A　29. A　30. C　31. B　32. B　33. E　34. A　35. B　36. D

二、名词解释

1. 是指胎儿在子宫内因急性或慢性缺氧危及胎儿健康和生命的综合症状。

2. 是指新生儿出生后 1 分钟,只有心跳而无呼吸或未建立规律呼吸的缺氧状态。

三、填空题

1. 胎心率>160bpm　<120bpm　胎心率<100bpm　<7.2　<10mg　<10　频发晚期减速　重度变异减速

2. 快速评估和初步复苏　正压通气和血氧饱和度检测　正压人工呼吸加胸外按压　给予药物

3. 新生儿是否足月　羊水是否清亮　是否有呼吸或哭声　肌张力是否好　肤色是否红润　呼吸　心率　肤色

四、简答题

1. 监护胎心、胎动及羊水;左侧卧位、吸氧、停止滴注缩宫素、遵医嘱用药等措施改善缺氧;宫口开全,胎头双顶径已达坐骨棘平面或以下,协助医生行阴道助产术;宫口未开全,估计在短时间内不能结束分娩者,迅速做好剖宫产术前准备。

2. ①监护患儿生命体征、神志、瞳孔变化、呼吸型态、肌张力及反射等;保持呼吸道通畅;观察有无惊厥。②遵医嘱治疗,如苯巴比妥钠、地西泮或水合氯醛、呋塞米(速尿)、20%甘露醇、维生素 K_1、酚磺乙胺(止血敏)、新鲜血或血浆、5%碳酸氢钠、恢复脑细胞功能的药物等;合理用氧;保证热量供给,注意患儿多有脑水肿,总液量按每日 60～80ml/kg 计算。

③患儿绝对静卧,头部抬高 15°~30°。若需将头偏向一侧时,整个身躯也应取同向侧位。

五、案例分析

1.(1)孕 1 产 0 孕 39^{+2} 周 LOA 临产;胎儿宫内窘迫。

(2)因产程还处在第一产程,宫口开大 4cm,短时间内不能结束分娩,故应立即采取剖宫产手术。应采取的护理措施:监护胎心、左侧卧位、吸氧(面罩或鼻导管吸氧,10L/分,30 分/次),迅速做好剖宫产术前准备。

2.(1)该新生儿 Apgar 评分应得:3 分。

(2)护理包括:①评估后立即初步复苏:保暖、置新生儿头轻度伸仰位(鼻吸气位)、擦干、触觉刺激呼吸;检测血氧饱和度。②正压通气(指征:60 次/分<新生儿心率<100 次/分,或持续中心性青紫)和血氧饱和度监测。③正压人工呼吸加胸外按压(指征:新生儿心率<60 次/分,继续正压人工呼吸并开始胸外按压)。④给予药物(指征:正压通气 30 秒后,新生儿心率仍低于 60 次/分,除继续正压通气加胸外按压外,并给予肾上腺素、扩容剂、纳洛酮等药物治疗)。复苏后的新生儿继续监护体温,保持新生儿呼吸道通畅,注意观察面色、呼吸、心率,早期发现并发症,保持新生儿安静,减少刺激,应延迟哺乳。

(赵凤霞)

第十四章 产褥期异常

第一节 产褥感染

产褥感染是指分娩期及产褥期生殖道受病原体侵袭,在产褥期引起的生殖器官局部或全身的感染性病变。产褥感染是常见的产后并发症,是产妇死亡的四大原因之一。产后 24 小时至产后 10 天内,每日用口表测量体温 4 次,有两次体温达到或超过 38℃者,称产褥病率。产褥感染是产褥病率最常见的原因,此外泌尿系感染、上呼吸道感染、急性乳腺炎等感染性疾病均可引起产褥病率。

感染途径分内源性感染与外源性感染。厌氧性链球菌和杆菌是产褥感染中最常见的病原体。

急性子宫内膜炎、子宫肌炎为产褥感染最常见的病理类型,两者常伴发。子宫内膜炎宫底压痛,子宫复旧不良,恶露多,混浊有臭味。子宫肌炎体温可高达 40℃,头痛、脉速,血白细胞增多。急性盆腔结缔组织炎、急性输卵管炎表现为持续高热、寒战,全身不适,子宫复旧差,一侧或双侧下腹痛。严重者侵及整个盆腔,可形成"冰冻骨盆",全腹压痛,输卵管增粗或呈腊肠状肿块。急性盆腔腹膜炎及弥漫性腹膜炎全身中毒症状,如寒战、高热,全腹剧痛,伴呕吐、腹胀。腹部压痛、反跳痛明显伴腹肌紧张。血栓性静脉炎可表现患肢持续性疼痛、肿胀、皮肤发白,习称"股白肿"。

半卧位或将床头抬高以利恶露排出和盆腔炎症局限,增强营养,必要时少量输血,纠正贫血,提高机体抵抗力。保持外阴清洁、干燥,取健侧卧位。

首选广谱高效抗生素,严格遵守药物配伍原则,使用前认真做好药敏试验,根据药敏结果选用有效抗生素控制感染。重症者必要时短期加用肾上腺糖皮质激素,提高机体应激能力。注意抗生素使用的时间间隔,维持血液中有效药物浓度。

第二节 晚期产后出血

晚期产后出血是指分娩 24 小时后,在产褥期内发生的子宫大量出血,又称产褥期出血。产后 1~2 周发病最常见,亦有迟至产后 6 周发病。

引起晚期产后出血的主要原因有:胎盘胎膜残留、蜕膜残留、子宫胎盘附着面感染或复旧不全、感染、剖宫产术子宫切口裂开,其中胎盘胎膜残留是引起阴道分娩后晚期产后出血的最常见原因。

胎盘、胎膜残留多发生于产后 10 日左右,残留的胎盘组织发生变性、坏死、机化、形成胎盘息肉,当坏死组织脱落时,暴露基底部血管,引起大出血。临床表现为血性恶露持续时间延长,以后反复出血或突然大量流血。检查发现子宫复旧不全,宫口松弛,有时可触及残留组织。

密切观察生命体征、子宫复旧、阴道出血情况,一旦阴道出血增多及时通知医生,并做好抢救失血性休克准备。配合医生查明出血原因,尽快控制出血,预防感染。

第三节 产后抑郁症

产后心理异常包括产后忧郁、产后抑郁症和产后精神病 3 种类型。

1. 产后忧郁 最常见的是情绪不稳的欣快感和痛苦之间的复杂情绪、食欲缺乏和记忆力减退等,在产后 1~2 周会自然消失。产后忧郁不是疾病,不需要药物治疗。

2. 产后抑郁症 一小部分产妇产后持续存在情绪低落,是分娩后由于生理和心理因素造成的抑郁症,加强妊娠期、分娩期及产褥期的健康教育,包括产后期以及新生儿和婴幼儿保健,可有效地预防重度产后抑郁症的发生。对于中重度产后抑郁、焦虑患者,可给予药物干预。

3. 产后精神病 产后精神病是一种严重的精神错乱状态,发生率占分娩妇女的 1‰~2‰,多发生在产后数天至 4~6 周,这是与分娩相关的最严重的精神疾病。可包括不能休息、烦躁、失眠、幻想、幻觉、思维障碍、错乱行为和退缩行为等。需要药物治疗,更要给予心理安抚和日常生活方面无微不至的关怀。

【自测题】

一、选择题

A1 型题

1. 产褥感染的病因,错误的是

A. 产道本身存在细菌

B. 妊娠末期性交、盆浴

C. 医务人员的手、呼吸道以及各种手术器械的接触

D. 催产素的使用

E. 急性输卵管炎

2. 产褥异常表现是

A. 产后 12 小时体温 37.8℃

B. 产后 3 日下腹部阵痛,有时需要服用止痛药

C. 产后 4 日仍为血性恶露

D. 经阴道分娩的产妇,产后 15 日宫底在耻上一横指

E. 产后 2 日产后宫缩痛

3. 产褥感染中最常见的是

A. 急性输卵管炎　　　　　B. 急性外阴炎　　　　　C. 急性盆腔结缔组织炎

D. 急性子宫内膜炎　　　　E. 宫颈炎

4. 有关产褥感染的处理原则,错误的是

A. 选用有效的抗生素　　　　B. 改善全身一般情况

C. 半卧位以利引流　　　　　D. 禁用宫缩剂,避免感染扩散

E. 产后 3 天下腹部阵痛,有时需要服用止痛药

5. 引起产褥感染最常见的病原菌是

A. 产气荚膜杆菌　　　　　B. 大肠埃希菌　　　　　C. 厌氧性链球菌

D. 金黄色葡萄球菌　　　　E. 需氧菌

6. 产褥感染的描述,正确的是

A. 指产后生殖器官及全身感染

B. 指产后发热

C. 指产后 24 小时至 10 日内发热

D. 指分娩时及产褥期生殖道受病原体感染,引起局部和全身的炎症变化

E. 乳腺炎也属于产褥感染

7. 产褥感染中最常见的类型是

A. 急性外阴炎及阴道炎　　B. 急性子宫内膜炎　　　C. 急性输卵管炎

D. 急性盆腔结缔组织炎　　E. 急性血栓性静脉炎

8. 产褥感染产妇应取

A. 左侧卧位　　　　　　　B. 右侧卧位　　　　　　C. 半坐卧位

D. 患侧卧位　　　　　　　E. 健侧卧位

9. 产褥感染的护理,错误的是

A. 保证产妇充分休息和睡眠

B. 保持床单及衣物清洁,促进舒适

C. 产妇平卧位,臀部抬高

D. 做好病情观察与记录

E. 正确执行医嘱,注意抗生素使用的间隔时间

10. 在产褥感染中可形成"股白肿"的是

A. 急性子宫内膜炎　　　　B. 急性输卵管炎　　　　C. 急性盆腔腹膜炎

D. 急性盆腔结缔组织炎　　E. 下肢血栓性静脉炎

11. 不属于产褥感染来源的是

A. 妊娠晚期性交　　　　　B. 医务人员手被污染

C. 污染的产科手术器械　　　D. 产妇阴道或肠道寄生的细菌

E. 产后应用缩宫素

12. 产褥感染产妇健康教育,错误的是

A. 注意饮食营养　　　　　　B. 充分休息,适当活动

C. 根据病情可自行用药解决　D. 保持会阴清洁

E. 宣传有关新生儿护理知识

13. 异常产褥的表现是

A. 产后 2 天下腹部阵缩痛,不需服止痛药

B. 产后 3 天仍为血性恶露

C. 产后 20 小时体温 37.9℃

D. 产后第 10 天浆液性恶露

E. 产后半个月,子宫底脐下一横指

14. 产褥感染的护理措施,错误的是

A. 感染者可不必隔离,母婴同床

B. 半坐卧位,以利恶露引流

C. 严密观察生命体征

D. 注意口腔、皮肤的清洁护理

E. 保持会阴清洁

15. 外源性产褥感染的主要致病菌是

A. 厌氧芽孢梭菌　　　　B. 金黄色葡萄球菌　　　　C. 需氧性链球菌

D. 消化链球菌和消化球菌　E. 类杆菌属

16. 产褥期抑郁症的诊断依据中必备的是

A. 失眠　　　　　　　　B. 精神运动性阻滞

C. 情绪抑郁　　　　　　D. 遇事皆感毫无意义或自罪感

E. 疲劳或乏力

A2 型题

17. 张女士,初产妇,从分娩后第 2 天起,持续 3 天体温在 37.5℃左右,子宫收缩好,无压痛,会阴伤口红肿、疼痛,恶露淡红色,无臭味,双乳软,无硬结。发热的原因最可能是

A. 会阴伤口感染　　　　B. 乳腺炎　　　　　　C. 产褥感染

D. 上呼吸道感染　　　　E. 乳头皲裂

18. 李女士,足月产后 3 天,出现下腹痛,体温不高,恶露多,有臭味,子宫底脐上一指,子宫体软,本例为

A. 子宫内膜炎　　　　　B. 子宫肌炎　　　　　C. 盆腔结缔组织炎

D. 急性输卵管炎　　　　E. 急性外阴炎

19. 白女士,25 岁,孕 2 产 1,足月妊娠,胎膜早破,自然分娩后第 3 天,体温 38.8℃,下腹痛,恶露血性、浑浊、有臭味,宫底平脐,宫旁压痛,白细胞 15.8×10^9/L,中性粒细胞 80%,最可能的诊断是

A. 急性宫颈　　　　　　B. 急性子宫内膜炎及子宫肌炎

C. 急性输卵管炎　　　　D. 急性盆腔腹膜炎

E. 急性外阴炎

20. 王女士,28岁,产后8日,发热、腹痛5日入院。体温39.2℃,血压110/85mmHg,急性痛苦病容,下腹压痛。妇科检查:子宫如妊娠4个月大,触痛明显。子宫左侧触及一拳大、有压痛实性包块。本病例应诊断为产褥感染中的

    A. 急性子宫内膜炎   B. 急性子宫肌炎   C. 急性子宫结缔组织炎

    D. 弥漫性腹膜炎   E. 急性外阴炎

21. 刘女士,25岁,4日前在家分娩,手取胎盘完整娩出,阴道流血约400ml。术后口服消炎药。自昨晨起寒战,体温达39.4℃,呈弛张热型。妇检:下腹有压痛,附件区扣及边缘不整包块。本例应诊断为

    A. 急性子宫内膜炎   B. 急性子宫肌炎

    C. 急性输卵管炎   D. 急性盆腔结缔组织炎

    E. 急性外阴炎

22. 徐女士,27岁,初产妇,产后4日出现下腹痛、低热,恶露量多,臭味明显,子宫平脐,下列诊断符合实际的是

    A. 急性子宫内膜炎   B. 急性子宫肌炎   C. 急性盆腔结缔组织炎

    D. 盆腔腹膜炎   E. 急性外阴炎

23. 陈女士,正常产后第2天,乳房胀满而痛,无红肿,乳汁少,诉下腹部疼痛、伴低热。解决方法首选

    A. 芒硝敷乳房   B. 生麦芽煎汤喝   C. 用吸奶器吸乳

    D. 让新生儿多吸吮乳头   E. 少喝汤水

24. 徐女士,自然分娩后3天,出现下腹痛,体温高达39.5℃,恶露多有臭味,子宫底平脐,子宫体软,无压痛,最可能的诊断是

    A. 急性子宫内膜炎   B. 急性盆腔结缔组织炎   C. 急性子宫肌炎

    D. 急性盆腔腹膜炎   E. 急性输卵管炎

25. 聂女士,孕2产1,妊娠39周,胎膜早破4天临产入院。因第二产程延长行胎头吸引术,产后第4天出现高热,体温39℃,宫底脐上一横指,恶露血性混浊有臭味,白细胞计数升高,以下护理不正确的是

    A. 帮助产妇做好会阴护理,及时更换会阴垫

    B. 立即给予药物降温

    C. 做好病情观察与记录

    D. 产后遵医嘱使用广谱抗生素

    E. 保证产妇充分休息和睡眠

26. 左女士,28岁,初产妇,妊娠40周,胎膜早破,家中分娩26小时未成功,来医院行子宫下段剖宫产,分娩一女活婴,术中见羊水混浊,有臭味,术后发热7天,剖宫产19天后阴道突然出现多量流血,最可能的病因是

    A. 胎盘胎膜残留

    B. 蜕膜残留

    C. 子宫胎盘附着面感染或复旧不全、感染

    D. 剖宫产术子宫切口裂开

E. 黏膜下肌瘤

27. 高女士，27岁，初产妇，半个月前经阴道自然分娩，产后出血量约700ml，未输血。至今恶露量多，有臭味。查宫底在耻骨联合上2cm，有压痛。妇科检查：子宫左侧触及6cm×7cm×5cm有压痛肿块。不正确的处理方法是

  A. 取宫腔分泌物做细菌培养　　B. B超检查　　　　　C. 静脉滴注广谱抗生素

  D. 急查白细胞总数及分类　　E. 行剖腹探查

A3型题

（28～30题共用题干）

王女士，孕2产1，孕38周，阵发性腹痛14小时，因第二产程延长胎儿宫内窘迫而行胎头吸引术，产后出血约450ml，产后第3天体温39℃，宫底脐下一指，子宫有触痛，恶露血性有臭味，白细胞计数升高。

28. 该患者首要的护理诊断是

  A. 自理缺陷　　　　　B. 活动无耐力　　　　　C. 腹痛

  D. 体温过高　　　　　E. 母乳喂养中断

29. 护理措施中，错误的是

  A. 多饮水，给予易消化的饮食

  B. 卧床休息，取半坐卧位

  C. 注意恶露的量、颜色、气味

  D. 遵医嘱给予足量、高效抗生素

  E. 多下床活动，以利恢复健康

30. 最主要的护理措施是

  A. 给予高蛋白饮食

  B. 每天2次擦洗外阴

  C. 按医嘱静脉滴注敏感高效抗生素

  D. 协助医生切除子宫

  E. 局部用50%硫酸镁湿热敷

（31～32题共用题干）

戴女士，26岁，4日前在家分娩，手取胎盘完整娩出，阴道流血约400ml。术后口服甲硝唑。自昨晨起寒战后高热达39.4℃，呈弛张热型，恶露量多且臭味明显，检查下腹压痛明显，盆腔触及边缘不整形肿块。

31. 最可能的诊断为

  A. 急性子宫内膜炎　　　B. 急性子宫肌炎　　　　C. 急性输卵管炎

  D. 急性盆腔结缔组织炎　　E. 急性盆腔腹膜炎

32. 初步判断该患者其病原体是

  A. 以大肠埃希菌为主　　　B. 以金黄色葡萄球菌为主

  C. 以β溶血性链球菌为主　　D. 以沙眼衣原体为主

  E. 以厌氧链球菌及大肠埃希菌为主

（33～34题共用题干）

杨女士，25岁初产妇，10日前在家分娩，产后出现持续血性恶露，无异味，1日前出现阴

道流血量增多,约 500ml,无寒战高热,查体子宫如妊娠 4 个月大,质软,压痛不明显,宫口容 2 指。

33. 患者晚期产后出血的最可能原因是

A. 子宫内膜炎　　　　　　　B. 蜕膜残留　　　　　　　　C. 子宫黏膜下肌瘤

D. 胎盘胎膜残留　　　　　　E. 子宫复旧不良

34. 不恰当的处理是

A. 广谱抗生素预防感染　　　B. 加用宫缩剂　　　　　　　C. 积极准备下行清宫术

D. 子宫切除术　　　　　　　E. 支持治疗

(35～37 题共用题干)

左女士,27 岁产妇,10 日前经阴道分娩,产后出血约 650ml,未输血。现低热,恶露多有臭味,查子宫约妊娠 10 个月大,有明显压痛,双合诊触及子宫左侧 6cm×7cm×8cm,有明显压痛、质软包块,界限不清。

35. 最可能的诊断应是

A. 急性子宫内膜炎　　　　　B. 急性子宫肌炎　　　　　　C. 急性盆腔结缔组织炎

D. 急性盆腔腹膜炎　　　　　E. 弥漫性腹膜炎

36. 最主要的病原菌应是

A. 金黄色葡萄球菌　　　　　B. 类杆菌属　　　　　　　　C. β 溶血性链球菌

D. 沙眼衣原体　　　　　　　E. 厌氧革兰氏阳性球菌

37. 不恰当的处理是

A. B 超检查盆腔　　　　　　　B. 取宫腔分泌物行细菌培养

C. 静脉滴注广谱抗生素　　　　D. 肌内注射缩宫素增强宫缩

E. 立即刮宫清除残留胎盘

B 型题

(38～39 题共用备选答案)

A. 急性子宫颈炎　　　　　　B. 急性子宫内膜炎　　　　　C. 下肢血栓性静脉炎

D. 急性输卵管炎　　　　　　E. 急性盆腔腹膜炎

38. 产后 2 周出现下肢疼痛、水肿、皮肤发白,最可能的诊断是

39. 患者产后表现寒战、高热,下腹疼痛,检查:子宫旁一侧附件增厚,明显压痛,最可能的诊断是

(40～43 题共用备选答案)

A. 消化链球菌　　　　　　　B. β 溶血性链球菌　　　　　C. 大肠埃希菌属

D. 金黄色葡萄球菌　　　　　E. 类杆菌属

40. 引起外源性产褥感染主要致病菌应是

41. 常和厌氧菌一起引起混合感染的致病菌应是

42. 能加速血液凝固引起感染邻近部位血栓静脉炎的致病菌应是

43. 易对青霉素耐药的致病菌应是

(44～45 题共用备选答案)

A. 急性子宫内膜炎、子宫肌炎

B. 血栓性静脉炎

C. 急性盆腔腹膜炎

D. 脓毒血症

E. 急性盆腔结缔组织炎

44. 产后 5 日,体温 37.7℃,恶露增多且有臭味,下腹疼痛及压痛,应为

45. 产后 10 日,寒战后高热,左下肢持续性疼痛伴水肿,皮肤发白,应为

二、名词解释

1. 产褥感染

2. 产褥病率

3. 晚期产后出血

三、填空题

1. 产褥感染时,累及下肢静脉,形成血栓静脉炎,使血液回流受阻,引起下肢水肿,皮肤发白,习称"＿＿＿＿＿＿＿＿"。

2. 晚期产后出血是指分娩＿＿＿＿＿＿＿＿小时后,在产褥期内发生的子宫大量出血。又称＿＿＿＿＿＿＿＿。

3. 产后心理异常包括＿＿＿＿＿＿＿＿、＿＿＿＿＿＿＿＿、＿＿＿＿＿＿＿＿ 3 种类型。

4. 产后忧郁在产后＿＿＿＿＿＿＿＿周会自然消失。不是疾病,不需要药物治疗。

5. 产褥感染的来源有＿＿＿＿＿＿＿＿和＿＿＿＿＿＿＿＿。

四、简答题

1. 产褥感染与产褥病率的含义有何不同?

2. 试述产褥感染的来源及病原体种类。

3. 产褥感染有哪些类型?

4. 何谓晚期产后出血? 主要原因有哪些?

5. 试述产褥期抑郁症的药物选择。

五、案例分析

1. 张女士,孕 39^{+4} 周,因"臀位,胎膜早破"行剖宫产分娩一活女婴,新生儿体重 3.4kg,Apgar 评分 10 分,胎盘胎膜娩出完整,无胎盘胎膜粘连,手术顺利。术后第 2 天,体温 37℃,子宫脐上 2 指,血性恶露,恶露量中等。术后 5 天出院。出院后一直阴道不规则流血,褐色,自诉无异味,淋漓不尽,量少。术后 12 天突然出现阴道大量流血,伴血块,暗红色,量约 500ml,急诊以"晚期产后出血,失血性贫血"收入院。请问:

(1)该产妇的护理诊断/问题有哪些?

(2)为预防感染,应做好哪些护理措施?

2. 王女士,30 岁,以"G_2P_1 孕 40 周待产;胎膜早破"诊断入院。临产进入第二产程,发现胎儿呈持续性枕后位,胎头吸引术助产,产后出血不多。产后第 6 天体温为 37.8～38.6℃,两乳房稍胀,无肿块,宫底脐下 1cm,轻压痛,血性恶露,量多有臭味,会阴切开伤口已愈合。请问:

(1)该产妇的主要病因是什么?

(2)目前该产妇的主要护理诊断/问题是什么?

(3)针对护理诊断/问题应给予哪些护理措施?

【参考答案】

一、选择题

1. D 2. D 3. C 4. D 5. C 6. D 7. B 8. C 9. C 10. E 11. E 12. C 13. E
14. A 15. C 16. C 17. C 18. A 19. C 20. C 21. D 22. A 23. D 24. A 25. B
26. D 27. E 28. D 29. E 30. C 31. D 32. E 33. D 34. D 35. C 36. E 37. E
38. C 39. D 40. B 41. C 42. E 43. D 44. A 45. B

二、名词解释

1. 是指分娩期及产褥期生殖道受病原体侵袭,在产褥期引起的生殖器官局部或全身的感染性病变。

2. 是指产后24小时至产后10天内,每日用口表测量体温4次,有两次体温达到或超过38℃者。产褥感染是产褥病率最常见的原因。

3. 是指分娩24小时后,在产褥期内发生的子宫大量出血,又称产褥期出血。

三、填空题

1. 股白肿

2. 24 产褥期出血

3. 产后忧郁 产后抑郁症 产后精神病

4. 1~2

5. 内源性感染 外源性感染

四、简答题

1. 产褥感染是指分娩时及产褥期生殖道受病原体侵袭,引起局部或全身的感染。产褥病率是指分娩24小时以后的10日内,每日用口表测体温4次,间隔时间4小时,有2次≥38℃。可见两者含义不同,产褥病率常由产褥感染引起,但也可由生殖道以外的泌尿系统感染、乳腺炎、上呼吸道感染等原因所致。

2. 产褥感染的来源有内源性感染(孕妇生殖道寄生的病原体,当出现感染诱因时可致病)和外源性感染(由被污染的衣物、用具、各种手术器械等接触孕妇后造成感染)两类。病原体种类有β溶血性链球菌、大肠埃希菌、金黄色葡萄球菌、厌氧性链球菌及厌氧类杆菌等。

3. 产褥感染在临床上可表现为急性外阴、阴道、宫颈炎,急性子宫内膜炎、子宫肌炎,急性盆腔结缔组织炎、急性输卵管炎,急性盆腔腹膜炎及弥漫性腹膜炎、血栓静脉炎、脓毒血症及败血症。

4. 晚期产后出血是指分娩24小时后,在产褥期内发生的子宫大量出血,以产后1~2周发病最常见,也有迟至6周发病者。主要原因有胎盘胎膜残留、蜕膜残留、子宫胎盘附着面感染或复旧不全、子宫下段剖宫产横切口裂开等。

5. 对于中重度产后抑郁、焦虑患者,可给予药物干预。应用抗抑郁药,主要选择5-羟色胺再吸收抑制剂和三环类抗抑郁药,如帕罗西丁、舍曲林、氟西丁、阿米替林等。

五、案例分析

1. (1)该产妇的护理诊断/问题:恐惧、有感染的危险、组织灌注量不足。

(2)为预防感染,应做好护理措施:

1)密切观察生命体征、子宫复旧、阴道出血情况,一旦阴道出血增多及时通知医生,并做好抢救失血性休克准备。

2)配合医生查明出血原因,尽快控制出血。遵医嘱进行相关检查,查明出血原因,并配合医生采取止血措施,一旦出现失血性休克,应积极配合医生输液、输血、补充血容量,保留静脉输液通路。

3)指导产妇加强营养,多吃含蛋白质、含铁食物,注意休息,避免过劳。教会产妇按摩子宫的方法,指导产妇自我检查子宫复旧的方法,学会观察恶露的变化。提倡母乳喂养,督促产妇早期下床活动,以促进子宫复旧。

2.(1)主要病因是:急性子宫内膜炎、子宫肌炎。

(2)目前该产妇的主要护理诊断/问题:焦虑、体温过高、舒适的改变、疼痛。

(3)护理措施:

1)生活护理:解释疾病产生的原因,取半卧位或将床头抬高以利恶露排出和盆腔炎症局限,增强营养,提高机体抵抗力。

2)疼痛、高热的护理:协助患者采取舒适的体位。体温高采取有效的物理降温措施,鼓励产妇多饮水,遵医嘱补液,促进毒素排泄,认真记出入量,维持机体水、电解质平衡,并做好口腔护理和皮肤的清洁护理。

3)遵医嘱应用抗生素:首选广谱高效抗生素,严格遵守药物配伍原则,使用前认真做好药敏试验,根据药敏结果选用有效抗生素控制感染。

（刘　慧）

第十五章 | 产科常用手术及护理配合

【学习目标】

1. 掌握会阴切开缝合术的适应证、禁忌证、注意事项及护理措施。
2. 熟悉胎头吸引术、低位产钳术、臀位牵引术、剖宫产术、人工剥离胎盘术的适应证、禁忌证、注意事项及护理措施。
3. 熟练掌握会阴切开缝合术的手术步骤。
4. 学会胎头吸引术、低位产钳术、臀位牵引术、剖宫产术、人工剥离胎盘术的手术配合。
5. 对产妇要有爱心、同情心,语言要亲切,能取得产妇的信任和合作。

【重点提示】

第一节 会阴切开缝合术

会阴切开缝合术目的是避免严重会阴裂伤,减轻分娩时的阻力,有利于胎儿娩出,缩短第二产程。临床上多采用会阴侧斜切开术。

适应证:①分娩时可能引起会阴严重裂伤者;②初产妇行阴道助产术者;③为缩短第二产程者;④预防早产儿颅内出血。

禁忌证:①估计不能经阴道分娩的难产;②生殖器疱疹等不宜经阴道分娩者;③会阴条件好;④出血倾向难以控制者;⑤不经阴道分娩或拒绝接受手术干涉者。

操作步骤:产妇取膀胱截石位,外阴消毒、铺巾、麻醉,切开会阴,缝合会阴,肛查。

注意事项:①会阴切开时间应在预计胎儿娩出前5～10分钟,不宜过早,于宫缩同时会阴切开;②会阴切开时剪刀刃应与皮肤垂直,一次全层剪开,黏膜、肌层与皮肤切口长度应一致;③缝合阴道黏膜时注意不能穿透直肠黏膜,缝合时注意勿留死腔,层次清楚,切口对合整齐,缝线不可过紧。

护理措施:①术后5日内用碘伏棉球擦洗外阴,2次/日,大小便后及时擦洗外阴,平时勤更换会阴垫。②术后如产妇会阴伤口疼痛剧烈或有肛门坠胀感,应及时报告医生,检查阴道及会阴伤口有无血肿;如无血肿,产妇感觉会阴伤口胀痛,可遵医嘱24小时内冷敷或95%乙醇湿敷,24小时后可用50%硫酸镁湿热敷或红外线照射。③术后如出现会阴伤口红、肿、热、硬结或针眼渗出脓性分泌物,应配合医生及时拆线、清创、换药等处理;如会阴伤口感染及愈合不良,可于产后7～10日起给予高锰酸钾溶液坐浴。④术后嘱产妇多向健侧卧位;正常愈合伤口3～5天拆线,并记录拆线情况。

第二节　胎头吸引术

胎头吸引术是将胎头吸引器置于胎头上,形成一定负压后吸住胎头,按胎头娩出机制,通过牵引协助胎头娩出的手术。

适应证:①缩短第二产程或轻度胎儿宫内窘迫需尽快结束分娩者;②持续性枕横位或枕后位须作胎头旋转并牵引胎头助产者。

禁忌证:①头盆不称,胎位异常(颜面位、额先露、横位、臀位等)。②产道畸形、阻塞,子宫颈癌。③子宫脱垂手术后,尿瘘修补术后。

操作步骤:检查器械;产妇取膀胱截石位,消毒、铺巾、排空膀胱;阴道检查;会阴切开;放置胎头吸引器;抽吸负压;牵引吸引器;解除吸引器负压协助娩出胎儿。

注意事项:①严格掌握适应证;②吸引器必须放置正确,避开囟门;③牵引时用力要均匀,按正常胎头分娩机制辅助牵引,切忌左右摇晃,切勿用力过大;④牵引时如有漏气或脱落,应查找其原因,吸引器放置一般不超过 2 次,牵引时间一般主张 10～15 分钟,全部牵引时间不宜超过 20 分钟;⑤术后常规给予抗生素预防感染。

护理措施:做好术前用物、产妇及抢救新生儿窒息的各项准备,积极协助医师完成操作过程。胎儿娩出后及时清理呼吸道。观察新生儿有无产伤,如头皮损伤、头皮血肿及颅内出血等,有异常及时配合医生处理。产后仔细检查软产道,如有裂伤及时缝合。

第三节　低位产钳术

产钳术是用产钳牵引胎头,协助胎儿娩出的手术。产钳术分为低位产钳、中位产钳和高位产钳。目前我国绝大部分采用低位产钳术助产。

适应证:①同胎头吸引术;②胎头吸引术失败者或产妇昏迷不能增加腹压者;③臀位分娩后出胎头困难者;④面先露(颏前位)娩出困难者。

禁忌证:①绝对和相对头盆不称,胎头未衔接,胎方位异常,如颏后位、额先露、高直位、横位等;②严重胎儿宫内窘迫,估计短时间内不能经阴道结束分娩者;③畸形儿、死胎应采取毁胎术;④宫口未开全。

操作步骤:检查器械、摆好体位、消毒、铺单、排空膀胱、检查阴道、切开会阴等步骤同胎头吸引术,放置产钳、合拢产钳、检查钳叶位置、试牵产钳、牵引、取下产钳协助胎儿娩出等。

注意事项:①术前必须查清胎方位;②牵拉产钳时用力要均匀;③当胎头额部外露时立即停止用力;④胎盘娩出后,检查软产道有无裂伤,有裂伤给予缝合。

护理措施:同胎头吸引术,尤应注意:①新生儿面部软组织损伤、眼球压伤、颅内出血等产伤的检查及处理;②预防产后出血;③仔细缝合会阴侧斜切伤口;④预防产后尿潴留。

第四节　臀位牵引术

臀位牵引术围生儿死亡率远高于头位分娩,臀位牵引术需严格掌握适应证,可避免和减少并发症的发生。

适应证：①胎儿宫内窘迫或脐带脱垂者；②第二产程延长，胎儿肢体已在盆底但仍不能自然娩出者；③有严重合并症必须立即结束分娩者；④双胎妊娠，已娩出第一胎，第二胎娩出困难者；⑤横位或其他异常胎位行内倒转胎位术术后宫口已开全，继以牵引胎足娩出胎儿者。

禁忌证：①骨盆明显狭窄或畸形；②胎儿体重在 3500g 以上；③胎头仰伸，不完全臀位；④胎臀高浮者；⑤高龄初产，瘢痕子宫，患有严重妊娠合并症和妊娠并发症者。

操作步骤：产妇取膀胱截石位、消毒、铺巾、导尿，阴道检查明确是否符合手术条件，麻醉、会阴切开、牵出下肢及胎臀、牵出胎肩及上肢、牵出胎头等。

注意事项：①术前应充分考虑适应证和必备条件；②操作者遵循操作步骤，按分娩机制娩出胎儿，避免暴力造成产伤；③脐部至胎头娩出不宜超过 8 分钟；④术中发现胎头畸形娩出困难，或胎儿死亡，应改行穿颅术。

护理措施：①第二产程应及时做好导尿、麻醉、会阴侧斜切开术及抢救新生儿的准备；配合助产者严格按照臀位牵引操作规程帮助胎儿娩出；积极抢救新生儿。第三产程注意子宫收缩、胎盘剥离及阴道出血情况，分娩结束后需详细记录产程。②注意观察并发症的发生，余护理同产钳术。

第五节　剖宫产术

剖宫产术是指妊娠≥28 周，切开腹壁及子宫壁取出胎儿及其附属物的手术。

适应证：①母体方面：产道、产力、胎位异常者，产前出血（前置胎盘、胎盘早剥等）、子宫有瘢痕、先兆子宫破裂征象者，产妇合并心脏病、糖尿病、妊娠期高血压疾病等疾病未能控制者，引产或阴道助产失败者；②胎儿方面：胎儿宫内窘迫不能在短时间内经阴道分娩者，胎儿珍贵（如试管婴儿）和双胎妊娠适当放宽指征。

剖宫产术式有：子宫下段剖宫产、新式剖宫产术、子宫体部剖宫产、腹膜外剖宫产、剖宫产子宫切除术。

护理措施：①术前准备：备皮、留置导尿管、药物过敏试验，测量产妇生命体征、复核各项辅助检查结果、核实交叉配血情况，术前 4 小时禁用呼吸抑制剂，腹部消毒前复查胎心并记录，做好新生儿抢救准备。②术后护理：全麻患者专人护理，去枕平卧，头转向一侧，及时清除呼吸道分泌物；硬膜外麻醉患者，平卧 6 小时；术后 12～24 小时改半卧位，2～3 天可坐起，协助患者早活动；观察生命体征、阴道流血、子宫收缩及腹部切口情况；保持输液管、导尿管通畅，术后 24 小时拔除尿管；遵医嘱给予补液及止痛、缩宫素、抗生素等药物；指导新生儿早接触、早吸吮乳头，做好乳房护理；术后 6～12 小时进流质饮食，以后根据胃肠功能恢复情况，改半流质及普通饮食；指导产妇产后 6 周内禁止性生活，术后应至少避孕 2 年方可再孕。

第六节　人工剥离胎盘术

人工剥离胎盘术是指用手剥离并取出滞留于子宫腔内胎盘的手术。

适应证：①胎儿娩出后，不到 30 分钟出血量已达 200ml 者。②胎儿娩出后 30 分钟，经一般处理，胎盘仍未排出者。③某些难产手术，胎儿娩出后，需立即娩出胎盘者。

操作步骤：产妇取膀胱截石位，排空膀胱；术者一手伸入宫腔，触及胎盘边缘，以手掌的尺侧缘做钝性剥离，将剥离后的胎盘握在手掌中取出；检查胎盘胎膜完整性。

注意事项：①徒手剥离胎盘应一次完成，避免增加感染机会。②剥离时应触摸清胎盘与子宫壁接触面，切忌强行剥离和抓挖子宫壁，防止穿破子宫壁。如发现胎盘与子宫壁之间无明显界限，应考虑胎盘植入，立即停止操作，必要时行子宫切除术。③术后注射缩宫素预防产后出血，给予抗生素预防感染。

护理措施：术中严密观察产妇生命体征、阴道出血、子宫收缩情况，及时做好输血准备；遵医嘱给予抗生素和缩宫素治疗。

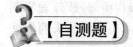

【自测题】

一、选择题

A1 型题

1. 下列不是会阴切开指征的是

A. 胎儿宫内窘迫　　　　B. 初产妇臀位分娩　　　　C. 早产

D. 外阴水肿　　　　　　E. 漏斗骨盆

2. 下列不具备行胎头吸引术助产条件的是

A. 宫口开全　　　　　　B. 头盆相称

C. 胎膜早破　　　　　　D. 查胎头双顶径在坐骨棘上 2cm

E. 胎心音尚好

3. 关于产钳术的操作错误的是

A. 术前常规导尿

B. 会阴阻滞麻醉

C. 牵引产钳时用力要均匀

D. 阻力大时钳柄可以边摇边拉

E. 合拢钳锁时检查钳叶位置

4. 臀位分娩中可发生的并发症有

A. 脐带脱垂　　　　　　B. 软产道裂伤和血肿　　　　C. 新生儿颅内出血

D. 新生儿骨折及脱臼　　E. 以上都是

5. 会阴切开缝合术后产妇休息时宜采取的体位是

A. 平卧位　　　　　　　B. 半卧位　　　　　　　　C. 健侧卧位

D. 伤口侧卧位　　　　　E. 俯卧位

6. 行胎头吸引术助产牵引时间一般不宜超过

A. 5 分钟　　　　　　　B. 10 分钟　　　　　　　　C. 15 分钟

D. 20 分钟　　　　　　 E. 25 分钟

7. 剖宫产术后可以改为半卧位的时间是

A. 6 小时　　　　　　　B. 8 小时　　　　　　　　C. 10 小时

D. 24 小时　　　　　　 E. 36 小时

8. 胎头吸引术在牵引过程中如有滑脱重新放置应不超过

A. 1 次　　　　　　　　B. 2 次　　　　　　　　C. 3 次

D. 4 次　　　　　　　　E. 5 次

9. 剖宫产术产妇再次怀孕前应至少避孕

A. 半年　　　　　　　　B. 1 年　　　　　　　　C. 2 年

D. 3 年　　　　　　　　E. 4 年

10. 下列剖宫产术后护理措施错误的是

A. 术后平卧，次日改半卧位

B. 术后 12 小时内密切注意阴道出血情况

C. 术后立即拔导尿管

D. 保持外阴清洁

E. 术后 2 天可坐起

11. 会阴切开缝合术的适应证是

A. 分娩时可能引起会阴严重裂伤者

B. 初产妇行阴道助产术

C. 缩短第二产程

D. 预防早产儿颅内出血

E. 以上均是

12. 产钳术助产应注意检查新生儿产伤的是

A. 面部软组织损伤　　　　B. 眼球压伤　　　　　　C. 颅内出血

D. 耳廓压伤　　　　　　　E. 以上均是

13. 会阴侧切缝合术的禁忌证错误的是

A. 估计不能经阴道分娩的难产

B. 生殖器疱疹等不宜经阴道分娩

C. 头盆不称

D. 出血倾向难以控制

E. 不经阴道分娩

14. 关于会阴侧切缝合术的描述错误的是

A. 会阴切开时间应在预计胎儿娩出前 5～10 分钟

B. 会阴切开应与宫缩同时进行

C. 会阴切开时剪刀刃应与皮肤垂直

D. 会阴切开时应一次全层剪开黏膜、肌层与皮肤

E. 会阴切口长度应外层长，内层短

15. 胎头吸引术的适应证错误的是

A. 为缩短第二产程者

B. 轻度胎儿宫内窘迫需尽快结束分娩者

C. 持续性枕横位须做胎头旋转并牵引胎头助产者

D. 持续性枕后位须做胎头旋转并牵引胎头助产者

E. 额先露阴道助产者

16. 胎头吸引术的禁忌证错误的是

A. 胎位为颜面位 B. 胎位为横位 C. 胎位为枕先露

D. 胎儿为肩先露 E. 胎位为臀位

17. 胎头吸引术的禁忌证错误的是

A. 头盆不称

B. 骨产道畸形

C. 胎头双顶径在坐骨棘水平下 1cm

D. 产道阻塞

E. 子宫颈癌

18. 胎头吸引术的禁忌证是

A. 子宫脱垂手术后

B. 轻度胎儿宫内窘迫需尽快结束分娩者

C. 持续性枕横位须做胎头旋转并牵引胎头助产者

D. 持续性枕后位须做胎头旋转并牵引胎头助产者

E. 为缩短第二产程者

19. 关于胎头吸引术的描述错误的是

A. 胎头吸引器放置时应正对囟门

B. 胎头吸引术牵引时用力要均匀

C. 胎头吸引术应按正常胎头分娩机制牵引

D. 胎头吸引术牵引时切忌左右摇晃

E. 胎头吸引术牵引时切勿用力过大

20. 胎头吸引术的注意事项错误的是

A. 胎头吸引术牵引时如有漏气或脱落,应查找其原因

B. 胎头吸引器放置一般不超过 2 次

C. 胎头吸引术因无菌操作,术后不必预防感染

D. 胎头吸引术牵引时间一般主张 10~15 分钟

E. 胎头吸引术全部牵引时间不宜超过 20 分钟

21. 胎头吸引术的护理措施错误的是

A. 做好术前用物准备

B. 积极协助医师完成操作过程

C. 新生儿娩出后如有头皮血肿立即热敷

D. 术后观察新生儿有无产伤

E. 产后仔细检查软产道有无裂伤

22. 产钳术阴道助产的适应证是

A. 绝对头盆不称 B. 胎头未衔接

C. 臀位分娩后出胎头困难者 D. 畸形儿

E. 死胎

23. 产钳术阴道助产的适应证是

A. 额后位 B. 额先露 C. 额前位

D. 高直位 E. 横位

24. 产钳术阴道助产的适应证错误的是

A. 严重胎儿宫内窘迫,估计短时间内不能经阴道结束分娩者

B. 宫口已开全

C. 头盆相称

D. 胎头吸引术失败者

E. 宫缩乏力缩短第二产程

25. 产钳术阴道助产的护理措施是

A. 预防产后出血　　　　　　B. 仔细缝合会阴侧斜切伤口

C. 仔细检查阴道有无裂伤　　D. 预防产后尿潴留

E. 以上均是

26. 臀位牵引术的禁忌证是

A. 胎儿宫内窘迫或脐带脱垂者

B. 胎臀高浮者

C. 第二产程延长,胎儿肢体已在盆底但仍不能自然娩出者

D. 双胎妊娠,已娩出第一胎,第二胎娩出困难者

E. 有严重合并症必须立即结束分娩者

27. 臀位牵引术的禁忌证不包括

A. 胎儿体重在 3500g 以上　　B. 胎头仰伸,不完全臀位　　C. 胎臀高浮者

D. 宫口已开全　　　　　　　　E. 高龄初产,瘢痕子宫

28. 剖宫产术前护理措施错误的是

A. 备皮　　　　　　　　　　B. 留置导尿管

C. 药物过敏试验　　　　　　D. 测量产妇生命体征

E. 术前 1 小时禁用呼吸抑制剂

29. 剖宫产全麻术后护理措施错误的是

A. 全麻患者清醒前需专人护理

B. 全麻患者清醒前需去枕平卧

C. 全麻患者清醒前需头转向一侧

D. 全麻患者清醒前需抬高头部防止误吸

E. 全麻患者清醒前需及时清除呼吸道分泌物

30. 剖宫产术后护理措施错误的是

A. 术后 2~3 天可坐起,协助患者早活动

B. 术后 2 小时拔除尿管

C. 遵医嘱给予药物

D. 指导新生儿早接触、早吸吮乳头

E. 指导产妇产后 6 周内禁止性生活

A2 型题

31. 张女士,第 1 胎,孕 38 周,臀位,臀位分娩处理中下列正确的是

A. 破膜后胎心变慢,不必内诊

B. 阴道口已见胎足拨露,应快速结束分娩

C. 宫缩后破膜,见胎粪流出,提示胎儿宫内窘迫

D. "堵"臀时间越长越好

E. 从脐部露出至胎头娩出不应超过 8 分钟

32. 李女士,分娩进入第二产程后出现宫缩乏力,准备选择产钳助产,产钳术助产与胎头吸引术助产相比较,其优点是

A. 对母儿损伤的发生率高　　　B. 会阴切口大

C. 牵引滑脱少　　　D. 胎头双顶径必须达到坐骨棘以下

E. 可以旋转胎头

33. 王女士,对其实施产钳术助产,下列关于产钳放置和取出的实施描述,操作正确的是

A. 先放右叶,后放左叶　　　B. 先放左叶,后放右叶

C. 先取左叶,后取右叶　　　D. 先放左叶,先取左叶

E. 按术者习惯放置和取出

34. 刘女士接受会阴切开缝合术,为减轻伤口肿胀、疼痛,为其进行局部湿敷,可用选用

A. 75%乙醇　　　B. 95%乙醇　　　C. 25%硫酸镁

D. 10%硫酸镁　　　E. 20%硫酸镁

35. 徐女士,初产妇已出现第二产程延长,准备行产钳助产,助产士为其进行术前准备,术前准备不应包括

A. 无菌产钳　　　B. 导尿包　　　C. 产包

D. 会阴切开缝合包　　　E. 强镇静剂

36. 陈女士,2 天前行会阴左侧斜切开分娩一女婴,为该产妇提供的护理措施错误的是

A. 每天擦洗会阴 2 次　　　B. 嘱产妇右侧卧位

C. 观察切口有无渗血、红肿　　　D. 大便后及时擦洗外阴

E. 坐浴促进会阴切口愈合

A3 型题

(37~38 题共用题干)

聂女士,孕 39 周,第 1 胎,规律宫缩 16 小时,宫口开全,胎头双顶径在坐骨棘水平下 2cm,宫缩间歇期胎心 100 次/分,宫缩规律有力。

37. 首先考虑的诊断是

A. 胎儿宫内窘迫　　　B. 滞产　　　C. 潜伏期延长

D. 头盆不称　　　E. 先兆早产

38. 恰当的处理方法是

A. 等待自然分娩　　　B. 系正常第二产程,不必干预

C. 产钳阴道助产　　　D. 剖宫产

E. 静脉滴注缩宫素引产

A4 型题

(39~41 题共用题干)

张女士分娩已进入第二产程,胎心 140 次/分,接产过程中发现会阴组织紧张,撕裂不可避免,决定行会阴左侧斜切开术。

39. 会阴切开的最佳时机是

A. 胎头拨露时（估计胎儿娩出前 5～10 分钟）

B. 估计胎儿娩出前 15～20 分钟

C. 估计胎儿娩出前 1 小时

D. 宫口开全后

E. 胎头着冠时

40. 胎儿、胎盘娩出后,行会阴切开缝合术,会阴切开缝合术操作中下列错误的是

A. 缝合中有小动脉出血可先结扎止血后缝合

B. 缝合阴道黏膜应自切口上 0.5cm 处黏膜开始

C. 缝合按解剖层次,对合整齐

D. 严密止血,不留死腔

E. 术毕肠壁仅有少许肠线穿过,不必处理,让其吸收

41. 会阴切开缝合术后的伤口需认真护理,下列护理措施正确的是

A. 术后 5 天内用碘伏液棉球擦洗外阴,2 次/日

B. 产后 3 天可以坐浴

C. 嘱产妇多向患侧卧位

D. 正常愈合伤口 7～10 天拆线

E. 大小便后不必擦洗外阴

B 型题

(42～46 题共用备选答案)

A. 会阴切开术　　　　　B. 产钳术　　　　　C. 胎头吸引术

D. 剖宫产术　　　　　　E. 人工剥离胎盘术

42. 分娩时会阴过紧、会阴体长可引起会阴严重裂伤者,需采取

43. 分娩第二产程,持续性枕横位,须胎头旋转并牵引胎头助产者,需采取

44. 分娩第二产程,胎头双顶径于坐骨棘下 2cm,胎头吸引术失败,需采用

45. 孕 38 周,完全性前置胎盘,阴道出血,需采用

46. 胎儿娩出后 30 分钟,经一般处理,胎盘仍未排出,需采取

二、名词解释

1. 胎头吸引术

2. 人工剥离胎盘术

三、填空题

1. 会阴侧斜切开切口起点在阴道口_____,切线与垂直线呈_____,预计在胎儿娩出前_____分钟,待_____时,一次垂直全层剪开,长度为_____,剪开后伤口应立即以_____或_____。会阴缝合前应将_____塞入阴道,以防_____,用_____线圆针自_____开始至处女膜处做间断或连续缝合。缝合中对合_____,注意恢复原_____,术毕应取出_____,常规行_____,以了解_____。

2. 产钳术操作步骤是检查器械、膀胱截石位、阴道检查、会阴切开等步骤同胎头吸引术。放置产钳_____、_____、_____、_____、撤下产钳协助胎儿娩出。

四、简答题

1. 简述低位产钳术的注意事项。

2. 会阴切开缝合术术后护理措施有哪些？

五、案例分析

1. 王女士,27 岁,孕 39 周,孕 2 产 0,曾有 1 次人工流产及宫腔感染史。今晨 7 时头位阴道娩出一男活婴,体重 3400g,当时阴道少量出血,胎儿娩出后 40 分钟胎盘未娩出,阴道出血量增多,共约 600ml,血压 110/80mmHg,脉搏 110 次/分。请问：

(1)临床诊断有哪些？

(2)诊断依据有哪些？

(3)处理方法有哪些？

2. 李女士,30 岁,孕 1 产 0,孕 40 周,已临产 12 小时,宫口已开全 2 小时,先露头,胎头双顶径达坐骨棘水平下 1cm,胎心率 108 次/分,会阴较紧。B 超提示：胎头双顶径 9.5cm。请问：

(1)该产妇应如何处理？

(2)此处理的适应证是什么？

(3)处理的注意事项有哪些？

【参考答案】

一、选择题

1. E　2. D　3. D　4. E　5. C　6. B　7. D　8. B　9. C　10. C　11. E　12. E　13. C
14. E　15. E　16. C　17. C　18. A　19. A　20. C　21. C　22. C　23. C　24. A　25. E
26. B　27. D　28. E　29. D　30. B　31. E　32. C　33. B　34. B　35. E　36. E　37. A
38. C　39. A　40. E　41. A　42. A　43. C　44. B　45. D　46. E

二、名词解释

1. 是将胎头吸引器置于胎头上,形成一定负压后吸住胎头,按胎头娩出机制,通过牵引协助胎头娩出的手术。

2. 是指用手剥离并取出滞留于子宫腔内胎盘的手术。

三、填空题

1. 会阴后联合　45°　5～10　有宫缩会阴绷紧　4～5cm　纱布压迫　结扎止血　带尾纱布　流血影响手术野的暴露　0 或 00 号肠线　切口顶端稍上方 0.5～1cm　务求整齐　解剖关系　阴道内纱布　肛诊　有无肠线穿透直肠黏膜

2. 合拢产钳　检查钳叶位置　试牵产钳　牵引

四、简答题

1. 注意事项：①术前必须查清胎方位,才能正确放置产钳,如放置不正确有可能导致胎儿或母体软组织损伤。②牵拉产钳时用力要均匀,速度不宜过快,也不能将产钳左右摇晃。③当胎头额部外露时立即停止用力,以免造成严重的会阴裂伤。④胎盘娩出后,检查软产道有无裂伤,有裂伤给予缝合。

2. 护理措施：①术后 5 日内用碘伏棉球擦洗外阴,2 次/日,大小便后及时擦洗外阴,平时勤换会阴垫。②术后如产妇会阴伤口疼痛剧烈或有肛门坠胀感,应及时报告医生,检查阴道及会阴伤口有无血肿;如无血肿,产妇感觉会阴伤口胀痛,可遵医嘱 24 小时内冷敷或 95% 乙醇湿敷,24 小时后可用 50%硫酸镁湿热敷或红外线照射。③术后如会阴伤口出现红、肿、热、硬结或针眼渗出脓性分泌物,应配合医生及时拆线、清创、换药等处理;如会阴伤口感染及愈合不良,可于产后 7~10 日起给予高锰酸钾溶液坐浴。④术后嘱产妇多向健侧卧位;正常愈合伤口 3~5 天拆线,并记录拆线情况。

五、案例分析

1. (1)临床诊断有:①孕 2 产 1 孕 39 周顺产活婴;②产后出血;③休克(早期);④胎盘滞留。

(2)诊断依据:①孕 2 产 1 孕 39 周顺产活婴:孕 39 周,孕 2 产 0,曾有 1 次人工流产史,现阴道娩出一男活婴。②产后出血:阴道出血量增多,共约 600ml。③休克(早期):阴道出血量增多,共约 600ml,血压 110/80mmHg,脉搏 110 次/分。④胎盘滞留:胎儿娩后 40 分钟胎盘未娩出。

(3)处理方法有:①抗休克。②行人工剥离胎盘术。③预防感染,防治贫血。④产妇、新生儿产后常规护理。

2. (1)该产妇的处理措施:①给予产妇吸氧,缓解胎儿宫内缺氧。②做好新生儿窒息抢救的准备。③因胎儿出现了胎儿宫内窘迫需要迅速结束分娩,如产力强,行会阴切开术扩大阴道出口并指导产妇用力迅速娩出胎儿;如产力较弱,需行会阴切开术扩大阴道出口,行产钳术,同时静滴缩宫素,并指导产妇用力等作用迅速娩出胎儿。

(2)适应证:①给予产妇吸氧:因胎儿宫内缺氧。②新生儿窒息抢救的准备:因新生儿窒息常继发于胎儿宫内窘迫。③先露头,胎头双顶径达坐骨棘水平下 1cm 等表明胎儿能经阴道分娩。初产妇、会阴较紧、宫口已开全 2 小时、胎心率 108 次/分,是会阴侧切术的适应证。胎心率 108 次/分,是产钳术助产的适应证。

(3)会阴切开缝合术注意事项:①会阴切开时间应在预计胎儿娩出前 5~10 分钟,不宜过早;②与宫缩同时会阴切开,把握切开时机;③切开时剪刀刃应与皮肤垂直,一次全层剪开,黏膜、肌层与皮肤切口长度应一致;④缝合时注意勿留死腔,层次清楚,切口对合整齐;⑤缝合阴道黏膜时注意不能穿透直肠黏膜,如有缝线穿过直肠黏膜,应立即拆除,重新缝合,防止形成阴道直肠瘘;⑥缝线不可过紧,以免组织水肿,缝线嵌入组织内,影响愈合。

产钳术注意事项:①术前必须查清胎方位,正确放置产钳,如放置不正确有可能导致胎儿或母体软组织损伤;②牵拉产钳时用力要均匀,速度不宜过快,也不能将产钳左右摇晃;③当胎头额部外露时立即停止用力,以免造成严重的会阴裂伤;④胎盘娩出后,检查软产道有无裂伤,有裂伤给予缝合。

(赵风霞)